Friederike Löser, Friedrich München

Abrechnung ambulanter Krankenhausleistungen

– Leitfaden für alle Leistungsbereiche

Deutsche Krankenhaus Verlagsgesellschaft mbH

Impressum

ISBN: 978-3-945251-26-3

Deutsche Krankenhaus Verlagsgesellschaft mbH
Hansaallee 201
40549 Düsseldorf
Fax +49 211 17 92 35-20

www.DKVG.de
bestellung@DKVG.de

Umschlaggestaltung: TZ-Marketing, Krefeld
Herstellung: rewi Druckhaus, Wissen

Inhalt

Vorwort

In der Regel werden in Veröffentlichungen zum Thema „ambulante Behandlungen im Krankenhaus“ die jeweiligen Abrechnungsregeln und -vorschriften und somit der Kostenträger als Ausgangspunkt der Betrachtungen gewählt. In der Praxis stellt sich jedoch häufig das Problem, dass dem Leistungserbringer vor Ort aufgrund der Fülle und Komplexität der Regelungen nicht alle relevanten Vorschriften bekannt sind. Der Leistungserbringer richtet sein Agieren am medizinisch Notwendigen und nicht in erster Linie an den Abrechnungsregeln aus. Unterschiedliche Vorschriften für die gesetzlichen Krankenversicherungen, Unfallversicherungsträger und sonstigen Kostenträger können dabei Unsicherheiten erzeugen und in der Konsequenz zu Erlöseinbußen der Krankenhäuser führen. In der nachfolgenden Darstellung sollen daher die Abrechnungsvorschriften ausgehend vom Behandlungsort und der Erlösrelevanz für die Einrichtung dargestellt werden.

Im Folgenden werden als ambulante Leistungen alle Behandlungen im Krankenhaus definiert, welche nicht für einen stationären oder teilstationären Patienten des eigenen Krankenhauses erbracht werden.

Keine Berücksichtigung finden alle Abrechnungsvorschriften des am 01.08.2013 in Kraft getretenen Zweiten Kostenrechtsmodernisierungsgesetz, mit dem auch Bestimmungen des Justizvergütungs- und -entschädigungsgesetzes (JVEG) geändert wurden, die Honorierung von Befundberichten und Gutachten im Auftrag der Deutschen Rentenversicherung, die Vergütung für Befundberichte und Gutachten durch Rentenversicherungsträger und deren Arbeitsgemeinschaften und die Angemessenheit der Abrechnungen von Gutachten im Auftrag von Gerichten sowie die ärztliche Behandlung von Patienten in Strafvollzugseinrichtungen.

Aus Gründen der Lesbarkeit und Übersichtlichkeit wird im nachfolgenden Buch einheitlich die männliche Form verwendet, soweit das Zitat nichts anders verlangt.

Friederike Löser, Friedrich München — im Dezember 2014

1 Einleitung

Mit der Aufnahme der §§ 115a und 115b in das Sozialgesetzbuch V (SGB V) im Rahmen des Gesundheitsstrukturgesetzes (GSG)[1] räumte der Gesetzgeber bereits im Jahr 1992 den Krankenhäusern die Möglichkeit zur Teilnahme an der ambulanten Krankenbehandlung ein, hier zunächst für die prä- und poststationäre Behandlung bzw. die Durchführung ambulanter Operationen. Das GSG war das erste umfassende Gesundheitsgesetz nach der Wiedervereinigung Deutschlands und zielte – wie auch die in den davor liegenden Jahren verabschiedeten Gesetze zur Krankenhausfinanzierung – auf eine Kostendämpfung ab. Budgets wurden eingeführt, eine Altersgrenze für Vertragsärzte festgeschrieben, Zulassungsbeschränkungen erlassen und vereinheitlicht. Bis dahin waren der ambulante und der stationäre Versorgungssektor noch relativ strikt getrennt. Der Vertragsarzt oder auch Kassenarzt war typischerweise ein niedergelassener Arzt in eigener Praxis. Das Krankenhaus hatte einen Versorgungsauftrag für die Durchführung stationärer und teilstationärer Behandlungen. Ambulante Behandlungen im Krankenhaus waren ausschließlich auf der Grundlage einer persönlichen Ermächtigung des Krankenhausarztes möglich.

Nach Inkrafttreten des GSG zum 01.01.1993 wurden zunächst nur in sehr wenigen Krankenhäusern ambulante operative Leistungen erbracht; vor- und nachstationäre ambulante Behandlungen waren noch seltene Ausnahmefällen. Zwanzig Jahre danach hat sich gezeigt, dass die Verzahnung von stationären und ambulanten Leistungen in den Krankenhäusern ein erfolgreicher Weg war, den es fortzusetzen gilt.

Im Zuge weiterer gesetzgeberischer Maßnahmen zur Kostendämpfung im Krankenhaus, dem medizinischen und medizintechnischen Fortschritt und der Entwicklung neuer Untersuchungs- und Behandlungsmethoden wurde eine zunehmende Verlagerung von bis dahin stationär erbrachten Leistungen in den ambulanten Versorgungsbereich möglich und erforderlich.

Für die Krankenhäuser war diese Verschiebung mit Erlösminderungen bzgl. dieser Leistungen verbunden, denn die Vergütungen für die ambulante oder stationäre Leistungserbringung wurden – insbesondere in den neuen Bundesländern

1 Gesetz zur Sicherung und Strukturverbesserung der gesetzlichen Krankenversicherung vom 21.12.1992

– unterschiedlich bemessen. Deshalb war die Durchführung für Krankenhäuser keinesfalls attraktiv. Im Zuge der weiteren gesetzlichen Regelungen und insbesondere auf Druck der gesetzlichen Krankenversicherungen im Kontext mit der Forderung der Beitragsstabilität wurden Maßnahmen in das Versorgungssystem implementiert, die die Verlagerung bestimmter Leistungen vom stationären in den ambulanten Bereich erzwingen sollten. Somit wollten Gesetzgeber und gesetzliche Krankenkassen die ambulanten Leistungen in den Krankenhäusern zwar fördern, aber nicht in identischer Höhe wie ambulante Leistungen im vertragsärztlichen Versorgungssektor vergüten. Begründet wurde diese Haltung häufig mit der Aussage, dass Krankenhäuser für die Erbringung ambulanter Leistungen keinen Investitionsaufwand hätten und das Personal ebenfalls vorgehalten werde. Gleichzeitig wurden aber die Krankenhäuser auf diesem Weg indirekt in die Sicherstellung der ambulanten Versorgung einbezogen.

„Der Sicherstellungsauftrag bedeutet die Übernahme der Verantwortung dafür, dass jeder gesetzlich Versicherte die ärztlichen Leistungen, auf die er einen Anspruch hat, zu jedem Zeitpunkt an jedem Ort erhält, sei es in der Sprechstunde, im ärztlichen Bereitschaftsdienst oder beim Hausbesuch. Bei freier Arztwahl hat jeder Versicherte die Garantie, auf einen nach strengen Regeln zugelassenen Vertragsarzt oder -Psychotherapeuten zu treffen, welcher sich regelmäßig fortbildet und an vielfältige Qualitätsnormen hält. Er darf keinen Patienten abweisen und muss alle notwendigen Leistungen erbringen, und zwar im Sachleistungsprinzip. Dafür unterwirft sich der Arzt oder Psychotherapeut der Bedarfsplanung und den strengen Regeln des Vertragsarztrechts. Im Gegenzug sollte er die diagnostische und therapeutische Freiheit haben, das Beste für seine Patienten zu tun und eine angemessene Vergütung erhalten.“[2]

Mit der Fortführung der Budgetierung ambulanter vertragsärztlicher Leistungen konnte lange Zeit keine für die Krankenhäuser adäquate Vergütung erzielt werden. Es entstanden zwischen den Selbstverwaltungspartnern eine Vielzahl von Vereinbarungen und Verträgen, deren genaue Kenntnis Voraussetzung für eine optimale Abrechnung der erbrachten Leistungen und die Sicherung der vereinbarungsgemäßen Behandlungsführung ist. Mit fast jeder Erweiterung des ambulanten Leistungsspektrums am Krankenhaus wurden andere Zulassungs-, Vergütungs-, Abrechnungs- und Prüfungsmodalitäten verbunden. Dies auch deshalb, weil es sich bei den institutionellen Zulassungen der Krankenhäuser eben gerade nicht um vertragsärztliche Tätigkeit handelt, sondern um Kollektivverträge für ausgewählte Leistungen bzw. Versorgungsaufträge die Behandlungs-

2 Bericht an die Vertreterversammlung 28.09.2012 – Rede des Vorstandsvorsitzenden der Kassenärztlichen Bundesvereinigung (KBV), Dr. Andreas Köhler, http://www.kbv.de/html/4865.php

und Vergütungsgrundlagen sind. Somit ist es heute von besonderer Bedeutung, neben den Kenntnissen zur Genehmigung und Zulassung zur Leistungserbringung auch die damit einhergehenden weiteren Regelungen zu kennen und korrekt anzuwenden, letztendlich um Leistungen zu sichern und Regresse auszuschließen. Der Erfolg bei der Erbringung ambulanter Leistungen hängt ganz wesentlich von der Abrechnung der erbrachten Leistungen, aber auch von der Vermeidung von Abrechnungsfehlern mit relevanten Konsequenzen ab. „Die Vielzahl der unterschiedlichen Abrechnungsformen und Verträge führt bei [...] Mitarbeitern immer wieder zu Problemen."[3] Die folgenden Kapitel sollen jeweils die Rechtsgrundlagen zur Leistungserbringung, die Regelungen zur Vergütung, aber auch Vorschriften zur Formularnutzung, zur Leistungsprüfung und Beispiele der aktuellen Rechtsprechung vorstellen.

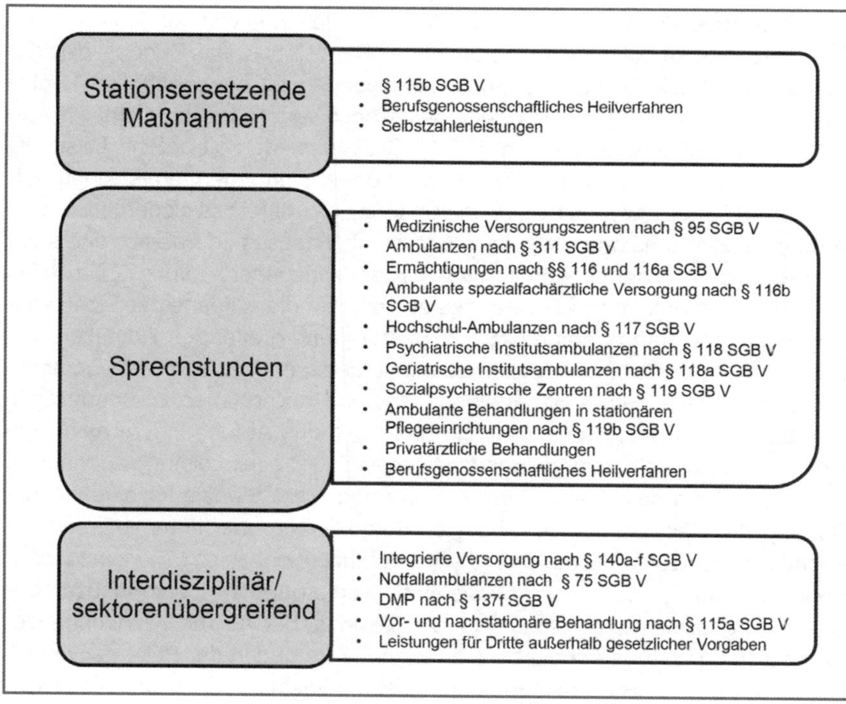

Abb. 1 Ambulante ärztliche Leistungen im Krankenhaus

3 KU Special: Controlling und Medizincontrolling im Krankenhaus, April 2013

Mit den nachfolgenden Ausführungen soll eine entsprechende Handlungsanleitung gegeben werden. Es gilt der Grundsatz: „Bei der Inanspruchnahme ambulanter Leistungen von Krankenhäusern kommt der Behandlungsvertrag zwischen dem Patienten und dem Krankenhaus zustande und ist gerade nicht auf die Leistungserbringung durch einen bestimmten Arzt angelegt. (...) Die GOÄ findet – vorbehaltlich anderer bundesgesetzlicher Regelungen, wie z.B. § 17 KHEntgG, welcher die Geltung der GOÄ für die Abrechnung von zwischen Patienten und Krankenhausträger vereinbarten wahlärztlichen Leistungen regelt – auf diese Behandlungsverhältnisse per se keine Anwendung (...). Dies gilt jedoch dann nicht, wenn der Behandlungsvertrag keine Regelung über die Vergütung enthält. In diesen Fällen käme gemäß § 630b i.V.m. § 612 Abs. 2 BGB die GOÄ als „taxmäßige Vergütung" in Betracht."[4]

Das Krankenversicherungsrecht geht im SGB V weiterhin von der Sektorentrennung zwischen ambulantem und stationärem Bereich aus. Das Bundessozialgericht (BSG) hat diese Sektorentrennung insbesondere bei seiner aktuellen Rechtsprechung zur Abgrenzung des niedergelassenen Vertragsarztbereichs von vor- und nachstationären Leistungen (§ 115a SGB V) wiederholt betont. Das BSG grenzt die Bereiche ab, indem es bei jeder Behandlung die Fragestellung aufwirft: „Sind für die jeweilige Leistungserbringung die Mittel des niedergelassenen Vertragsarztbereichs oder diejenigen des Krankenhauses erforderlich und steht die Leistung im Zusammenhang mit der Krankenhausbehandlung?" Das BSG weist dem niedergelassenen Vertragsarzt weiterhin die Aufgabe der Sicherstellung der ambulanten Versorgung zu. Sektorenübergreifenden Ansätzen des Gesetzgebers, wie z.B. der Möglichkeit, niedergelassene Ärzte mit der Vornahme vor- und nachstationärer Behandlung in deren Praxisräumen zu beauftragen (§ 115a Abs. 1 Satz 2 SGB V), erteilt das BSG eine Abfuhr, indem es für die Bejahung dieser Behandlungsform die Notwendigkeit einer Leistungserbringung „mit den Mitteln des Krankenhauses" verlangt. Klare Signale für eine weitere Öffnung der Sektorengrenzen müssten vom Gesetzgeber kommen. Von der Rechtsprechung sind Initiativen in dieser Richtung nicht zu erwarten. Insbesondere ambulante Operationen und die Notfallversorgung in Krankenhausambulanzen sind Leistungsbereiche, die der Gesetzgeber für die Krankenhäuser geöffnet hat und in denen die Kliniken wichtige Aufgaben der Patientenversorgung wahrnehmen. Bei den Vergütungen der ambulanten Operationen, der Notfallversorgung in Krankenhausambulanzen und den privatärztlichen Leistungen betont das BSG wiederholt den Grundsatz der Gleichbehandlung. Gleiche Leistungsbereiche sind gleich zu vergüten. Differenzen zu Lasten der Krankenhäuser

---

4 Vgl. Hinweise der DKG, Persönliche Leistungserbringung im Krankenhaus, 06.03.2013

sind z.B. zulässig, wenn die Leistungen in öffentlich geförderten Räumlichkeiten stattfinden und Investitionsanteile aus der Vergütung der Krankenhausärzte herausgerechnet werden, oder im Fall der Vergütung der Notfallversorgung der Krankenhäuser in den originären Sprechstundenzeiten der niedergelassenen Vertragsärzte. Ungleichbehandlungen müssen begründet sein in ungleichen Voraussetzungen der Leistungserbringung. Dies entspringt dem Gedanken der „gleich langen Spieße“, welche den niedergelassenen Ärzten und den Krankenhäusern in den geöffneten Leistungsbereichen zur Verfügung stehen müssen. Ein weiterer Schwerpunkt der Rechtsprechung ist die Bestimmung des Leistungsumfangs und des Zugangs der Krankenhäuser zu ambulanten Behandlungen. So befasste sich die Rechtsprechung des Öfteren mit der Qualifikation des in die ambulante Krankenhausversorgung einweisenden Vertragsarztes. Spezialisierte ambulante Krankenhausversorgung im Rahmen des § 116b SGB V oder in Form eines sozialpädiatrische Zentrums (SPZ) setzt eine qualifiziert geprüfte Überweisung voraus.

Im Ergebnis halten die Sozialgerichte an der Sektorentrennung fest. Eine Öffnung über den Gesetzestext hinaus wurde von den Gerichten in der Vergangenheit immer wieder als unzulässig abgelehnt. Eine weitere Öffnung des ambulanten Sektors für Krankenhäuser kann somit nur durch den Gesetzgeber erfolgen. Bei gesetzlich geöffneten Leistungsbereichen prüft die Rechtsprechung Differenzierungen bei der Vergütung konsequent nach dem Gleichbehandlungsgrundsatz.

2 Der ambulante Eingriffsraum – stationsersetzende Maßnahmen

„Die weitgehende Trennung von ambulanter und stationärer Behandlung führt in vielen Fällen zu nicht notwendiger oder zu langer Krankenhausbehandlung. Sie ist die maßgebende Ursache für Unwirtschaftlichkeit. Es ist allgemein anerkannt und durch Analysen des Zentralinstituts für die kassenärztliche Versorgung untermauert, dass im Krankenhaus im operativen sowie im vor- und nachstationären Bereich erhebliche Einsparungen möglich sind, wenn die vollstationäre Krankenhausbehandlung bei geeigneten Patienten auf das medizinisch notwendige Maß reduziert und die Krankenhausbehandlung im Übrigen bei diesen Patienten vor- und nachstationär bzw. ambulant [...] erbracht wird. Die Regelungen des § 115a und § 115b schaffen dafür die erforderlichen Voraussetzungen.“[5]

Auch mehr als 10 Jahre nach der Öffnung der Krankenhäuser für ambulante Eingriffe ist das bestehende Potenzial noch nicht ausgeschöpft. Für die Krankenhäuser ist die umfassende Nutzung dieses Angebotes eine Managemententscheidung. Dies liegt sowohl an der deutlich geringeren Vergütung für die Leistungen als auch an den damit verbundenen Investitions- und Personalkosten. Aber auch Fragen des Krankenhausbudgets werden berührt, führt doch häufig die ambulante Durchführung nur zu einer Verlagerung von stationär nach ambulant und nicht zu einer Erweiterung. Für die Lehrkrankenhäuser ist das Angebot unverzichtbar, da andernfalls bestimmte Eingriffe nicht mehr durchgeführt werden würden. Für die Kostenträger besteht in diesem Versorgungsbereich nach wie vor ein wirtschaftliches Potenzial zur Kostendämpfung, das sich in umfassenden Einzelfallprüfungen von stationären Krankenhausfällen mit ambulantem Potenzial widerspiegelt.

„Als ambulante Operation gelten ärztliche Leistungen mit chirurgisch-instrumenteller Eröffnung der Haut und/oder Schleimhaut oder der Wundverschluss von eröffneten Strukturen der Haut und/oder Schleimhaut mindestens in Oberflächenanästhesie sowie Leistungen entsprechend den OPS-301-Prozeduren des Anhangs 2.“[6] Der Einheitliche Bewertungsmaßstab Ärzte (EBM) definiert die

5 Ambulantes Operieren und stationsersetzende Eingriffe im Krankenhaus nach § 115b SGB V, 18. Auflage 2014, Deutsche Krankenhausverlagsgesellschaft mbH Düsseldorf, S. 14

6 EBM Gesamt; Stand 30.09.2013, gültig ab 01.10.2013, KBV, S. 408

Begriffe klein/groß, kleinflächig/großflächig, lokal/radikal und ausgedehnt wie folgt:

- Länge: kleiner/größer 3 cm,
- Fläche: kleiner/größer 4 cm^2,
- lokal: bis 4 cm^2 oder bis zu 1 cm^3,
- radikal und ausgedehnt: größer 4 cm^2 oder größer 1 cm^3.

Bei Eingriffen am Kopf und an den Händen ist der Begriff „klein“ grundsätzlich nicht anzuwenden.[7] Legt man den Katalog der stationsersetzenden Maßnahmen in der jeweils gültigen Fassung neben den AOP-Katalog, stellt man fest, dass auch Leistungen aufgelistet sind, welche keine Operationen im Sinne dieser Definition sind, beispielsweise Biopsien im Abschnitt 1, Arteriographien im Abschnitt 2 und Abdrücke oder Modellherstellung durch Gips oder andere Werkstoffe für eine Hand oder für einen Fuß, mit oder ohne Positiv – nicht für Kopieabdrücke im Abschnitt 3. Im ambulanten Eingriffsraum werden somit medizinische Maßnahmen erbracht, an welche besondere sächliche, hygienische und apparative (u.a. auch nach DIN 1946-4) Anforderungen gestellt werden. Die Anforderungen definieren sich nach den durchzuführenden Operationsarten, der OP-Dauer, der Größe des OP-Feldes sowie der Anzahl und Anordnung der Instrumententische entsprechend den festgelegten Raumklassen. § 115b SGB V spricht von ambulanten Operationen.

Der Vertrag nach § 115b Abs. 1 SGB V – Ambulantes Operieren und stationsersetzende Eingriffe im Krankenhaus (AOP-Vertrag) in der derzeit gültigen Fassung vom 01.06.2012 enthält die Anpassungen, welche durch das Gesetzgebungsverfahren des Versorgungsstrukturgesetzes hinsichtlich der Teilnahme von Vertragsärzten erforderlich waren. Obwohl dieser Vertrag ein dreiseitiger zwischen DKG, KBV und GKV ist, gilt: „Der Leistungsumfang der Krankenhäuser, die sich zur Teilnahme am Vertrag gemäß § 115b SGB V erklärt haben, definiert sich nicht durch den Inhalt dieses Abschnittes[8], sondern durch den Vertrag nach § 115b SGB V.“[9] Der Spitzenverband der Deutschen Unfallversicherung und der Spitzenverband der landwirtschaftlichen Sozialversicherungen übernahmen mit den „Grundsätzen Ambulantes Operieren in der gesetzlichen Unfallversicherung

7 Vgl. EBM, Allgemeine Bestimmungen, Pkt. 4.3.7

8 EBM Kapitel 31 und 36

9 AOP-Vertrag, § 1

(GUV)“ in der Fassung vom 01.01.2013 wesentliche Elemente des AOP-Vertrages, haben aber auch Abweichendes festgelegt. Es ist somit erforderlich, gerade diese Abweichungen zu analysieren und zu bewerten. Der Verband der privaten Krankenversicherungen (PKV) hat in seinen PKV-Musterbedingungen den „Versicherungsfall … [als] die medizinisch notwendige Heilbehandlung einer versicherten Person wegen Krankheit oder Unfallfolgen“[10] definiert und damit auch die Regelungen des § 39 SGB V übernommen.

2.1 Stationsersetzende Maßnahmen gemäß § 115b SGB V

Stationsersetzende Maßnahmen und operative Eingriffe sind Krankenhausleistungen nach § 39 SGB V. Damit sind alle „ärztlichen Leistungen gemäß § 115b SGB V … nach dem jeweilig zum Behandlungszeitpunkt geltenden Facharztstandard [zu erbringen, d.h.] … nur von Fachärzten oder unter Assistenz von Fachärzten oder unter deren unmittelbarer Aufsicht und Weisung.“[11] Diese Regelung hat in der Vergangenheit seitens der Vertragsärzte und insbesondere des Bundesverbandes für ambulantes Operierens e.V. zu Irritationen geführt, da von diesen immer die absolute Gleichstellung gefordert wurde, d.h. nur der Facharzt darf diese Maßnahmen durchführen. „Das Krankenhaus [schuldet] dem Patienten immer eine ärztliche Behandlung nach dem sog. „Facharztstandard“. Sie muss hierzu dem medizinischen Standard eines erfahrenen Facharztes entsprechen. Es ist somit nicht entscheidend, ob der Arzt über die förmliche Anerkennung als Facharzt verfügt, sondern dass er bei der Ausführung der Behandlung diese theoretisch und praktisch so beherrscht, wie es von einem Facharzt der jeweiligen Disziplin erwartet werden kann.“[12] Diese Abgrenzung gegenüber dem Vertragsarzt ist auch vom Gesetzgeber so gewollt und von den Vertragspartnern des dreiseitigen Vertrages zu § 115b SGB V so umgesetzt worden. Hintergrund ist der Ausbildungsauftrag der Mehrzahl der deutschen Krankenhäuser, welchem nicht entsprochen werden kann, wenn nicht Ärzte in ihrer Ausbildung unter der fachlichen Anleitung von Fachärzten tätig werden können.

---

10 Http://www.pkv.de/recht/musterbedingungen/

11 § 14 S. 1 AOP-Vertrag

12 Vgl. DKG, Persönliche Leistungserbringung im Krankenhaus, 06.03.2013

2.1.1 Vertrag zum ambulanten Operieren zwischen KBV, DKG und GKV-SV

Grundlagen für die Durchführung von stationsersetzenden Eingriffen und ambulanten Operationen sind zum einen § 39 SGB V mit der Definition der Krankenhausbehandlung, § 76 SGB V zur freien Arztwahl für die Versicherten, § 115b SGB V mit den Vorschriften zum ambulanten Operieren im Krankenhaus, § 137 SGB V mit den Regelungen zur Qualitätssicherung bei der Durchführung ambulanter Eingriffe sowie der Vertrag nach § 115b Abs. 1 SGB V. Zum 01.06.2012 ist ein neuer dreiseitiger AOP-Vertrag zwischen der Kassenärztlichen Bundesvereinigung (KBV), der Deutschen Krankenhausgesellschaft e.V. (DKG) und dem Spitzenverband der Gesetzlichen Krankenversicherungen (GKV-SV) in Kraft getreten. Er regelt die Zulassung sowie den Zugang der Patienten, das Leistungsspektrum und die Vergütung einschließlich der Kostenerstattungen für Verbrauchsmaterialien und Arzneimittel, das Abrechnungsverfahren, die Qualitätssicherung, Maßnahmen zur Wirtschaftlichkeit der Leistungserbringung und zum Leistungserbringer. Er ersetzt die bis dahin gültigen Regelungen.

Neu aufgenommen wurden in § 7 Abs. 4 AOP-Vertrag die Möglichkeiten der Zusammenarbeit von Vertrags- und Krankenhausärzten bzw. die Möglichkeiten der kooperativen Zusammenarbeit. „Krankenhäuser können die im Katalog nach § 3 aufgeführten ambulant durchführbaren Operationen und sonstigen stationsersetzenden Eingriffe und anästhesiologischen Leistungen/Narkosen auch auf der Grundlage einer vertraglichen Zusammenarbeit des Krankenhauses mit niedergelassenen Vertragsärzten ambulant im Krankenhaus erbringen."[13] Diese unterliegen aber wie die angestellten Krankenhausärzte den Forderungen der Qualitätssicherung, insbesondere den geforderten Frequenzregelungen. Jährlich werden die Anlagen zum Vertrag auf der Grundlage des jeweils für das entsprechende Kalenderjahr gültigen Katalogs der Operationen- und Prozedurenschlüssel (OPS) angepasst.

Grundsätzlich sollen Leistungen nach § 115b SGB V nur auf Überweisung vom Vertragsarzt durchgeführt werden; diese Vorschrift ist somit nicht verpflichtend. Es ist die freie Arztwahl für die Patienten zu sichern.

2.1.2 Zulassung zur Leistungserbringung

Krankenhäuser sind gemäß § 1 AOP-Vertrag in dem Umfang zur Durchführung der in den Leistungsbereichen für die in den Abschnitten 1 bis 3 genannten

13 § 7 Abs. 4 S. 3 AOP-Vertrag

Leistungen zugelassen, „in denen sie auch stationäre Krankenhausbehandlung erbringen."[14] Mit dieser Vorschrift soll sichergestellt werden, dass das Krankenhaus nur solche Leistungen erbringt, für welches es über die infrastrukturellen und personellen Voraussetzungen verfügt.

Es können aber nur solche Leistungen erbracht und somit abgerechnet werden, für die den Kostenträgern auch die maschinenlesbare Anzeige mittels des vertraglich vereinbarten Meldeformulars vorliegt. Wenn sich das ambulante Spektrum des Krankenhauses durch Hinzufügung oder Streichung also ändert, muss das Meldeformular jeweils an alle zuständigen Landesverbände der Krankenkassen und der Ersatzkassen, die zuständige Kassenärztliche Vereinigung (KV) und den zuständigen Zulassungsausschuss übermittelt werden. Dies gilt auch bei Änderungen im OPS. Änderungen in der Kategorisierung der operativen Leistungen bedürfen keiner Änderungsmeldung. Das Formular kann jeweils u.a. auf der Homepage des Bundesverbandes der AOK[15] oder der DKG[16] abgerufen werden. Versäumt es das Krankenhaus, dieser Meldepflicht zu entsprechen, besteht de facto keine Zulassung zur Leistungserbringung und de jure kein Anspruch auf Vergütung.

Weder in § 115b SGB V noch in den anhängenden Vereinbarungen wurden Festlegungen zu Zugangsbeschränkungen getroffen, d.h. der Patient muss nicht zwangsläufig mit einem Überweisungsschein vorstellig werden. § 2 AOP-Vertrag regelt die Zugangsvoraussetzungen zwar, welche die Überweisung als die Regel definiert, aber die letztendliche Entscheidung obliegt dem Krankenhausarzt.

2.1.3 Leistungskatalog stationsersetzender Maßnahmen

Der AOP-Katalog enthält immer das Deckblatt, die Präambel, die entsprechenden Abschnitte und Anmerkungen. Alle aufgeführten Leistungen wurden kategorisiert. „Leistungen, die in der Regel ambulant erbracht werden können, sind mit der Ziffer „1" gekennzeichnet. Leistungen, bei denen sowohl eine ambulante, als auch eine stationäre Durchführung möglich ist, sind mit der Ziffer „2" gekennzeichnet. Bei Vorliegen bzw. Erfüllung der Kriterien der allgemeinen Tatbestände gem. § 3 Abs. 3 des Vertrages nach § 115b Abs. 1 SGB V [Anm. der Autoren: gemeint sind die G-AEP-Kriterien] kann bei Leistungen mit der Ziffer „1" jedoch eine stationäre Durchführung dieser Eingriffe erforderlich sein. Zu einigen

---

14 § 1 Abs. 1, 2. Teilsatz AOP-Vertrag

15 www.aok-gesundheitspartner.de/bund/krankenhaus/ambulant_versorgung/amb_operieren/meldeformular/index.html

16 wwww.dkgev.de

OPS-Kodes existiert eine z.B. nach Alter oder Diagnose differenzierte Zuordnung der Kategorie, die den entsprechenden Kategorienfeldern im Einzelnen zu entnehmen ist.“[17] Alle OPS-Kodes, welche im Katalog mit „1“ gekennzeichnet sind und standardmäßig ambulant erbracht werden können, bedürfen nach aktueller Rechtsprechung der grundsätzlichen Begründungspflicht durch das Krankenhaus bei vollstationärer Durchführung. Diese Fälle werden ohne behandlungsrelevante Nebendiagnosen auch grundsätzlich aus Gründen der Wirtschaftlichkeit durch den medizinischen Dienst der Krankenkassen (MDK) geprüft.

Der Leistungskatalog stationsersetzender Maßnahmen gliedert sich in folgende drei Abschnitte:

1) „Abschnitt 1 beinhaltet ambulant durchführbare Operationen und sonstige stationsersetzende Eingriffe ..., die im EBM in Anhang 2 zu Kapitel 31 enthalten sind. Hier finden sich ausschließlich Angaben zu OPS-Kodes sowie die Zuordnungen in die Kategorien 1 und 2. Abrechnungsgrundlage ist der jeweils gültige EBM“[18], das heißt alle hier genannten Maßnahmen finden eine direkte Entsprechung im jeweils gültigen EBM. Die erbrachte Prozedur führt somit zur abrechnungsrelevanten EBM-Ziffer des Kapitels 31 für ambulante Operationen, Anästhesien, präoperative, postoperative und orthopädisch-chirurgisch konservative Leistungen.

2) „Abschnitt 2 beinhaltet ambulant durchführbare Operationen und sonstige stationsersetzende Eingriffe..., die im EBM außerhalb des Anhanges 2 zu Kapitel 31 aufgeführt sind.“[19] Die hier genannten Prozeduren finden keine 1:1- Zuordnung im EBM und beziehen sich nicht ausschließlich auf das Kapitel der operativen Maßnahmen. Deshalb ist es erforderlich, auch die jeweils gültigen Gebührenordnungspositionen (GOP) des EBM in diesem Abschnitt zu benennen. Da dies aufgrund der Zuordnung der Leistung zur hausärztlichen oder fachärztlichen Versorgungsebene und innerhalb der fachärztlichen Bereiche zu den Fachgebieten unter überwiegender Zusammenfassung von Einzelleistungen zu Komplexen und Pauschalen nicht in jedem Fall eineindeutig möglich ist, weist der Katalog in diesen Fällen verschiedene mögliche abrechnungsrelevante Gebührenziffern aus. So ist zum Beispiel die Fremdkörperentfernung durch Endoskopie durch Urethro(-zysto)skopie für den Facharzt für Gynäkologie unter

17 Präambel zum AOP-Katalog 2014

18 Präambel zum AOP-Katalog 2014

19 Ebenda

GOP 08311 und für den Facharzt für Urologie unter der GOP 26311 abrechenbar.

3) „Abschnitt 3 – enthält ambulant durchführbare Operationen und sonstige stationsersetzende Leistungen gemäß § 115b SGB V ohne OPS-Zuordnung. Das heißt hier werden ausschließlich EBM-Leistungen aufgeführt. Aufgrund inhaltlicher Differenzen in der Leistungsbeschreibung von EBM und OPS wurde auf eine Zuordnung von OPS-Kodes zu den einzelnen EBM-Leistungen verzichtet. Für die Operationen und Eingriffe des Abschnittes 3 gilt die Leistungsbeschreibung des EBM."[20] Dies sind im Wesentlichen die Leistungen gemäß § 121a SGB V zur Durchführung künstlicher Befruchtungen, orthopädisch-chirurgisch konservative Gebührenordnungspositionen zum Gebrauch und zur Anpassung von Kunstgliedern, Fremdkraftprothesen oder großen orthopädischen Hilfsmitteln sowie die Embolisations- und/oder Sklerosierungsbehandlung(en) von Varikozelen mit Kontrastmitteldarstellung und die Betreuung vor und nach einer Sterilisation.

Die im Anhang 2 des EBM gelisteten Zuordnungen von operativen Maßnahmen zu OPS-Kodes sind für den Leistungserbringer Krankenhaus als Leistungskatalog nicht umfänglich verbindlich. Eine Reihe kleiner ambulanter Eingriffe ist ausschließlich dem Vertragsarzt vorbehalten, wurde nicht in den Katalog nach § 115b SGB V aufgenommen und kann deshalb vom Krankenhaus zu Lasten der gesetzlichen Krankenversicherungen nicht, weder ambulant noch stationär, erbracht werden.

Es erfolgte eine Orientierung an einem System mit kalkulierten Schnitt-Naht-Zeiten, wobei der vollständige OPS-Schlüssel die Grundlage für die Zuordnung zur Gebührenziffer bildet. Die Kalkulationen sind an einem fallpauschalenorientierten Vergütungssystem (wie in Abb. 2 dargestellt) angelehnt.

20 AOP-Vertrag

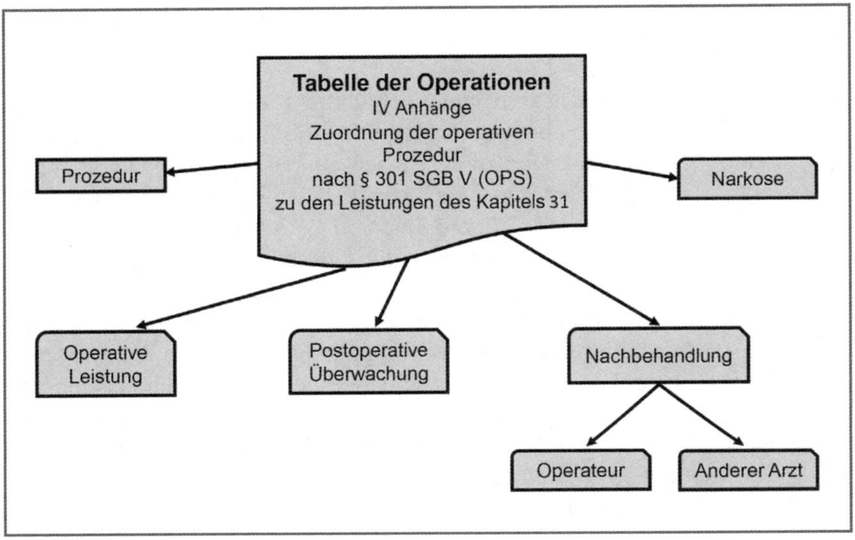

Abb. 2 Flussbild zur Leistungsdefinition[21]

Es wurde Transparenz und Vergleichbarkeit zur stationären Leistungserbringung erzeugt, allerdings nicht für alle Leistungen. Im EBM werden die Eingriffe in entsprechende Eingriffsgruppen klassifiziert:

Gruppe	Bezeichnung
A	Dermatologischer Eingriff
B	Eingriff Brustdrüse
C	Eingriff Extremität
D	Eingriff Knochen/Gelenke
E	Arthroskopischer Eingriff
F	Visceralchirurgischer Eingriff
G	Endoskopischer visceralchirurgischer Eingriff
H	Proktologischer Eingriff
I	Kardiochirurgischer Eingriff
J	Thoraxchirurgischer Eingriff

21 Eigene Darstellung, vgl. Kolb, Krankenhaus und ambulante Versorgung – Band III, S. 41

Gruppe	Bezeichnung
K	Eingriff Gefäßsystem
L	Herzschrittmachersysteme
M	MKG-chirurgischer Eingriff
N	HNO-Chirurgie
O	Peripherer neurochirurgischer Eingriff
P	Zentraler neurochirurgischer Eingriff
PP	Stereotaktischer neurochirurgischer Eingriff
Q	Eingriff an der Niere und am Urogenitalsystem
R	Endoskopischer urologischer Eingriff
RR	(Endoskopischer) urologischer Eingriff mit Bildwandler
S	Gynäkologischer Eingriff
T	Endoskopischer gynäkologischer Eingriff
U	Eingriffe der Ophthalmochirurgie
V	Intraocularer Eingriff
W	Laserchirurgischer Eingriff
X1 und X2	Intraocularer Eingriff (OPS 5-144.3*, 5-155.5*)
Y2	Phototherapeutische Keratektomie (PTK) (OPS 5-123.3)

Tab. 1 Eingriffsgruppen

„Die Untergruppen sind nach Organsystem, OP-Ausstattung und Art des Eingriffs unterteilt. Sie können von allen Arztgruppen erbracht werden, die nach Weiterbildungsordnung und Zulassung dazu berechtigt sind.“[22]

Jede der 23 Kategorien wurde in sechs normative Schnitt-Naht-Zeit-Gruppen unterteilt:

- Bis 15 Minuten (1)
- 15 bis 30 Minuten (2)
- 30 bis 45 Minuten (3)

22 EBM, gültig ab 01.10.2013, S. 409

- 45 bis 60 Minuten (4)
- 60 bis 90 Minuten (5)
- 90 bis 120 Minuten (6)

Aus dieser Kategorisierung lässt sich die Gebührenziffer ableiten, wobei Kapitel 36 des EBM die Entsprechung für die belegärztliche Operation ist (s. Tab. 2).

OPS-Kode	5-795.30	Offene Reposition einer einfachen Fraktur an kleinen Knochen: Durch Platte: Klavikula
Eingriffsgruppe	D	Eingriff an Knochen und Gelenken
Schnitt-Naht-Zeit	60–120	Minuten
Ergebnis Eingruppierung	D4	
GOP	31134	Eingriff an Knochen und Gelenken der Kategorie D4
GOP Belegarzt	36134	Eingriff an Knochen und Gelenken der Kategorie D5

Tab. 2 Beispiel für GOP-Findung

Im Sinne eines fallpauschalierenden Entgeltsystems ergeben sich aus der Eingruppierung eindeutig die Abrechnungsziffern für die Überwachung, die Nachbehandlung (abhängig davon, ob diese vom Operateur durchgeführt wird oder nicht) und die Anästhesieleistung.

Auch wenn in § 3 des AOP-Vertrages geregelt ist, dass die Auflistung der stationsersetzenden Maßnahmen im Katalog abschließend ist, so beinhaltet die Vorschrift darüber hinaus auch alle operativen Maßnahmen, die nicht explizit genannt sind, aber in diesem zeitlichen Zusammenhang erbracht werden müssen, Bestandteil der Behandlung und nicht Bestandteil der abrechnungsfähigen GOP des EBM sind. Diese sogenannten notwendigen Begleitleistungen sind berechenbar. Einige wenige OPS-Kodes sind in Anhang 2 zum EBM nicht aufgeführt und führen bei der Leistungsabrechnung im Krankenhaus ggf. zu Fehlern. Hier ist eine analoge Verschlüsselung der OPS in den Anmerkungen zum Katalog vereinbart (s. Tab. 3).

OPS	Bezeichnung
5-801.g8	Offen chirurgische Operationen am Gelenkknorpel und an den Menisken: Knorpelglättung, mechanisch (Chondroplastik): Radiokarpalgelenk
5-801.g9	Offen chirurgische Operationen am Gelenkknorpel und an den Menisken: Knorpelglättung, mechanisch (Chondroplastik): Ulnakarpalgelenk
die Kodierung über den im Anhang 2 enthalten OPS-Kode:	
5-801.g7	Offen chirurgische Operationen am Gelenkknorpel und an den Menisken: Knorpelglättung, mechanisch (Chondroplastik): Handgelenk n.n.bez.
5-801.h8	Offen chirurgische Operationen am Gelenkknorpel und an den Menisken: Subchondrale Knochenöffnung (z.B. Pridie, Mikrofrakturierung, Abrasionsarthroplastik): Radiokarpalgelenk
5-801.h9	Offen chirurgische Operationen am Gelenkknorpel und an den Menisken: Subchondrale Knochenöffnung (z.B. Pridie, Mikrofrakturierung, Abrasionsarthroplastik): Ulnakarpalgelenk
die Kodierung über den im Anhang 2 enthalten OPS-Kode:	
5-801.h7	Offen chirurgische Operationen am Gelenkknorpel und an den Menisken: Subchondrale Knochenöffnung (z.B. Pridie, Mikrofrakturierung, Abrasionsarthroplastik): Handgelenk

Tab. 3 Analoge Kodierung der OPS

Osteosynthesen durch Materialkombinationen mit Rekonstruktion der Gelenkfläche und Frakturreposition durch Fixateur extern sind bei ambulanten Operationen nach wie vor anders zu kodieren als im stationären Krankenhausbereich. Ambulant sind nach AOP-Katalog die gleichnamigen OPS-Kodes zu verwenden, während stationär alle Komponenten einzeln zu kodieren sind. Dies betrifft alle OPS des Bereiches 5-79*. Leistungen der sogenannten kleinen Chirurgie sind nicht Bestandteil des ambulanten Operierens. Als einzige Ausnahmen werden Eingriffe in Narkosen nach der GOP 02300 bis 02302, 06350 bis 06352, 09351, 09360 bis 09362, 10340 bis 10342, 15321 bis 15324, 26350 bis 26352 bei Neugeborenen, Säuglingen, Kleinkindern und Kindern gebietsspezifisch in der Kategorie 1 berechnet.[23] Mit der Fortschreibung der Internationalen Klassifikation der Behandlungsmethoden in der Medizin (ICPM = OPS) durch das DIMDI erfolgen jährlich auch Überleitungen, welche zu beachten sind. Entsprechende Änderungen der OPS-Kodes können eine Änderungsanzeige des Leistungsspektrums erfordern.

23 Vgl. EBM, Pkt. 7 der Präambel zu Kapitel 31.2

2.1.4 Leistungsabrechnung – die Anwendung des Einheitlichen Bewertungsmaßstabes Ärzte (EBM) in seiner jeweils gültigen Fassung

Der derzeit gültige EBM ist in fünf Gebührenbereiche gegliedert: den arztgruppenübergreifenden, den arztgruppenspezifischen, den arztgruppenübergreifenden mit besonderen Anforderungen (genehmigungspflichtige Leistungen), den der Kostenerstattungen und neu seit dem 01.07.2014 den der ambulanten spezialfachärztlichen Versorgung (ASV). Der Tarif ist nummerisch aufgebaut, wobei die beiden ersten Ziffern jeweils das Kapitel angeben. Für jede Fachgruppe entsteht somit ein Fachgruppen-EBM, welcher sowohl die Leistungen aus den allgemeinen Kapiteln enthält als auch die fachgebietsspezifischen, nicht aber jene aus anderen Fachgebieten. Die GOP des Kapitels VII sind allein den teilnehmenden Leistungserbringern der ASV vorbehalten.

Aufbau des EBM		
I		**Allgemeine Bestimmungen**
	(1)	Berechnungsfähige Leistungen, Gliederung, Struktur
	(2)	Erbringung der Leistungen
	(3)	Behandlungs-, Krankheits-, Betriebsstätten- und Arztfall
	(4)	Berechnung der Gebührenordnungspositionen
	(5)	Berufsausübungsgemeinschaften, Medizinische Versorgungszentren und angestellte Ärzte
	(6)	Vertragsärzte, die ihre Tätigkeit unter mehreren Gebietsbezeichnungen ausüben
	(7)	Kosten
II		**Arztgruppenübergreifende allgemeine Leistungen**
	01	Allgemeine Leistungen
	02	Allgemeine diagnostische und therapeutische Leistungen
III		**Arztgruppenspezifische Leistungen**
IIIa		***Hausärztlicher Versorgungsbereich***
	03	Hausärztlicher Versorgungsbereich
	04	Leistungen der Kinder- und Jugendmedizin
IIIb		***Fachärztlicher Versorgungsbereich***
	05	Anästhesiologische Leistungen
	06	Augenärztliche Leistungen
	07	Chirurgische, kinderchirurgische und plastisch-chirurgische Leistungen
	08	Frauenärztliche, geburtshilfliche und reproduktionsmedizinische Leistungen
	09	HNO- ärztliche Leistungen
	10	Hautärztliche Leistungen
	11	Humangenetische Leistungen
	12	Laboratoriumsmedizinische Leistungen (Grundleistungen)
	13	Leistungen der Inneren Medizin
	14	Leistungen der Kinder- und Jugendpsyiatrie und -psychotherapie
	15	Leistungen der MKG-Chirurgie
	16	Neurologische und neurochirurgische Leistungen
	17	Nuklearmedizinische Leistungen
	18	Orthopädische Leistungen
	19	Pathologische Leistungen
	20	Leistungen der Fachärzte für Sprach-, Stimm- und kindliche Hörstörungen
	21	Leistungen Psychiatrie und Psychotherapie
	22	Leistungen der psychosomatischen Medizin und Psychotherapie
	23	Leistungen Psychotherapeuten(ärztliche und psychologische Psychotherapeuten)
	24	Radiologische Leistungen
	25	Strahlentherapeutische Leistungen
	26	Urologische Leistungen
	27	Leistungen Physikalische Medizin und Rehabilitative Medizin
IV		**Arztgruppenübergreifende spezielle Leistungen**
	30	Spezielle Versorgungsbereiche (Allergologie, Chirotherapie, neurophysiologische Übungsbehandlung, Physikalische Therapie, Phlebologie, Prokotologie, Schmerztherapie, Soziotherapie, Schlafstörungsdiagnostik)
	31	Gebührenordnungspositionen für ambulante Operationen, Anästhesien, präoperative, postoperative und orthopädisch-chirurgisch konservative Leistungen
	32	Laboratoriumsmedizin, Molekulargenetik, Molekularpathologie
	33	Ultraschalldiagnostik
	34	Diagnostische und interventionelle Radiologie, Computertomographie und Magnetfeld-Resonanz-Tomographie
	35	Leistungen gemäß Psychotherapie- Richtlinie
	36	Belegärztliche Operationen, Anästhesien, postoperative Überwachung und konservativ belegärztlicher Bereich
V	**40**	**Sachkosten**
VI		**Anhänge**
	(1)	Verzeichnis der nicht gesondert berechnungsfähigen Leistungen
	(2)	Zuordnung der operativen Prozeduren (OPS) zu den Kapiteln 31 und 36
	(3)	Angaben für den zur Leistungserbringung erforderlichen Zeitaufwand des Vertragsarztes gemäß § 87 Abs. 2 S. 1 SGB V in Verbindung mit § 106a Abs. 2 SGB V
	(4)	Verzeichnis der nicht oder nicht mehr berechnungsfähigen Leistungen
VII		**Ambulante Spezialfachärztliche Versorgung (ASV)**
	50	Gebührenordnungspositionen der ambulanten spezialfachärztlichen Versorgung (ASV)

Abb. 3 Aufbau des EBM

Grundsätzlich muss beachtet werden, dass der EBM quartalsweisen Änderungen und Anpassungen unterliegt. Die derzeit gültige Fassung enthält jeweils die Zuordnung der Leistung zur hausärztlichen oder fachärztlichen Versorgungsebene und innerhalb der fachärztlichen Bereiche zu den jeweiligen Fachgebieten. Nur in Kapitel 31 bzw. 36 wird davon abgewichen. Die Leistungen des ambulanten Operierens sind somit abhängig von der erbrachten Prozedur, nicht facharztabhängig.

Im EBM erfolgte 2005 überwiegend eine Zusammenfassung von Einzelleistungen zu Komplexen und Pauschalen. Damit wurde eine Reduktion der abrechnungsfähigen Leistungen erzielt und gleichzeitig eine Mengensteuerung durch komplexe Ausschlussregelungen umgesetzt. Zu den jeweiligen GOP wurden obligate und fakultative Leistungsinhalte eingeführt. Die obligaten Leistungsinhalte müssen als Grundlage für die Abrechenbarkeit immer vollständig erbracht werden. Die fakultativen Leistungen können zusätzlich erbracht werden, führen aber nicht zu einer gesonderten Berechenbarkeit.

Für alle Leistungen des ambulanten Operierens ist die Berichtspflicht obligat, d.h. ohne Erstellung des entsprechenden Arztbriefes darf die operative Leistung nicht abgerechnet werden. Mit dem Interpretationsbeschluss Nr. 67 wurde ergänzend klargestellt, dass die Abrechenbarkeit der Leistung im Leistungsquartal auch dann zulässig ist, wenn der Bericht innerhalb von 14 Tagen im darauffolgenden Quartal erstellt wird. „Der Katalog der berechnungsfähigen Gebührenordnungspositionen ist abschließend und einer analogen Berechnung nicht zugänglich“[24], das heißt, nicht aufgeführte Leistungen können – anders als in der Gebührenordnung für Ärzte – nicht abgerechnet werden. Allerdings können die KVen regionale Gebührenziffern ergänzend festlegen, zum Beispiel für die Abrechnung der zusätzlichen Leistungen im Rahmen der DMP oder der Impfvereinbarung. Es empfiehlt sich deshalb, nicht nur den EBM der KBV als Grundlage für die Abrechnung mit den gesetzlichen Krankenkassen zu verwenden, sondern immer die regionale Gebührenordnung beziehungsweise die Abrechnungshinweise der jeweils zuständigen KV.

Der EBM bewertet die einzelnen Leistungen weiterhin in Punkten. Erst die regionale Gebührenordnung ordnet den Punkten Euro-Beträge zu. Der Punktwert für die im Einzelnen erbrachten prä-, intra- und postoperativen Leistungen nach § 115b SGB V unterliegt damit der jeweils für den Standort des Krankenhauses gültigen Euro-Gebührenordnung des zuständigen KV-Bereiches. Alternativ sieht § 7 Abs. 1 Satz 1 AOP-Vertrag auch die Vergütung mit dem der regional gültigen Euro-Gebührenordnung zugrunde liegenden Punktwert vor.

24 EBM, Kapitel I 1., S. 14

Wie bei jedem Tarifwerk müssen die allgemeinen Bestimmungen beachtet werden, denn sie enthalten die Definitionen zum Arzt-Patienten-Kontakt, dem Behandlungs-, Krankheits-, Betriebsstätten- und Arztfall sowie der Versicherten-, Grund- oder Konsiliarpauschale, zu den Voraussetzungen der Leistungsabrechnung und den Konsequenzen aus deren Nichteinhaltung, die Regelungen für die Abrechnung in Medizinischen Versorgungszentren (MVZs) und Berufsausübungsgemeinschaften sowie der Leistungen von angestellten Ärzten.

Abrechnungsfall	Definition
Behandlungsfall	Behandlung desselben Patienten innerhalb eines Quartals durch denselben Arzt bei Zuständigkeit desselben Kostenträgers
Krankheitsfall	Behandlung desselben Patienten innerhalb des aktuellen und der drei folgenden Quartale bei Zuständigkeit desselben Kostenträgers
Betriebsstättenfall	Behandlung desselben Patienten innerhalb eines Quartals durch einen oder mehrere Ärzte derselben Betriebsstätte oder derselben Nebenbetriebsstätte bei Zuständigkeit desselben Kostenträgers
Arztfall	Behandlung desselben Patienten innerhalb eines Quartals durch denselben Arzt unabhängig von der Betriebsstätte oder der Nebenbetriebsstätte bei Zuständigkeit desselben Kostenträgers

Tab. 4 Definition Abrechnungsfälle nach EBM

Daneben definiert der EBM auch die entsprechend verwendeten Begrifflichkeiten zu den Altersklassen wie folgt:

Bezeichnung	Definition
Neugeborenes	bis zum vollendeten 28. Lebenstag
Säugling	ab Beginn des 29. Lebenstages bis zum vollendeten 12. Lebensmonat
Kleinkind	ab Beginn des 2. bis zum vollendeten 3. Lebensjahr
Kind	ab Beginn des 4. bis zum vollendeten 12. Lebensjahr
Jugendlicher	ab Beginn des 13. bis zum vollendeten 18. Lebensjahr
Erwachsener	ab Beginn des 19. Lebensjahres [25]

Tab. 5 Definition Altersklassen nach EBM

„Ab 1. Januar 2008 ersetz(t)en Versicherten-, Grund- und Konsiliarpauschalen die bisherigen Ordinations- und Konsultationskomplexe. Ebenso wie ihre Vorgänger

25 Vgl. EBM Allgemeine Bestimmungen Pkt. 4.3.5

sind auch diese Pauschalen nur nach Maßgabe der jeweiligen Präambel abrechenbar."[26] Die beiden ersten Ziffern der GOP definieren jeweils das Kapitel, in welchem die Leistungsziffer aufgeführt ist, die folgenden drei Ziffern beschreiben die eigentliche Leistung. Die Grundpauschalen sind somit immer die gleichen drei Endziffern und unterscheiden sich jeweils in den beiden führenden Ziffern.

Art der Pauschale	Beschreibung
Versichertenpauschale (04000; 04010)	ausschließlich von Fachärzten für Kinder-und Jugendmedizin berechenbar beim ersten kurativ-ambulanten persönlichen Arzt-Patienten-Kontakt einmal im Behandlungsfall bzw. einmal im Arztfall Betreuung, Behandlung und Gespräch bis zu 10 Minuten Dauer weitere Arzt-Patienten-Kontakte enthalten für die enthalten Berichtspflichten können bei Versand die Kostenpauschalen des Kapitels 40 berechnet werden
Grundpauschale (**210;**211;**212)	nur von den in den jeweiligen Präambeln der Kapitel genannten am fachärztlicher Versorgungsbereich teilnehmenden Ärzten berechenbar beim ersten kurativ-ambulanten persönlichen Arzt-Patienten-Kontakt einmal im Behandlungsfall bzw. einmal im Arztfall nicht berechenbar bei Auftragsleistungen gemäß BMV-Ä für die enthalten Berichtspflichten können bei Versand die Kostenpauschalen des Kapitels 40 berechnet werden
Konsultations-pauschale (01436)	persönlicher Arzt-Patienten-Kontakt bei Vorliegen einer Überweisung zur Durchführung von Auftragsleistungen oder Konsiliaruntersuchungen und / oder bei Vorliegen einer Überweisung zur Durchführung von Auftragsleistungen oder zur Mitbehandlung bei Leistungen nach Kapitel 31.1 präoperative Behandlungen durch Hausärzte/ Fachärzte für Kinder- und Jugendmedizin und / oder bei Vorliegen einer Überweisung zur Durchführung von Auftragsleistungen oder zur Mitbehandlung bei Leistungen nach Kapitel 31.2 und oder 31.5 ambulante Operationen und Anästhesien ggf. in mehreren Sitzungen und / oder bei Vorliegen einer Überweisung zur Durchführung von Auftragsleistungen oder zur Mitbehandlung bei Leistungen nach Kapitel 31.4 postoperative Behandlung durch Hausärzte/ Fachärzte für Kinder- und Jugendmedizin nicht neben Versicherten- oder Grundpauschalen am gleichen Behandlungstag berechnenbar

Tab. 6 Pauschalen des EBM

26 Kolb, Krankenhaus und ambulante Versorgung, 16. Ergänzungslieferung April 2011, Band III, S. 11

Damit sind die GOP für diese Basisleistungen wie folgt herleitbar:

Fachgruppe Chirurgie	07
Fachgruppe Orthopädie	18
Grundpauschale für Versicherte ab dem Beginn des 6. bis zur Vollendung des 59. Lebensjahres	211

daraus ergibt sich:	
Grundpauschale für Versicherte ab dem 6. bis zum vollendeten 59. Lebensjahr Chirurgie	07211
Grundpauschale für Versicherte ab dem 6. bis zum vollendeten 59. Lebensjahr Orthopädie	18211

Tab. 7 Beispiel Grundpauschalenfindung

Das Krankenhaus kann alle im Zusammenhang mit der Operation sowie deren Vor- und Nachbehandlung stehenden medizinisch notwendigen Leistungen selbst erbringen. Alle Ein- und Ausschlussregelungen des EBM gelten verbindlich. Obligatorischer Leistungsbestandteil der ambulanten Operation/der ambulanten stationsersetzenden Maßnahmen sind „sämtliche durch den Operateur erbrachten ärztlichen Leistungen, Untersuchungen am Operationstag, Verbände, ärztliche Abschlussuntersuchung(en), ein post-operativer Arzt-Patienten-Kontakt ab dem ersten Tag nach der Operation, Dokumentation(en) und Beratungen einschließlich des Abschlussberichtes an den weiterbehandelnden Vertragsarzt und Hausarzt".[27] Untersuchungen, die nicht in eigenen Bereichen erbracht werden können, wie Labordiagnostik oder histologische Untersuchungen, werden mittels Überweisung bei Vertragsärzten unter Angabe der Kennziffer 32016 beauftragt. Anstelle der Betriebsstättennummer ist auf dem Überweisungsvordruck Muster M6 das Institutskennzeichen des Krankenhauses einzutragen, soweit die zuständige KV dem Krankenhaus für die Durchführung von ambulanten Operationen keine Abrechnungsnummer zugewiesen hat. Die anästhesiologischen Leistungen können mit der entsprechenden Grundgebühr nur abgerechnet werden, wenn diese durch einen Anästhesisten und nicht durch den Operateur erbracht werden.

27 EBM in der Fassung vom 01.10.2013, S. 409

EBM-Kapitel	Bezeichnung
31.1	Präoperativer Untersuchungskomplex
31.2	Ambulante Operationen
31.3	Postoperative Überwachungskomplexe
31.4	Postoperative Behandlungskomplexe
31.5.	Anästhesien im Zusammenhang mit ambulanten Eingriffen
31.5.2	Regionalanästhesien durch den Operateur
36.2	Belegärztliche Operationen
36.3	Postoperative Überwachungskomplexe
36.5	Anästhesien im Zusammenhang mit belegärztlichen Eingriffen

Tab. 8 Aufbau der Kapitel 31 und 36 EBM (Ambulantes Operieren)

Jede Abrechnung für eine ambulante Operation enthält die Grundpauschalen sowie die speziellen Leistungen des Kapitels 31, welche sich eindeutig aus der erbrachten Prozedur ergeben. Die abrechenbaren GOP für die Operation sowie die anästhesiologische Behandlung und die Nachsorge leiten sich somit aus dem der Operation zugrunde liegenden Prozedurenkode ab.

OPS	5-690.0
Seite	
Bezeichnung OPS 2014	Therapeutische Kürettage [Abrasio uteri]: Ohne lokale Medikamentenapplikation
Kategorie	S1
OP-Leistung	31301
Überwachung	31502
Nachbehandlung Überwachung	31695
Nachbehandlung Operateur	31696
Narkose	31821

Tab. 9 GOP-Findung nach OPS, Stand II. Quartal 2014

Die Einschränkungen für die weiteren Leistungen am OP-Tag sind gemäß der Präambel zu Kapitel 31.2 Pkt. 8 grundsätzlich zu berücksichtigen. Dies betrifft in einem Zeitraum von drei Tagen, beginnend mit dem Operationstag, alle GOP mit Ausnahme 01220 bis 01222, 01320 und 01321, 01410 bis 01415, 01436, 01602, 01610 bis 01612, 01620 bis 01623, 01700, 01701, 01705 bis 01707, 01708, 01711 bis 01723, 01730 bis 01735, 01740 bis 01743, 01750, 01752 bis 01758,

01770 bis 01775, 01780 bis 01787, 01790 bis 01793 01800, 01802 bis 01811, 01815, 1816, 01820 bis 01822, 01825 bis 01828 , 01830 bis 01833, 01835 bis 01839, 01840, 01850, 01915, 01950 bis 01952, 01955, 01956, 13421, 13423, 19310, 19312, 19315 und 19320, die Versicherten- und Grundpauschalen, die GOP der Kapitel bzw. Abschnitte 30.12, 31.3, 31.4.3, 31.5.2, 32, 34 und 35 sowie die GOP 01100 oder 01101 jeweils in Verbindung mit der GOP 01414. Ergänzend sind die diagnostischen Untersuchungen berechenbar.

GOP		Text	Punkte	Grund-preis	Kommentar
08211	präoperativ	Grundpauschale (6. bis vollendetes 59. Lebensjahr)	145	14,69 €	Gynäkologie
12220		Grundpauschale Laboratoriumsmedizin je kurativ-ambulantem Behandlungsfall mit Auftragsleistung(en) des Kapitels 32	14	1,42 €	
32121		Vollständiger Blutstatus		1,10 €	Sachkosten-erstattung
32112		PTT		0,60 €	
32110		PTZ		0,75 €	
32001		Wirtschaftliche Erbringung von Leistungen des Kapitels 32	11	1,11 €	
05211	OP-Tag	Grundpauschale (6. bis vollendetes 59. Lebensjahr)	95	9,62 €	
31301		Gynäkologischer Eingriff der Kategorie S1	939	95,12 €	
31502		Postoperative Überwachung ... zu 31301, ...	258	26,14 €	
05310		Präanästhesiologische Untersuchung bei OP nach 31.2	179	18,13 €	
31821		Anästhesie und/oder Narkose, im Zusammenhang mit 31301	969	98,16 €	
33042		Sonographische Untersuchung ... mittels B-Mode-Verfahren	157	15,90 €	
31696	postoperativ	Postoperative Behandlung .... nach 31301 bei Erbringung durch den Operateur	104	2,90 €	abz. 27,5%
40120		Versandpauschale Arztbrief		0,55 €	
Gesamt				286,19 €	
Zuschlag für Sachkosten				20,03 €	zzgl. 7%
Gesamtvergütung				306,22 €	

Tab. 10 Abrasio uteri inklusive ausgewählter Laborleistungen

Weitere Beispiele für die Abrechnung von ambulanten Operationen im Krankenhaus können in den jährlich aktualisierten Materialien und Informationen der DKG, Ambulantes Operieren und stationsersetzende Eingriffe im Krankenhaus nach § 115b SGB V, nachgelesen werden.

Grundlage für die korrekte Abrechnung ist aber die Prüfung des erteilten Auftrages, hier in Form der Überweisung vom Vertragsarzt. Dieser kennzeichnet die Art des Auftrages. Wenn die ambulante Operation nur als Auftragsleistung angefordert wird, ist die Abrechnung der Grundpauschalen ausgeschlossen. Es gibt einige gesetzliche Krankenkassen, die grundsätzlich nur die Abrechnung der Konsultationspauschale akzeptieren. Nur wenn die Überweisung auch zur Mit- und Weiterbehandlung erfolgt, können die Grundpauschalen zum Ansatz kommen. Wird die Maßnahme ohne Vorlage einer Überweisung durchgeführt, können die Grundpauschalen uneingeschränkt abgerechnet werden. Labordiagnostik im Zusammenhang mit ambulanten Eingriffen lassen einige Krankenkasse durch den medizinischen Dienst der Krankenkassen (MDK) auf ihre medizinische Notwendigkeit prüfen. Der Arztbrief ist immer Bestandteil der vollständigen Leistungserbringung und kann deshalb nicht gesondert berechnet werden, wohl aber die Versandpauschale, wenn ein ausführlicher Bericht z.B. nach Vorliegen aller Befunde nachträglich versandt wird. Ebenfalls verpflichtend vorgeschrieben ist die Durchführung der Abschlussuntersuchung am OP-Tag sowie deren Dokumentation, wobei die Entlassung ohne erkennbare Gefährdung des Patienten erfolgen und die Nachsorge gesichert sein muss.

Die Durchführung der postoperativen Behandlung ist auch im Krankenhaus dem Operateur gestattet. Bei der Abrechnung der postoperativen Behandlung der GOP des Kapitels 31.4.3 des EBM muss berücksichtigt werden, dass der AOP-Vertrag gemäß § 7 Abs. 2 dem Krankenhausarzt die Nachsorge nur für 14 Tage einräumt. Deshalb sind die Leistungen mit einem Abschlag von 27,5% auf die Punktzahl zu berechnen. Die Vertragspartner vereinbarten aber bereits die Aufhebung der Kürzung sobald die Behandlungsdauer der postoperativen Behandlungskomplexe im EBM von 21 auf 14 Tage abgesenkt wird. Der erste präoperative Arzt-Patienten-Kontakt ist gemäß Pkt. 5 der Präambel zu Kapitel 31.2 Bestandteil der operativen Leistung, d.h. die OP-Nachsorge kann erst ab dem zweiten Arzt-Patienten-Kontakt berechnet werden. Bei Übertragung der postoperativen Nachsorge an einen Vertragsarzt sind auf dem Überweisungsschein das Datum der OP und der OPS des Eingriffs anzugeben.

Eingriffe der sogenannten kleinen Chirurgie stellen keine ambulanten Operationen im Sinne des § 115b SGB V dar und können deshalb auch nicht im Rahmen dieser Vereinbarung erbracht und abgerechnet werden. Darunter werden fast alle kleinen Eingriffe gefasst mit einer Schnitt-Naht-Zeit bis 15 Minuten, Ausnahme siehe Pkt. 1.1.3.

Abweichungen von dem Vorgenannten ergeben sich nur bei der Durchführung von Simultaneingriffen. Derartige Eingriffe definieren sich gemäß EBM Anlage 2 als „zusätzliche, zum Haupteingriff unterschiedliche Diagnose und gesonderter operativer Zugangsweg ... die durch das OP- und/oder das Narkoseprotokoll nachgewiesene Überschreitung der Schnitt-Naht-Zeit des Haupteingriffes“[28], sind also Eingriffe, welche zur gleichen Zeit, am gleichen Ort, im gleichen Behandlungsfall und in der gleichen Sitzung stattfinden. Für Simultaneingriffe können entsprechende Zuschläge berechnet werden, dabei entspricht die berechenbare Höchstzeit maximal der Summe beider Schnitt-Naht-Zeiten. Die ursprüngliche Version, dass bei einem Simultaneingriff die Schnitt-Naht-Zeiten insgesamt höher sind, wurde durch den Bewertungsausschuss fallen gelassen und wie folgt neu gefasst: „Maßgeblich für die Berechnung der Zuschlagspositionen für Simultaneingriffe nach der Präambel 2.1 Nr. 3 zum Anhang 2 zum EBM ist nicht die Überschreitung der kalkulatorischen Schnitt-Naht-Zeit der Kategorie des Haupteingriffes, sondern die Überschreitung der tatsächlichen Schnitt-Naht-Zeit des jeweiligen Haupteingriffes.“[29] Die Kombination von mehreren Eingriffen ist nur möglich, wenn alle durchgeführten Prozeduren im Anhang 2 zum EBM aufgeführt sind. Auch wenn zwei Operateure über zwei verschiedene Zugangswege mit unterschiedlichen Diagnosen an einem Tag und Ort tätig werden, gelten die Regelungen zur Abrechnung von Simultaneingriffen, es ist nur der Zuschlag berechenbar. „Bei der Berechnung von Zuschlagspositionen für die Erbringung von Simultaneingriffen gemäß der Präambel 2.1 Nr. 3 des Anhangs 2 zum EBM ist – sofern die Teileingriffe unterschiedlichen Unterabschnitten des Kapitels 31.2 des EBM zugehören – die am höchsten bewertete Zuschlagsposition 31xx8 der für den Simultaneingriff relevanten Unterabschnitte in Anrechnung zu bringen.“[30] „Die Narkose kann in diesem Fall nur entsprechend des Haupteingriffs berechnet werden.“[31] Die Operateure müssen entscheiden, welcher Eingriff als der Haupteingriff zu werten ist. In der Dokumentation der Prozeduren muss ggf. die Beidseitigkeit im Feld Lokalisation erfolgen.

28 EBM, S. 736

29 Interpretationsbeschlüsse des Arbeitsausschusses des Bewertungsausschusses aus der 270. Sitzung am 10.05.2005, Beschluss 66

30 Interpretationsbeschlüsse des Arbeitsausschusses des Bewertungsausschusses aus der 270. Sitzung am 10.05.2005, Beschluss 65

31 EBM S. 737

2.1.5 Abrechnung von Leistungen ohne Operation

Grundsätzlich stellt der AOP-Vertrag mit seinen Inhalten auf die Abrechnung von operativen Maßnahmen ab. Daraus könnte geschlussfolgert werden, dass eine Abrechnung ohne diese grundsätzlich ausgeschlossen ist. Die Abrechnung von präoperativen Leistungen ist aber auch dann zulässig, wenn sich nach Durchführung der OP-Vorbereitung herausstellt, dass diese nicht durchgeführt werden kann oder muss, d.h. die OP-Indikation revidiert wird oder vorher nicht bekannte Begleiterkrankungen die Durchführung ausschließen. Auch bei Nichterscheinen des Patienten am OP-Tag ohne Verschulden des Krankenhauses sind die präoperativ erbrachten Leistungen, wie durch das Urteil des SG Darmstadt vom 26.06.2009 bestätigt, abrechenbar. In diesen Fällen muss wie bei einer belegärztlichen Operation der geplante OPS-Kode mit der Mengenangabe „0“ in der Rechnung ausgewiesen sein. In jedem Fall muss die Dokumentation des Krankenhauses das Nichtverschulden belegen.

Wenn die operative Leistung durch einen Belegarzt oder einen Kooperationsarzt erbracht wird, können dessen Leistungen nicht als Krankenhausleistungen abgerechnet werden, d.h. es handelt sich wiederum um Abrechnungen ohne operative Maßnahme. Das Krankenhaus kennzeichnet die erbrachte Prozedur als belegärztliche Leistung durch Angabe der Arztnummer und bewertet diese mit der Anzahl „0“. Die anästhesiologischen Leistungen des Krankenhausarztes sind in diesen Fällen vollständig abrechenbar, ggf. notwendige prä- und postoperative Leistungen auch.

2.1.6 Abrechnung von Sachkosten

Die Aufwandserstattung für Sachkosten wird in § 9 des AOP-Vertrages geregelt. Damit erfasst werden alle Verbrauchsmaterialien, die zur einmaligen Anwendung am Patienten vorgesehen sind. Die Berechnung erfolgt über einen pauschalen Zuschlag in Höhe von 7% auf alle Leistungen. Soweit aber die Kostenerstattungen des Kapitels 40 in Ansatz gebracht werden, darf kein pauschaler Zuschlag zusätzlich für die erbrachte Leistung angesetzt werden. Als Faustregel gilt, dass damit alle Verbrauchsmaterialien erfasst sind, die einen Einzeleinkaufswert von mehr als 50 Cent haben. Alle derartigen Materialien, deren Einkaufswert unter 50 Cent liegt, werden dem Praxisbedarf zugeordnet und sind mit der Vergütung für die Leistung nach dem EBM abgegolten. Eine Ausstellung von Verordnungen über Sprechstundenbedarf, auch nicht patientenbezogen, ist im Zusammenhang mit einer ambulanten Operation nicht zulässig. Verbrauchsmaterialien wurden für einige Leistungen in den obligatorischen Leistungsinhalt aufgenommen. Auch hier entfällt die Berechnung.

Die in Kapitel 40 EBM aufgenommenen Kostenpauschalen ersetzen immer die Abrechnung tatsächlicher Verbräuche. Zusätzlich können ausgewählte Materialien in Höhe der tatsächlichen Kosten berechnet werden. Die Auflistung ist abschließend. Gemäß § 9 AOP-Vertrag können für die nachfolgend genannten Leistungen die tatsächlichen Kosten zusätzlich berechnet werden, wenn der Einzeleinkaufspreis 12,50 EUR übersteigt:

- Im Körper verbleibende Implantate in Summe
- Röntgenkontrastmittel
- Nahtmaterial
- Diagnostische und interventionelle Katheter einschließlich Führungsdraht und Gefäßschleuse, Einführungsbesteck und Verschlusssysteme im Zusammenhang mit angiologisch-diagnostischen und -therapeutischen, gefäßchirurgischen und phlebologischen Leistungen
- Diagnostische und interventionelle Katheter einschließlich Führungsdraht im Zusammenhang mit gastroskopischen Leistungen inkl. Leistungen an den Gallenwegen
- Trocare, Endoclips und Einmalapplikatoren für Clips im Zusammenhang mit laparoskopischen Leistungen
- Narkosegase, Sauerstoff
- Diagnostische und interventionelle Katheter (ausgenommen Transferkatheter) einschließlich Führungsdraht im Zusammenhang mit Leistungen zur In-vitro-Fertilisation abzüglich des Patienteneigenanteils
- Iris-Retraktoren, Kapselspannringe, Injektionshalterungen bei ophtalmochirurgischen Leistungen
- Ophtalmika (Viskoelastika, Perflourdecaline, Silikonöl, C3F8-Gas) bei ophtamochirurgischen Leistungen
- Schienen, Kompressionstrümpfe (nicht: Anti-Thrombosestrümpfe)

Eine Besonderheit stellen die Implantate dar. Hier gilt abweichend von dem Vorgenannten: Die Gesamtsumme des Implantats muss den Einkaufpreis von 12,50 EUR übersteigen, d.h. dass insbesondere bei Ostheosynthesematerial alle Implantatbestandteile zusammengerechnet werden. Da einige Krankenkassen nach wie vor auf der Vorlage der Einkaufsbelege bestehen, müssen alle Bestandteile auch belegt werden können. Die Einkaufsbelege muss das Krankenhaus für die Dauer von fünf Jahren vorhalten. Innerhalb dieser Frist kann die Vorlage eingefordert werden. Dass der der Leistungsabrechnung zugrunde liegende Prozedurenkode mit dem berechneten Material korrespondieren muss, versteht sich von selbst. Basis für die gesonderte Berechnung tatsächlicher Verbräuche ist immer der vom Krankenhaus gezahlte Einkaufspreis. Rabatte etc. sind zu berücksichtigen. Der Preisnachlass für die fristgemäße Zahlung einer Rechnung muss nur einbezogen werden, wenn dieser 3% übersteigt.

Sollten Arzneimittel zur Anwendung kommen, welche im Einzelfall den Preis von 40 EUR übersteigen, wird der Preis nach der Lauertaxe mit einem Abschlag von 25% zzgl. Mehrwertsteuer der Abrechnung zugrunde gelegt. Berechnet werden können aber nur die tatsächlich für den Patienten verbrauchten Einheiten. Der Preis ermittelt sich aus dem tatsächlichen Verbrauch bezogen auf die größte Packungsgröße des Präparats. Für Photosensibilatoren bei photodynamischer Therapie und Hormonpräparate im Zusammenhang mit Maßnahmen zur künstlichen Befruchtung beträgt der Abschlag nur 20% und der Sockelbetrag von 40 EUR gilt nicht.

Bei der Abrechnung der erbrachten Leistung sind diese Kosten besonders zu berücksichtigen. Die Dokumentation auch der Sachkostenverbräuche muss den Anforderungen an eine Prüfung gemäß § 275 SGB V durch den Medizinischen Dienst der Krankenkassen genügen. Häufig sind aber die Angaben zu den besonders berechenbaren Materialien eher unvollständig, der Name des Herstellers und/oder die Artikelnummern fehlen. Die ständige Aktualisierung der Einkaufpreise ist für zusätzlich berechenbare Sachkosten erforderlich, da ansonsten Überschreitungen der Schwellenwerte nicht beachtet und die Kosten somit auch nicht erstattet werden.

2.1.7 Datenübermittlung nach § 301 SGB V

Im AOP-Vertrag wurde die elektronische Übermittlung der Rechnungsdatensätze über das technische Verfahren der Datenübermittlung nach § 301 Abs. 3 SGB V vereinbart. In § 8 der Vereinbarung ist bereits geregelt, dass für ambulante Operationen gemäß § 115b SGB V das Krankenhaus einen Rechnungsdatensatz und die Krankenkassen einen Zahlungssatz übermitteln. Näheres beschreibt die Anlage 1. Die Anlage 1 der Datenübermittlungsvereinbarung wurde entsprechend um den AMBO-Datensatz erweitert. Neben den in allen Krankenhausabrechnungen zu übermittelnden Daten, wie Absender- und Empfänger-IK (Institutskennzeichen), Versichertendaten und Katalogversion, sind die speziellen Informationen zum Eingriff im RZA-Segment (Rechnungssatz Ambulante Operation) enthalten. Begründungen, welche der EBM zu einzelnen Leistungspositionen fordert, sind derzeit nicht übermittelbar und entfallen somit. Die Krankenkassen dürfen Datensätze aus diesem Grund nicht zurückweisen.

Fachabteilung	Nach Schlüssel 6 analog dem stationären Bereich	
Arztnummer	Überweisender Arzt LANR und BSNR	
Überweisungsdiagnose	Nach ICD unter Angabe der Lokalisation und Diagnosensicherheit nach Schlüssel 16 bzw. 17	
Arztangaben	Belegarzt und/oder kooperierender Arzt mit BSNR	
Behandlungsdiagnose	Mit Lokalisation und Sicherheit nach Schlüssel 16 bzw. 17	Max. 30 Diagnosen möglich
Sekundärdiagnose	Nebendiagnosen ggf. mit Lokalisation und Sicherheit nach Schlüssel 16 bzw. 17	
Prozedur	OPS in der jeweils gültigen Fassung und gemäß Anlage zum AOP-Vertrag mit Angabe der Lokalisation nach Schlüssel 16 und dem Leistungstag	Max. 30 Prozeduren möglich
Entgelte AOP	EBM-Ziffern mit Punktzahl, Punktwert, Entgeltanzahl, Entgeltbetrag, Information zur Einbeziehung der Pauschale sowie Kennzeichen für ggf. durchgeführte Doppeluntersuchung	Max. 999 Angaben möglich
Einzelvergütung	Nach Schlüssel 3 mit Muss-Feld Texterläuterung und honorarsummenrelevantem Anteil	Max. 30 Angaben möglich
Leistung	Leistungstag; bei Nichterscheinen des Patienten am OP-Tag bei präoperativ erbrachter Diagnostik ist dies über die Leistungsziffer „9999“ anzuzeigen	

Tab. 11 Bestandteile RZA-Segment

Es kann grundsätzlich nur eine Gesamtrechnung übermittelt werden. Diese ist innerhalb von 4 Wochen nach Fallabschluss zu erstellen. Die Krankenkassen müssen diese ebenfalls innerhalb von 4 Wochen ausgleichen. Das Krankenhaus kann bei verspäteter Rechnungsbegleichung Verzugszinsen geltend machen. „In Anwendung des § 69 Abs. 4 SGB V i.V.m. § 288 BGB wird empfohlen, ab dem

Fälligkeitstag ohne vorherige Mahnung Zinsen in Höhe von 8% über dem Basiszinssatz in Rechnung zu stellen."[32] Nachtragsrechnungen können nicht übermittelt und deshalb auch nicht erstellt werden.

Die Krankenkassen sind verpflichtet, einen Zahlsatz an das Krankenhaus zu übermitteln, wenn der Zahlungsbetrag vom Rechnungsbetrag abweicht. Dieser Zahlsatz enthält alle Entgeltsegmente aus der zugrunde liegenden Rechnung, deren Inhalt ungleich Null ist. Ebenfalls über den Zahlsatz fordert die Krankenkasse eine Abrechnung im Papierverfahren nach Schlüssel 10 mit „07" an. Auch die vollständige Ablehnung der Rechnung wird von der Krankenkasse an das Krankenhaus über den Zahlsatz gesendet. Dies erfolgt im Schlüssel 10 mit dem Kennzeichen „04" oder „06" unter Angabe des Fehlerkodes nach Anlage 2 zur § 301-Vereinbarung, Anhang C spezifische Fehlerkodes. Die Prüfung erfolgt in vier Stufen: Für jede Stufe gibt es spezifische Fehlerkodes, welche mit der Abweisung der Rechnung übermittelt werden. Aus diesem Kode ist der Grund der Abweisung erkennbar. Für eine Korrektur ist die Rechnung zu stornieren und neu zu erstellen.

1. Stufe	Prüfung von Datei und Dateistruktur	Physikalische Lesbarkeit, korrekte Reihenfolge und Syntax der Service-Segmente (UNA, UNB, UNH, UNT, UNZ) sowie auf Gültigkeit der Kommunikationspartner	Fehlernachricht mit dem Nachrichtentyp „FEHL" (Segmentfolge UNH, FKT, FHL, UNT) erzeugt und an den Absender übermittelt
2. Stufe	Prüfung der Syntax	Prüfung der Reihenfolge der Segmente; innerhalb eines Segmentes erfolgen die Prüfungen auf Feldebene in Bezug auf Typ, Länge und Vorkommen (Kann- oder Muss-Feld)	Eine als fehlerhaft erkannte Nachricht wird um Fehlersegmente ergänzt und an den Absender zurückübermittelt
3. Stufe	Formale Prüfung auf Feldinhalte	Einzelne Felder eines Segmentes werden auf plausiblen Inhalt geprüft	Eine als fehlerhaft erkannte Nachricht wird um Fehlersegmente ergänzt und an den Absender zurückübermittelt
4. Stufe	Prüfung in den Fachverfahren der einzelnen Krankenkassen	Individuelle vertrags- und leistungsrechtliche Prüfungen	Ein als fehlerhaft erkannter Geschäftsvorfall wird um Fehlersegmente ergänzt und an den Absender zurückübermittelt

Tab. 12 Prüfstufen im DTA nach § 301 SGB V

32 Ambulantes Operieren und stationsersetzende Eingriffe im Krankenhaus nach § 115b SGB V, 18. Auflage 2014, S. 54

Die Rechnung ist erst fällig, wenn diese entsprechend den Anforderungen des § 301 SGB V fehlerfrei übermittelt wurde.

Im Falle der Abrechnungsprüfung nach § 275 SGB V hat das Krankenhaus Anspruch auf die Aufwandspauschale, wenn die Prüfung zu keiner Änderung des Rechnungsbetrages führt. Die Abrechnung erfolgt im Segment EZV (Einzelvergütung) mit dem EZV-Schlüssel „53“. In diesen Fällen ist die Schlussrechnung für die ambulante Operation zu stornieren, der Storno-Datensatz zu übermitteln und eine neue, um die Aufwandspauschale ergänzte Schlussrechnung zu erstellen und zu versenden.

2.1.8 Ergänzende Vorschriften zur Verordnung von Arzneimitteln, Krankentransporten, Heil- und Hilfsmitteln sowie zur Qualitätssicherung

Der Krankenhausarzt ist gemäß den Regelungen im AOP-Vertrag berechtigt, den Patienten für längstens 5 Tage eine Arbeitsunfähigkeit zu bescheinigen, wenn diese durch die medizinische Maßnahme notwendig ist. Diese Regelung gilt, soweit der Krankenhausarzt nicht die postoperative Komplexversorgung selbst durchführt, d.h. auch längere Arbeitsunfähigkeiten können dann bescheinigt werden. Die Arbeitsunfähigkeit wird auf Muster M1 bescheinigt. Es muss gekennzeichnet werden, ob es sich um eine Erst- oder Folgeverordnung handelt. „Bei erstmaliger Ausstellung der Arbeitsunfähigkeitsbescheinigung (Erstbescheinigung) ist in jedem Falle sowohl die Zeile „Arbeitsunfähig seit ...“ als auch die Zeile „Festgestellt am ...“ auszufüllen, und zwar auch dann, wenn die Daten übereinstimmen.“[33]

Häusliche Krankenpflege kann nur für die Dauer von fünf Tagen verordnet werden. Folgeverordnungen sind durch den Vertragsarzt auszustellen.

Arzneimittel und Verbandstoffe zur häuslichen Anwendung dürfen nicht zu Lasten der gesetzlichen Krankenkassen verordnet werden. Soweit das Krankenhaus diese dem Patienten mitgibt, sind die Kosten dafür mit dem pauschalierten Zuschlag für die Sachkosten abgegolten. Heilmittelverordnungen dürfen nicht ausgestellt werden.

Krankentransporte dürfen gemäß § 60 Abs. 1 Pkt. 4 SGB V bei medizinisch zwingender Notwendigkeit verordnet werden. Diese sind dann von den Krankenkassen zu finanzieren, „wenn dadurch eine an sich gebotene vollstationäre oder

---

33 Erläuterungen zur Vereinbarung über Vordrucke für die vertragsärztliche Versorgung, Stand: Januar 2014, S. 8

teilstationäre Krankenhausbehandlung (§ 39) vermieden oder verkürzt wird oder diese nicht ausführbar ist, wie bei einer stationären Krankenhausbehandlung." (§ 60 Abs. 1 Pkt. 4 SGB V). Der Patient ist entsprechend den Festlegungen des § 61 SGB V in Höhe von „10 vom Hundert des Abgabepreises, mindestens jedoch 5 Euro und höchstens 10 Euro" zuzahlungspflichtig. Der Krankenhausarzt ist verpflichtet, für das medizinisch notwendige Transportmittel entsprechend wirtschaftliche Aspekte zu beachten. Für die Verordnung von Krankentransporten ist das Formular Muster M4 zu verwenden.

Sollte nach der Durchführung des Eingriffs eine vollstationäre Aufnahme notwendig sein, ist diese auf Muster M2 zu verordnen. Immer, wenn Formulare gemäß Vordruckvereinbarung zur Anwendung kommen, ist das AOP-Zentrum die veranlassende Stelle.

Grundsätzlich gilt die Vordruckvereinbarung der KBV (Anlage 2 Bundesmantelvertrag Ärzte) auch für Verordnungen im Rahmen der Behandlungen nach § 115b SGB V. Andere als die hier genannten Formulare dürfen nicht verwendet werden, wenn eine Abrechnung mit der zuständigen gesetzlichen Krankenversicherung erfolgen soll. Das Personalienfeld ist maschinell zu bedrucken. Das Verwenden von Patientenetiketten ist nicht zulässig, da die vorgeschriebenen Zeilen- und Spaltenangaben so nicht eingehalten werden. Für die Anforderung von Auftragsleistungen im Zusammenhang mit der Durchführung einer ambulanten Operation sind die Formulare mit Muster M6 auszufüllen, soweit es sich nicht um Laboratoriumsdiagnostik handelt. Diese ist mit Muster M10 unter Angabe der Kennziffer 32016 anzufordern. Für Überweisungen benötigt das ambulante OP-Zentrum des Krankenhauses entweder eine Abrechnungsnummer von der zuständigen KV oder es wird das Institutskennzeichen des Krankenhaues als anfordernde Arztnummer verwendet. Im Rahmen von Kooperationsvereinbarungen kann das Krankenhaus aber auch die Leistungen bei dem Dritten anfordern und mit den eigenen Leistungen gegenüber dem Kostenträger abrechnen.

Die Qualitätssicherung im Bereich ambulantes Operieren im Krankenhaus und stationsersetzende Maßnahmen ist grundsätzlich in § 15 des AOP-Vertrages vereinbart. Ergänzend gilt die Vereinbarung von Qualitätssicherungsmaßnahmen nach § 135 Abs. 2 SGB V zum ambulanten Operieren vom 28.11.2011, welche auch die hygienischen sowie räumlichen und apparativ-technischen Voraussetzungen vorgibt.

2.1.9 Abgrenzung zu anderen Krankenhausleistungen

Das Krankenhaus darf nur eine Behandlungsart pro Kalendertag abrechnen. Daraus folgt, dass bei nachfolgender stationärer Aufnahme im Krankenhaus am gleichen Kalendertag wie der des ambulanten Eingriffs ein Fallartwechsel vorzunehmen ist und die ambulant erbrachten operativen Leistungen in den nachfolgenden stationären Aufenthalt aufzunehmen sind. Gleiches gilt für die präoperativen Leistungen, welche dann als vorstationärer Leistungen abzurechnen und mit der Vergütung nach der Fallpauschalenvereinbarung (FPV) abgegolten sind.

Der aktuell gültige AOP-Vertrag trifft in § 2 aber auch eine Klärung der Abgrenzung zu Notfalleingriffen. In den Umsetzungshinweisen der DKG zu § 2 AOP-Vertrag heißt es hierzu: „Mit dem AOP-Vertrag 2005 erfolgte eine Streichung der Regelung, mit der auf den Zeitpunkt der Behandlung zur Abgrenzung eines Notalleingriffes Bezug genommen wurde. Auch der GKV-Spitzenverband stellte in seinem Vertragsleitfaden vom 20. Oktober 2006, ..., klar, dass ein Krankenhaus immer dann gemäß § 115b SGB V abrechnen kann (auch bei ambulanter Notfallbehandlung), wenn der Eingriff im Katalog enthalten ist und die Bestimmungen des AOP-Vertrages eingehalten werden.“[34] Der Vertrag ist nicht anzuwenden auf die ambulante Behandlung von Arbeitsunfallverletzten.

Die Vorschriften des AOP-Vertrages finden keine Anwendung für ambulante stationsersetzende Maßnahmen für Patienten anderer Krankenhäuser. Hier handelt es sich um Verbringungen, selbst wenn die Maßnahmen notfallmäßig zu erbringen sind.

2.1.10 Fallprüfungen

Leistungen des ambulanten Operierens kann die Krankenkasse gemäß § 275 Abs. 1c SGB V durch den MDK prüfen lassen. Mit der Vereinbarung über das Nähere zum Prüfverfahren nach § 275 Abs. 1c SGB V (Prüfverfahrensvereinbarung – PrüfvV) gemäß § 17c Abs. 2 KHG wurden neue Regelungen zur Fallprüfung im Krankenhaus getroffen, welche für alle Krankenhausbehandlungsfälle nach § 39 SGB V mit Behandlungsbeginn ab dem 01.01.2015 gültig sind. Da die Vorschrift des § 39 Abs. 1 SGB V auch das ambulante Operieren einschließt, gilt die PrüfvV auch für die Prüfungen der Behandlungsfälle nach § 115b SGB V. Dem widerspricht allerdings das zeitlich nachfolgende Urteil des BSG vom 01.07.2014 – B 1 KR 1/13 R. Es urteilte, dass die Fälle nach § 115b SGB V eben gerade nicht der Fallprüfung nach § 275 Abs. 1c SGB V zu unterwerfen seien,

34 Ambulantes Operieren und stationsersetzende Eingriffe im Krankenhaus nach § 115b SGB V, 18. Auflage 2014, S. 38

weil in diesem Leistungsbereich die Gleichstellung mit den Vertragsärzten auch ein gleiches Prüfungsverfahren erfordern würde. Nach dem Wortlaut der PrüfvV sind diese Leistungen aber einbezogen, sodass das Prüfungsverfahren wohl auch die Fälle des ambulanten Operierens einschließt.

Das Prüfverfahren wird durch die Krankenkasse innerhalb von sechs Wochen nach fehlerfreiem Eingang der zahlungsbegründenden Unterlagen mittels der Auffälligkeitsanzeige gemäß § 4 PrüfvV dem Krankenhaus angezeigt. Grundlage dafür ist, dass die Krankenkasse eine Auffälligkeit erkennt, welche die Prüfung der Wirtschaftlichkeit und/oder der Inhalte der Abrechnung veranlasst. Die Mitteilung der Auffälligkeit hat so konkret wie möglich unter Angabe der Gründe zur Einleitung des Prüfverfahrens (vgl. Urteil BSG B 3 KR 32/12 R) zu erfolgen. Die exakte Benennung des Prüfgrundes im bisherigen Verständnis ist nicht mehr erforderlich. Es muss aber die Auffälligkeit im Sinne von „Warum wird geprüft?“ und die Art des Verfahrens im Sinne von „Was wird geprüft?“ eindeutig benannt werden. Neu eingeführt wurde das Vorverfahren gemäß § 5 PrüfvV. Es ist für das Krankenhaus und die Krankenkasse freiwillig und kann in Form von Datensatzkorrekturen und/oder Datensatzergänzungen und/oder als Falldialog erfolgen. Krankenhaus oder Krankenkasse können zum Falldialog auffordern. Der jeweils Aufgeforderte muss seine Entscheidung über die Annahme oder Ablehnung des Falldialogs innerhalb von zwei Wochen dem Auffordernden mitteilen. Erfolgt dies nicht, gilt das Vorverfahren als abgelehnt. Grundlage des Falldialogs sind alle kassenseitig bereits bekannten medizinischen Daten zum Patienten. Die Krankenkasse informiert das Krankenhaus über das Ergebnis des Vorverfahrens spätestens 12 Wochen nach dessen Einleitung. Bleibt dies aus, ist das Verfahren beendet. Das Vorverfahren kann aber auch mit der nachfolgenden Beauftragung des MDK bei Uneinigkeit enden. Dies erfolgt immer dann, wenn die Datenkorrektur für die Krankenkasse nicht die Auffälligkeit klärt, der Falldialog trotz Aufforderung nicht stattfand oder zu keiner Einigung führte oder der Sachverhalt nur mit weiterer medizinischer Informationen erklärbar ist. Die Aufwandspauschale ist für Fälle mit abschließendem Vorverfahren nie berechenbar.

Der MDK kann aber auch von der Krankenkasse direkt und sofort ohne Vorverfahren innerhalb der 6-Wochen-Frist beauftragt werden. Der MDK zeigt dem Krankenhaus die Prüfung gemäß § 6 Abs. 3 PrüfvV unverzüglich an. Diese Prüfanzeige soll das Datum der Beauftragung und den Prüfgrund enthalten sowie eine Information über die nach seiner Auffassung erforderlichen Aktenkopien. Die angeforderten Unterlagen müssen innerhalb von vier Wochen beim MDK eingegangen sein. Die Frist ist unbedingt einzuhalten. Wird diese Frist nicht eingehalten, hat das leistungserbringende Krankenhaus nur Anspruch auf den unstrittigen Betrag aus der vorgelegten Abrechnung. Dieser kann dann im Einzelfall auch bei 0,00 € liegen. Die Krankenkasse kann sofort verrechnen und das Prüfungsverfahren ist abgeschlossen. Eine Beschränkung auf die vorher durch die Krankenkasse angezeigte Auffälligkeit besteht nicht. Die Erweiterung des Prüfgrundes ist dem Krankenhaus mitzuteilen und kann bei Einleitung oder während der Prüfung erfolgen. Die Prüfungsdauer ist auf neun Monate beschränkt, verlängert sich aber jeweils um den Zeitraum, der zwischen der Einleitung der Prüfung und dem Versand von Korrekturen und/oder Ergänzungen verstrichen ist. Dafür stehen dem Krankenhaus einmalig maximal fünf Monate zur Verfügung. Die Übermittlung der angeforderten Aktenkopien auf elektronischem Weg vom Krankenhaus an den MDK ist möglich und zulässig. Dazu vereinbart das Krankenhaus mit dem MDK die geeignete Form und den Übermittlungsweg. Die Vereinbarung muss auch zum Nachweis der Übermittlung die Zugangsnachweise beinhalten. Alle Vorschriften zum Datenschutz und zur Datensparsamkeit sind bei entsprechender Vereinbarung zu sichern.

Die Krankenkasse teilt dem Krankenhaus ihre Entscheidung mit dem Leistungsbescheid unter Angabe der wesentlichen Gründe mit. Dieser muss auch dann dem Krankenhaus übergeben werden, wenn keine Rechnungskorrektur erforderlich ist. Ausreichend ist die Mitteilung, dass das Prüfverfahren abgeschlossen wurde. Das MDK-Gutachten ist, soweit dieses die Grundlage für den Leistungsbescheid darstellt, nicht zu übermitteln. Die Pflichten des MDK aus bestehenden Landesverträgen bezüglich der Übergabe der Gutachten an das Krankenhaus sind nicht Gegenstand in der PrüfvV. Die Krankenkasse kann sofort mit unstreitigen Forderungen aufrechnen. Die exakte Höhe und der Verrechnungsfall sind zu benennen. Dies gilt auch bei Verrechnungen nach einvernehmlichem Vorverfahren. Bei erfolgloser Prüfung durch den MDK ist die Aufwandspauschale zu berechnen. Sollte nach Ablauf der Frist kein Leistungsbescheid vorliegen, ist die Prüfung trotzdem beendet und die Aufwandspauschale kann berechnet werden.

Die Fallprüfungen setzen eine vollständige Dokumentation insbesondere zu Fragen der prä- und postoperativen Leistungen, der im Zusammenhang mit dem Eingriff erforderlichen Diagnostik und der Operation voraus. Die Notwendigkeit dieser Maßnahmen muss durch einen Dritten nachvollziehbar dokumentiert sein. Das Vorgehen zur Rechnungsübermittlung für die Aufwandspauschale ist in Absatz 1.1.7 Datenübermittlung beschrieben.

Als problembehaftet stellen sich häufig die präoperativ erforderlichen Untersuchungen dar, da der überweisende Vertragsarzt verpflichtet ist, dem Operateur alle im Zusammenhang mit dem Eingriff relevanten Unterlagen zur Verfügung zu stellen. Dies erfolgt in der Praxis leider oftmals nicht. Das Krankenhaus ist aber nicht verpflichtet und kann auch durch Kostenträger im Einzelnen nicht verpflichtet werden, diese abzufordern. Es sollte deshalb auch das entsprechende Fehlen dokumentiert sein, denn bei der Durchführung von Doppeluntersuchungen ist das Krankenhaus heute in der Begründungspflicht.

Die Anforderung oder Übermittlung von medizinischen Begründungen ist derzeit im Datenübermittlungsverfahren ausgeschlossen. Es mangelt somit an den technischen Möglichkeiten zur Übermittlung von Begründungen im Einzelfall.

2.2 Stationsersetzende Maßnahmen im berufsgenossenschaftlichen Heilverfahren nach § 33 SGB VII

Die Unfallversicherungsträger sind mit der Neufassung des Vertrages gem. § 34 Abs. 3 SGB VII zwischen der Deutschen Gesetzlichen Unfallversicherung e.V. (DGUV), Berlin, dem Spitzenverband der landwirtschaftlichen Sozialversicherung (LSV-SpV), Kassel, [ab 01.01.2013: Sozialversicherung für Landwirtschaft, Forsten und Gartenbau (SVLFG)], einerseits und der KBV, Berlin, andererseits über die Durchführung der Heilbehandlung, die Vergütung der Ärzte sowie die Art und Weise der Abrechnung der ärztlichen Leistungen (Vertrag Ärzte/UV-Träger) den Regelungen des § 115b SGB V beigetreten. Der Katalog operativer Maßnahmen gilt somit für alle Unfallversicherungsträger, ebenso die Klassifizierung der Eingriffe in die Kategorien 1 und 2. Näheres regeln die allgemeinen Bestimmungen zum Kapitel VIII der Gebührenordnung für Ärzte für die Leistungs- und Kostenabrechnung mit den Unfallversicherungsträgern (UV-GOÄ). Analog der gesetzlichen Krankenversicherung hat die ambulante Durchführung der Operation den Vorrang gegenüber der stationären Erbringung. Die ausnahmsweise stationäre Durchführung bedarf einer Begründung. Dies können Kriterien der G-AEP sein, es sind aber auch die Gesamtkonstellation der Verletzungen und deren Folgen, der Gesamtzustand des Patienten sowie die Auswirkungen auf die individuelle Situation des Patienten zu berücksichtigen. Auch im berufsgenossenschaftlichen Heilverfahren umfasst der Behandlungsfall alle Maßnahmen von der Erstkonsultation bis zum Abschluss der Behandlung. Die Leistungserbringung für die operative Maßnahme ist im Krankenhaus dem Durchgangsarzt (D-Arzt) vorbehalten. Er kann alle prä- und postoperativen Untersuchungen anfordern. Der Auftragsempfänger rechnet die erbrachten Leistungen direkt mit dem zuständigen Unfallversicherungsträger ab. Das Krankenhaus muss den Unfallversicherungsträgern (UV-Trägern) jederzeit die Möglichkeit eröffnen, sich von der Erfüllung der Anforderungen an die Einrichtung und Ausstattung zur Durchführung ambulanter Operationen überzeugen zu können. Der am Krankenhaus angestellte D-Arzt ist zur persönlichen Leistungserbringung insbesondere der Kernleistungen verpflichtet. Näheres ist in den Auslegungsgrundsätzen zu den Anforderungen der gesetzlichen Unfallversicherungsträger zur Beteiligung am Durchgangsarztverfahren in der Fassung vom 01.01.2011 festgelegt (vgl. Kap. 4.11).

2.2.1 Besonderheit Verletzungsartenverfahren

Im Verletzungsartenverfahren haben die UV-Träger eine klare Einschränkung der Behandlungsmöglichkeiten festgelegt. „Handelt es sich um eine Verletzung des Verletzungsartenverzeichnisses, hat der behandelnde Arzt dafür zu sorgen, dass der Patient unverzüglich in ein von den Landesverbänden der DGUV am Verletzungsartenverfahren beteiligtes Krankenhaus überwiesen wird. Der an diesem Krankenhaus tätige Durchgangsarzt entscheidet nach Art oder Schwere der Verletzung, ob eine stationäre oder ambulante Behandlung erforderlich ist.“[35] Das Verletzungsartenverfahren umfasst folgende Verletzungen:

1	Ausgedehnte oder tiefgehende Verletzungen der Haut und des Weichteilmantels, Amputationsverletzungen, Muskelkompressionssyndrome, thermische und chemische Schädigungen
2	Verletzungen der großen Gefäße
3	Verletzungen der großen Nervenbahnen einschl. Wirbelsäulenverletzungen mit neurologischer Symptomatik
4	Offene oder gedeckte mittelschwere oder schwere Schädel-Hirn-Verletzungen (ab SHT Grad II)
5	Brustkorb- und Bauchverletzungen mit operationsbedürftiger Organbeteiligung einschl. Nieren und Harnwege
6	Komplexe Brüche der großen Röhrenknochen, insbesondere mehrfache offene und verschobene Frakturen
7	Schwere Verletzungen großer Gelenke, insbesondere bei Rekonstruktionsbedürftigkeit, im Kindesalter zusätzlich operationsbedürftige Frakturen mit Beteiligung der Wachstumsfuge und operationsbedürftige gelenknahe Frakturen
8	Schwere Verletzungen der Hand
9	Brüche des Gesichtsschädels und des Rumpfskeletts mit Operationsbedürftigkeit bei Verschiebung und Instabilität
10	Mehrfachverletzungen mit schwerer Ausprägung, besondere Verletzungskonstellationen bei Kindern

Tab. 13 Verletzungsartenverzeichnis unter Einschluss des Schwerstverletztenverfahrens in der Fassung vom 01.01.2013

35 UV-GOÄ, Kapitel C, VIII. Zuschläge zu ambulanten Operations- und Anästhesieleistungen, Allgemeine Bestimmungen Punkt 1.4.

Der D-Arzt kann die ambulante Behandlung selbst übernehmen oder den Patienten an einen anderen qualifizierten Arzt überweisen. Die Überweisung in ein beteiligtes Krankenhaus ist dann nicht erforderlich, wenn der Weiterbehandler Handchirurg ist, der zur Behandlung Unfallverletzter von einem Landesverband der DGUV zugelassen ist (§ 37 Vertrag Ärzte/UV-Träger).

Die Zuweisung der Verletzten hat demzufolge verbindlich zur Qualitätssicherung der Behandlung zu erfolgen. Sollte bei den vorgenannten Verletzungen die Behandlung mittels eines ambulanten Eingriffes erfolgen können, so hat dieser den Vorrang. Entscheidet der D-Arzt oder Handchirurg, die Behandlung stationär durchzuführen, bedarf dies einer medizinischen Begründung.

2.2.2 Leistungen gemäß dem Vertrages Ärzte/UV-Träger Kapitel C, Abschnitt VIII

Der Durchgangsarzt ohne Schwerpunktbezeichnung Unfallchirurgie oder Zusatzbezeichnung spezielle Unfallchirurgie darf nur das nachfolgend aufgeführte Spektrum an ambulanten Operationen durchführen. Durchgangsärzte mit entsprechendem Schwerpunkt bzw. Zusatzbezeichnung können alle Leistungen des Katalogs stationsersetzender Maßnahmen nach § 115b SGB V erbringen.

GOP UV-GOÄ	Leistung
2005	Versorgung einer großen und/oder stark verunreinigten Wunde einschließlich Umschneidung und Naht. Operationsbericht und Fotodokumentation sind dem UV-Träger auf Anforderung vorzulegen
2008	Wund- oder Fistelspaltung
2009	Entfernung eines unter der Oberfläche der Haut oder der Schleimhaut gelegenen fühlbaren Fremdkörpers
2010	Entfernung eines tiefsitzenden Fremdkörpers auf operativem Wege aus Weichteilen und/oder Knochen. Der tiefsitzende Fremdkörper ist im Operationsbericht oder durch Röntgenbild bzw. Foto zu dokumentieren und dem UV-Träger auf Anforderung nachzuweisen
2031	Eröffnung eines ossalen oder Sehnenscheidenpanaritiums einschließlich örtlicher Drainage
2040	Exstirpation eines Tumors der Fingerweichteile (z.B. Hämangiom)
2051	Operation eines Ganglions (Hygroms) an einem Hand- oder Fußgelenk
2052	Operation eines Ganglions an einem Fingergelenk
2060	Drahtstiftung zur Fixierung eines kleinen Gelenks (Finger-, Zehengelenk)
2063	Entfernung einer Drahtstiftung nach Nummer 2062

GOP UV-GOÄ	Leistung
2073	Sehnen-, Muskel- und/oder Fasziennaht ggf. einschließlich Versorgung einer frischen Wunde
2100	Naht der Gelenkkapsel eines Finger- oder Zehengelenks
2256	Knochenaufmeißelung oder Nektrotomie bei kleinen Knochen
2353	Entfernung einer Nagelung und/oder Drahtung und/oder Verschraubung aus kleinen Röhrenknochen – auch Stellschraubenentfernung aus großen Röhrenknochen
2380	Überpflanzung von Epidermisstücken
2381	Einfache Hautlappenplastik
2397	Operative Ausräumung eines ausgedehnten Hämatoms, als selbständige Leistung
2402	Probeexzision aus tiefliegendem Körpergewebe (z.B. Fettgewebe, Faszie, Muskulatur) oder aus einem Organ ohne Eröffnung einer Körperhöhle (z.B. Zunge)
2403	Exzision einer in oder unter der Haut oder Schleimhaut liegenden kleinen Geschwulst, auch am Kopf und an den Händen
2404	Exzision einer größeren Geschwulst (z.B. Ganglion, Fasziengeschwulst, Fettgeschwulst, Lymphdrüse); OP-Bericht und histologischer Befund sind auf Verlangen vorzulegen
2405	Entfernung eines Schleimbeutels
2430	Eröffnung eines tiefliegenden Abszesses
2800	Venaesectio
2801	Freilegung und/oder Unterbindung eines Blutgefäßes an den Gliedmaßen, als selbständige Leistung

Tab. 14 Zuschlagsberechtigte ambulante Operationen (Nr. 442 bis 445 UV-GOÄ), die Durchgangsärzte ohne Schwerpunktbezeichnung „Unfallchirurgie“ bzw. Zusatzbezeichnung „Spezielle Unfallchirurgie“ und H-Ärzte durchführen und abrechnen dürfen

Die Leistungen eines ambulanten Eingriffes einschließlich der entsprechenden Zuschläge nach den GOP 442 bis 449 sind abweichend von den Bestimmungen im AOP-Vertrag auch dann abrechenbar, wenn die stationäre Aufnahme in demselben Krankenhaus aufgrund unvorhergesehener Komplikationen während oder nach der Operation geboten ist. Erfolgt die stationäre Aufnahme nach dem Eingriff geplant, sind die Leistungen mit der Diagnosis Related Group (DRG) abgegolten. Die Zuschläge für die ambulanten Operationen sind jeweils nur einmal pro Behandlungstag abrechenbar und nicht nebeneinander.

	GOP	Leistungsbezeichnung	Ausschluss	Abrechnungsregel
Zuschlag Methode	440	Einsatz OP-Mikroskop	keine	je Behandlungstag
	441	Anwendung eines Lasers	keine	je Behandlungstag
Zuschlag Operation	442	Zuschlag AOP 1	442a, 443, 444, 445	je Behandlungstag
	442a	Zuschlag AOP 1a zu GOP 2008*, 2009*, 2063* und 2403*	442, 443, 444, 445	je Behandlungstag
	443	Zuschlag AOP 2	442, 442a, 444, 445	je Behandlungstag
	444	Zuschlag AOP 3	442, 442a, 443, 445	je Behandlungstag
	445	Zuschlag AOP 4	442, 442a, 443, 444	je Behandlungstag
Zuschlag Anästhesie	446	Zuschlag Anästhesieleistungen nach GOP 453, 469, 476, 478, 480, 497, 498	447	je Behandlungstag
	447	Zuschlag Anästhesieleistungen nach GOP 460, 462, 470, 471, 472, 473, 474, 481	446	je Behandlungstag
Zuschlag Überwachung	448	Beobachtung und Betreuung eines Kranken über mehr als zwei Stunden	449	je Behandlungstag
	449	Beobachtung und Betreuung eines Kranken über mehr als vier Stunden	448	je Behandlungstag

Tab. 15 Zuschlagsleistungen

Abrechenbar ist jeweils nur das am höchsten bewertete Narkoseverfahren, wenn mehrere gleichzeitig zum Einsatz kommen. Die Narkosezeit schließt 10 Minuten für die Ein- und Ausleitung ein. Der jeweilige Zuschlag für die Beobachtung und Betreuung nach dem Eingriff kann nur entweder vom Operateur oder vom Anästhesisten abgerechnet werden. Die Mehrfachberechnung durch beide Behandler ist ausgeschlossen. Werden mehrere Eingriffe in einer Sitzung durchgeführt, ist der jeweils am höchsten bewertete die Grundlage für die Ermittlung des OP-Zuschlages, da diese jeweils nur einmal pro Behandlungstag abgerechnet werden können.

2.2.3 Zulassung zur Leistungserbringung

„Zur Durchführung ambulanter Operationen in der GUV berechtigt sind in Praxis niedergelassene oder an Krankenhäusern tätige Durchgangsärzte, die als solche bis zum 31.12.2010 von einem Landesverband beteiligt worden sind, andere nur, wenn sie über die Schwerpunktbezeichnung „Unfallchirurgie" bzw. über die Zusatzbezeichnung „Spezielle Unfallchirurgie" verfügen, bzw. Augen- und HNO-Ärzte und Handchirurgen nach § 37 Abs. 3 des Vertrages Ärzte/UV-Träger sowie Hautärzte bei Verletzungen bzw. Erkrankungen auf dem jeweiligen Fachgebiet und Ärzte für Anästhesie, wenn sie hierzu von der zuständigen KV zugelassen sind und/oder die Erklärungen nach § 3 der „Vereinbarung von Qualitätssicherungsmaßnahmen bei ambulanten Operationen und bei sonstigen stationsersetzenden Leistungen gemäß § 15 des Vertrages nach § 115b Abs. 1 SGB V" abgegeben haben, die fachlichen und räumlich-apparativen Voraussetzungen erfüllen und die notwendigen Pflichten anerkennen. Durchgangsärzte ohne Schwerpunktbezeichnung „Unfallchirurgie" bzw. Zusatzbezeichnung „Spezielle Unfallchirurgie" und H-Ärzte dürfen nur solche ambulanten Operationen durchführen und abrechnen, die in den Gebühren-Nrn. 442 bis 445 mit einem „*" gekennzeichnet sind, andere Leistungen nur mit vorheriger Genehmigung durch den Unfallversicherungsträger. Durchgangs- und H-Ärzte sind berechtigt, Arbeitsunfallverletzte an Ärzte, die zum ambulanten Operieren in der vertragsärztlichen Versorgung berechtigt sind, zur ambulanten Leistungserbringung zu überweisen (§ 12 Vertrag Ärzte/UV-Träger)."[36] Durch diese Regelung wird klargestellt, dass andere Fachärzte für Chirurgie die Versorgung von Arbeitsunfallverletzten im Rahmen von ambulanten Eingriffen nicht durchführen dürfen. Auch Durchgangsärzte ohne Schwerpunktbezeichnung „Unfallchirurgie" bzw. Zusatzbezeichnung „Spezielle Unfallchirurgie" dürfen im Rahmen des ambulanten Operierens nur ein sehr eingeschränktes Spektrum an Eingriffen durchführen.

Eine weitere Einschränkung in der Leistungserbringung ergibt sich aus dem gestuften Behandlungsverfahren: „Die stationären Heilverfahren in der gesetzlichen Unfallversicherung wurden zum 01.01.2013 neu strukturiert und dreistufig gegliedert:

- Stationäres Durchgangsarztverfahren (DAV)
- Verletzungsartenverfahren (VAV)
- Schwerstverletzungsartenverfahren (SAV)"[37]

---

36 Deutsche Gesetzliche Unfallversicherung (DGUV), Spitzenverband und Spitzenverband der landwirtschaftlichen Sozialversicherung: Grundsätze Ambulantes Operieren in der gesetzlichen Unfallversicherung (GUV) in der Fassung vom 01.01.2013, Punkt 5

37 Verletzungsartenverzeichnis mit Erläuterungen unter Einschluss des Schwerstverletzungsartenverfahrens

Das Schwerstverletzungsartenverfahren ist dabei den dafür zugelassenen Krankenhäusern vorbehalten. In diesem Kontext wurde auch das Verletzungsartenverzeichnis unter Einschluss des Schwerstverletztenverfahren zum 01.01.2013 entsprechend angepasst.

2.2.4 Formulare

„Bei Arbeitsunfällen, Berufskrankheiten und Schülerunfällen können nur die Muster M1 – Arbeitsunfähigkeitsbescheinigung, M4 – Verordnung einer Krankenbeförderung und M16 – Arzneiverordnungsblatt verwendet werden. Das Ankreuzfeld „Unfall/Unfallfolgen" ist nicht bei Arbeitsunfällen, Berufskrankheiten usw. zu verwenden, sondern nur bei sonstigen Unfällen (z.B. Haus-, Sport-, Verkehrsunfällen)."[38] Für alle anderen Verordnungen gelten die Formtexte der UV-Träger.

2.2.5 Abrechnung nach der Gebührenordnung Ärzte/UV-Träger (UV-GOÄ)

Die erbrachten ärztlichen Leistungen sind nach der UV-GOÄ fallbezogen mit dem jeweils zuständigen UV-Träger abzurechnen. Die UV-GOÄ ist ein einzelleistungsbasierter Tarif und regelt die Vergütung aller ambulanten Leistungen im Zusammenhang mit dem berufsgenossenschaftlichen Heilverfahren abschließend. Das Gebührenwerk differenziert zwischen allgemeiner und besonderer Heilbehandlung, welche in den §§ 9, 10 und 11 des Vertrages Ärzte/UV-Träger definiert sind. Die Erstversorgung umfasst danach alle ärztlichen Leistungen, die das Maß des sofort Notwendigen nicht übersteigen. Unter der allgemeinen Heilbehandlung versteht man die ärztliche Versorgung, die keine besonderen Anforderungen an Einrichtung, Ausstattung und Qualifikation des Arztes bedingt. Die besondere Heilbehandlung ist die fachärztliche Versorgung eines Arbeitsunfallverletzten, die die besondere unfallchirurgische Qualifikation verlangt. Nur der D-Arzt und der zugelassene Handchirurg können diese erbringen und somit auch abrechnen. Zusätzlich werden noch die allgemeinen, die besonderen und die Sachkosten im Gebührenwerk ausgewiesen. Die besonderen Kosten im Zusammenhang mit der Durchführung des Eingriffes werden von den UV-Trägern gesondert und leistungsbezogen gemäß Spalte 3 der UV-GOÄ vergütet.

---

38 Erläuterungen zur Vereinbarung über Vordrucke für die vertragsärztliche Versorgung, Stand: Januar 2014

Soweit diese nicht spezifiziert werden konnten, sind folgende Materialien zusätzlich berechenbar:

- Arzneimittel (einschließlich Salben, Blutkonserven, Blutderivaten, Blutersatzmitteln, Sera u.ä.), wenn der Aufwand je Arzneimittel 1,02 EUR übersteigt,
- Blutspenden,
- Gummi-Elastikbinden, Gummistrümpfe u.ä.,
- Knochennägel, Knochenschrauben, Knochenspäne, Stahlsehnendrähte, Gelenkschienen, Schienen bei Kieferbruchbehandlung, Gehbügel, Abrollsohlen, Gefäßprothesen, Endoprothesen, Dauerkanülen, Herzschrittmacher, Kunststoffprothesen, Kunststofflinsen, alloplastisches Material,
- Einmalinfusionsbestecke, Einmalbiopsienadeln, Einmalkatheter (ausgenommen Einmalharnblasenkatheter), Einmalsaugdrainagen,
- Kontrastmittel,
- fotografische Aufnahmen, Vervielfältigungen, Telefon, Telefax, und Telegrammkosten sowie Versand.

Kleinmaterial zur einmaligen Anwendung am Patienten mit einem Einkaufspreis unter 1,02 EUR ist mit den allgemeinen Kosten abgegolten.

Der Behandlungsfall definiert sich im berufsgenossenschaftlichen Heilverfahren als „alle ärztlichen Leistungen innerhalb eines Zeitraumes von drei Monaten ab der Erstkonsultation". Alle Leistungen der Nachsorge sind vom D-Arzt zu erbringen und abzurechnen.

2.2.6 Datenübermittlung DALE-UV

Die Übermittlung der Berichte und Abrechnungen erfolgt im Zuge des Abbaus von Bürokratie mittels des „Datenaustausches mit Leistungserbringern in der gesetzlichen Unfallversicherung", kurz: DALE-UV. D2D kann als Transportmechanismus für DALE-UV genutzt werden. Seit 2012 ist das DALE-UV-Verfahren mit D2D nur noch über KV-SafeNet erlaubt.

Alle Berichte und Abrechnungen werden verschlüsselt an die zentrale Datenannahmestelle UNI-DAV übermittelt und von dort an den jeweils zuständigen

Unfallversicherungsträger weitergeleitet. Gleichzeitig werden die Kopien für die gesetzliche Krankenkasse und den weiterbehandelnden Arzt erstellt und versandt. Der Arzt erhält für jeden übermittelten Bericht 0,35 EUR, damit die Kosten für die Nutzung des DALE-UV gedeckt sind. Die Berichtsformulare müssen dazu in der Praxissoftware oder dem Krankenhausinformationssystem hinterlegt sein.

OP-Berichte, Histologien und weitere von dem jeweils zuständigen UV-Träger angeforderten Berichte sind nicht elektronisch übermittelbar und müssen deshalb in Papierform gesendet werden. Die Abrechnungen können wie bisher im Typ R1, R2 oder R3 per DALE-UV gesendet werden.

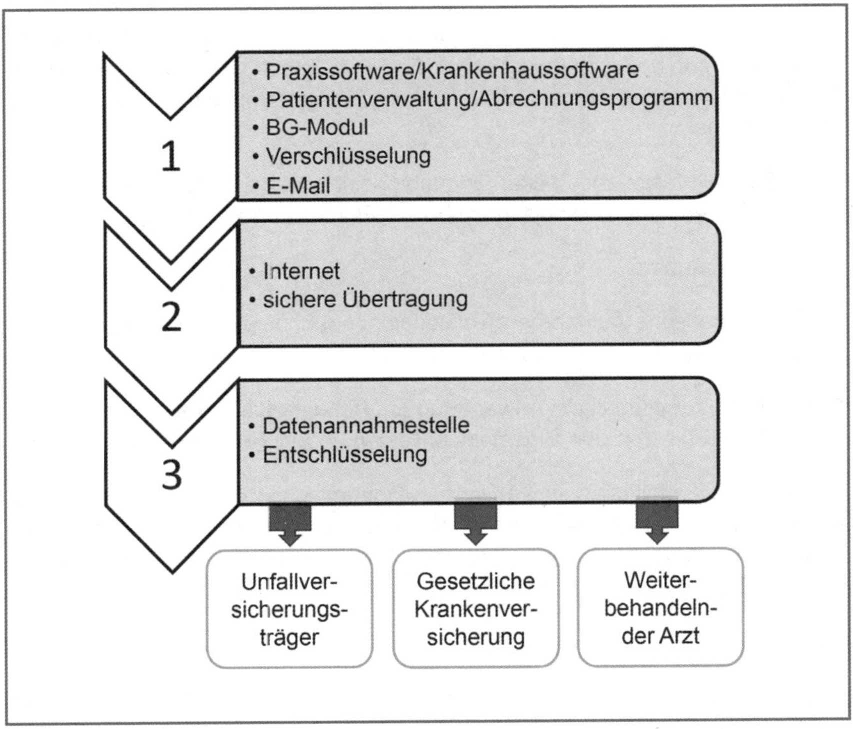

Abb. 4 DALE-UV – Funktionsweise

Um den Kommunikationsweg erfolgreich nutzen zu können, müssen in den Kostenträgerstammdaten des Krankenhausverwaltungssystems oder des Ambulanzsystems die Unfallversicherungsträger mit den zugehörigen Institutskennzeichen angelegt sein. Gleichzeitig wird ein gesondertes Institutskennzeichen für den D-Arzt benötigt; bei einem Wechsel muss ein neues beantragt werden. Die folgenden Berichte sind er DALE-UV zu übermitteln:

Berichte UV-Träger	Berichtskürzel	Datensegment	Kurz-bezeichnung
D-Arzt-Bericht	F1000	DABE	D13
H-Arzt-Bericht	F1020	HABE	H13
Zwischenbericht	F2100	ZWIB	AV 5
Nachschaubericht	F2106	NASB	D9a
Mitteilung D-/H-Arzt über Veränderung im Heilverfahren	F2222	MAHB	KD10
H-Arzt-Verlaufsbericht	F2108	HAVB	
Kopf-Ergänzungsbericht	F1002	KOEB	
Knie-Ergänzungsbericht	F1004	KNEB	
Strom-Ergänzungsbericht	F1006	STEB	
Verbrennung-Ergänzungsbericht	F1008		

Tab. 16 Mit DALE-UV übermittelbare Berichte

Die UV-GOÄ ist als Abrechnungsgrundlage in der jeweils gültigen Fassung zu hinterlegen. Regeln zur Findung der besonders berechenbaren Kosten sollten ebenfalls angelegt werden. Auf der Homepage D2D Telematik Plattform der KVen sind im Ordner Anwendungen/DALE-UV die technischen Anlagen beschrieben bzw. direkt auf der Homepage der Deutschen Gesetzliche Unfallversicherung – Spitzenverband (DGUV).[39]

2.2.7 Berichtspflichten

Der behandelnde Arzt ist gemäß § 201 SGB VII auskunftspflichtig. Er erhebt, speichert und übermittelt an die Unfallversicherungsträger Daten über die Behandlung und den Zustand des Versicherten sowie andere personenbezogene Daten, soweit dies für Zwecke der Heilbehandlung und die Erbringung sonstiger Leistungen einschließlich Überprüfung der Leistungsvoraussetzungen

39 Http://www.dguv.de/dale-uv/index.jsp

und Abrechnung der Leistungen erforderlich ist. Diese Dokumentations- und Offenlegungspflichten überschreiten den Umfang derer des gesetzlich und privat krankenversicherten Patienten. Das Besondere an dieser Rechtsnorm ist des Weiteren, dass der Verletzte vom Unfallversicherungsträger, und nicht vom Arzt, verlangen kann, über die übermittelten Daten informiert zu werden. Der Arzt muss aber den Patienten entsprechend zu den Auskunftspflichten und seinen Rechten informieren. Sollten im Zusammenhang mit einer ambulanten Operation sogenannte Erstberichte anfallen, sind diese ebenso wie der D-Arzt-Bericht zeitnah zu übermitteln. Als zeitnah definiert der Vertrag Ärzte/UV-Träger 24 Stunden nach dem Eintreffen des Verletzten. Sollte innerhalb dieser Frist der Bericht nicht vorliegen, erlischt der Anspruch auf Vergütung für diesen. Zusätzliche und/oder ergänzende Berichte werden von den UV-Trägern fallbezogen angefordert und sind gemäß § 202 SGB VII zu erledigen. Zum 01.04.2014 erfolgte eine Anpassung zu den Berichtspflichten bei freien Gutachten. Die Gebührenspannen für diese sind entfallen. Befundübermittlungen hingegen sind grundsätzlich mit der Gebühr für die ärztliche Leistung abgegolten. Der OP-Bericht zählt insoweit als Befundbericht. „Für die Übersendung von Krankengeschichten oder Auszüge (Fotokopien) daraus wird ungeachtet des Umfanges ein Pauschalsatz von 12,37 EUR (Abrechnung als Geb. Nr. 193), zuzüglich Porto, vergütet. Sie müssen vom absendenden Arzt durchgesehen und ihre Richtigkeit muss von diesem bescheinigt werden.“[40]

2.2.8 Ergänzende Regelungen zur Verordnung von häuslicher Krankenpflege, Arzneimitteln, Krankentransporten, Heil- und Hilfsmitteln

In Präzisierung der Vorschriften des § 32 SGB VII wurde die Gemeinsame Richtlinien der Verbände der Unfallversicherungsträger über häusliche Krankenpflege (Stand 01.08.2008) beschlossen. Sie regelt abschließend die Verordnungsmöglichkeiten für häusliche Krankenpflege. Diese hat auch dann Vorrang, wenn dadurch stationäre Krankenhausaufenthalte verkürzt oder vermieden werden, insbesondere bei folgenden Indikationen:

- Frakturen mit erheblichen Funktionsbeeinträchtigungen,
- Versorgung mit Endoprothesen (Hüfte, Knie),
- Beckenfrakturen,
- Amputation von Gliedmaßen,

40 UV-GOÄ, Kapitel VI Besondere Regelungen, Allgemeine Bestimmungen, Pkt. 4

- Plexusausreißungen, Nervendurchtrennungen, periphere Nervenschäden,
- schwere Folgen nach Brandverletzungen,
- schwere neurologische Defektsyndrome nach Schädel-Hirnverletzungen,
- Querschnittlähmungen (z.B. dauerbeatmete Hochgelähmte).

Der Krankenhausarzt, bei ambulanten Operationen der Durchgangsarzt, verordnet die häusliche Krankenpflege. Die Verordnung muss Angaben zu Art, Dauer und täglicher Stundenzahl der Leistung enthalten, erfolgt ohne Formularerfordernis und ist in jedem Fall vor Pflegebeginn dem zuständigen Unfallversicherungsträger zur Genehmigung vorzulegen. Allein aus diesen Vorschriften ergibt sich, dass diese Verordnungen im Zusammenhang mit ambulanten Operationen eher die Ausnahme sein werden.

Die Verordnung von Hilfsmitteln ist in den Gemeinsamen Richtlinien der Verbände der Unfallversicherungsträger über die Hilfsmittelversorgung im Bereich der gesetzlichen Unfallversicherung (§ 31 Abs. 2 Satz 2 SGB VII), Stand: 01.07.2011, geregelt. Ziel der Versorgung mit Hilfsmitteln ist die Sicherung des Behandlungserfolges. Die Verordnung ist somit zulässig. Krankengymnastik/Physikalische Therapie ist die Standardmethode zur Sicherung des Behandlungserfolges nach Verletzungen. Die Verordnung darf ausschließlich durch den D-Arzt, H-Arzt oder Handchirurgen mittels Formblatt 2400 erfolgen.

Arznei- und Verbandmittel können vollumfänglich durch den D-Arzt, H-Arzt oder Handchirurgen verordnet werden. Für die häusliche Versorgung des Patienten erfolgt die Bereitstellung von Arznei- und Verbandstoffen mittels Verordnung. Es ist das Formular der vertragsärztlichen Versorgung Muster M16 zu verwenden.

Krankentransporte werden dem Verletzten für alle Fahrten zur ärztlichen Behandlung erstattet. Ein gesondertes Genehmigungsverfahren wurde nicht festgelegt.

2.3 Stationsersetzende Maßnahmen für privat krankenversicherte Patienten und/oder Selbstzahler

Grundsätzlich ist bei der Behandlung selbstzahlender Patienten die Frage nach den Vertragspartnern des Behandlungsvertrages die Grundlage für die Abrechnung der erbrachten Leistungen. Kommt der Behandlungsvertrag, wie bei Leistungen des ambulanten Operierens üblich, gemäß § 630a BGB zwischen dem

Krankenhaus und dem Patienten zustande, handelt es sich um Krankenhausinstitutsleistungen und nicht um privatärztliche Leistungen eines (Chef)Arztes. Nur wenn der Behandlungsvertrag zwischen dem (Chef)Arzt und dem Patienten geschlossen wird, handelt es sich um privatärztliche Leistungen.

Der Behandlungsvertrag mit dem Krankenhaus schließt gerade die Wahl des behandelnden Arztes aus. Damit gelten aber auch die Vorschriften zur persönlichen Leistungserbringung durch einen besonderen Arzt nicht. In der Folge lässt sich ableiten, dass auch die weiteren Vorschriften der GOÄ keine Anwendung finden. Es stellt sich also die Frage nach der Berechnungsgrundlage, denn die GOÄ scheidet aus.[41] Bei Abschluss des Behandlungsvertrages ist somit die Vergütungsgrundlage, hier sinnvollerweise die GOÄ als Taxe, immer mit zu vereinbaren. Das ist insbesondere dann erforderlich, wenn es sich um Versicherte des PKV-Basis- oder -Standardtarifes handelt. Das Krankenhaus als Leistungserbringer muss vor Durchführung des Eingriffes Klarheit über die Vergütungsgrundlage haben, denn es muss ggf. auch Auskunft über die voraussichtlichen Behandlungskosten treffen können (vgl. auch Kap. 4.12).

2.3.1 Vereinbarungen zwischen Krankenhaus und Patient

Kommt der Behandlungsvertrag zwischen dem Krankenhaus und dem Patienten zustande, kann das Krankenhaus die nach § 115b SGB V angezeigten ambulanten Operationen als Krankenhausleistungen erbringen. Dies ergibt sich aus den folgenden Vorschriften des § 2 Abs. 2 Satz 2 KHEntgG, in dem die allgemeinen Krankenhausleistungen definiert sind: „Allgemeine Krankenhausleistungen sind die Krankenhausleistungen, die unter Berücksichtigung der Leistungsfähigkeit des Krankenhauses im Einzelfall nach Art und Schwere der Krankheit für die medizinisch zweckmäßige und ausreichende Versorgung des Patienten notwendig sind.“ Ergänzt wird diese Vorschrift durch § 115b Abs. 2 Satz 1 SGB V wie folgt: „Die Krankenhäuser sind zur ambulanten Durchführung der in dem Katalog genannten Operationen und stationsersetzenden Eingriffe zugelassen.“ Aus diesen beiden gesetzlichen Vorschriften ergibt sich, dass das Krankenhaus stationsersetzende Maßnahmen als Krankenhausleistungen erbringt. Für die Versicherten im Basis- und Standardtarif gilt des Weiteren, dass sie Anspruch auf Leistungen wie ein gesetzlich Krankenversicherter haben. § 8 Abs. 1 KHEntgG führt dazu aus: „Die Entgelte für allgemeine Krankenhausleistungen sind für alle Benutzer des Krankenhauses einheitlich zu berechnen.“ Erst wenn der Versichertentarif des Patienten weiter reicht als derjenige der gesetzlichen Krankenversicherung, kann ein Anspruch auf wahlärztliche Behandlung entstehen oder

41 Vgl. Hinweise der DKG, Die persönliche Leistungserbringung im Krankenhaus, 06.03.2013

der Krankenhausarzt ambulante Eingriffe durchführen, die noch nicht im Rahmen des Leistungsspektrums nach § 115b SGB V angezeigt wurden. Für die Leistungsabrechnung kann das Krankenhaus den DKG-NT Bd. 1, die GOÄ oder einen anderen Haustarif zugrunde legen. Der DKG-NT Bd. 1 findet Anwendung für die Abrechnung ambulant erbrachter Leistungen des Krankenhauses, für die Leistungen des Krankenhauses für stationäre Patienten anderer Krankenhäuser sowie für die Kostenerstattungen des Arztes an das Krankenhaus, wenn die Abrechnung nach der GOÄ erfolgt. Der DKG-NT Bd. 1 ist ein numerisches Tarifwerk, welches sich im Aufbau und Inhalt an der derzeit gültigen GOÄ orientiert. Die Kosten der Spalte 7 sind Pauschalen, welche alle Sachkosten (allgemeine Kosten und besondere Kosten), die Kosten des ärztlichen Dienstes und der Arztschreibkräfte enthalten. Zusätzlich berechenbar sind daneben:

- Arzneimittel, wenn der Aufwand je Arzneimittel 1,02 EUR übersteigt,
- Blutspenden,
- Gummi-Elastikbinden, Gummistrümpfe etc.,
- Knöchennägel, Knochenschrauben, Knochenspäne, Stahlsehendrähte, Gelenkschienen, Schienen bei Kieferbruchbhandlung, Gehbügel, Abrollschienen, Gefäßprothesen, Endoprothesen, Dauerkanülen, Herzschrittmacher, Kunststofflinsen, alloplastisches Material,
- Einmalinfusionsbestecke, Einmalbiopsienadeln, Einmalkatheter (ausgenommen Einmalharnblasenkatheter), Einmalsaugdrainagen,
- fotographische Aufnahmen, Vervielfältigungen,
- Telefon-, Telefax- und Telegrammkosten, Versand- und Portokosten,
- die bei der Anwendung radioaktiver Stoffe und deren Verbrauch entstehenden Kosten,
- Kosten für inkoperierte Stoffe einschließlich Kontrastmittel,
- Wochenbettpackungen.

Mit den Gebühren nicht abgegolten sind die Leistungen der Hebammen bei der Durchführung von ambulanten Entbindungen.

Wird die GOÄ als Vergütungstaxe mit dem Patienten vor Behandlungsbeginn vereinbart, gelten alle Abrechnungsvorschriften dieses Gebührenwerkes mit Ausnahme der Vorschriften zur persönlichen Leistungserbringung.

„Wird eine Operation ambulant erbracht, kann nach der Amtlichen Gebührenordnung für Ärzte (GOÄ) ein Zuschlag für die notwendige technische und räumliche Ausstattung für ambulante Operationen berechnet werden, sofern die durchgeführte Operation im Katalog zuschlagfähiger Leistungen enthalten ist. Die zuschlagfähigen Leistungen sind abschließend im Abschnitt C VIII der GOÄ „Zuschläge zu ambulanten Operations- und Anästhesieleistungen“ aufgeführt. (…) Die vier Zuschläge, die den Aufwand für die ambulante Operation vergüten, richten sich nach der Punktzahl der durchgeführten Operation. Operationen mit einer Punktzahl unter 250 Punkten erhalten keinen Zuschlag… Da der Katalog der zuschlagfähigen Leistungen abschließend ist, kann diese Regelung auch nicht mit dem analogen Ansatz des Zuschlags nach Nummer 442 GOÄ erfolgen. (…) Die Zuschläge dürfen nicht nebeneinander berechnet werden. Werden mehrere zuschlagfähige ambulante Operationen in einer Sitzung durchgeführt, so werden die Punktzahlen der Operationen nicht addiert, sondern der Zuschlag richtet sich ausschließlich nach der am höchsten bewerteten Operation. Werden beispielsweise in einer Sitzung drei Lipome (Nummer 2404 GOÄ = je 554 Punkte) entfernt, so kann zusätzlich einmal die Nummer 443 GOÄ angesetzt werden. Wird in einer Sitzung eine Bursa (Nummer 2405 GOÄ = 370 Punkte) entfernt und an anderer Stelle ein ausgedehntes Hämatom (Nummer 2397 GOÄ = 600 Punkte) ausgeräumt, so kann zusätzlich einmal die Nummer 443 GOÄ berechnet werden.“[42] Diese Problematik führt derzeit zu erheblichen Verwerfungen in der Durchführung und Abrechnung von komplexeren Eingriffen. Piertitz hat dies an folgendem Beispiel dargelegt, in dem „…ein einseitiger Eingriff am Ovar oder Eileiter nach Nummer 1145 GOÄ (1160 Punkte) einen Zuschlag nach Nummer 445 (2200 Punkte) erhält, der gegebenenfalls ambulant durchführbare Eingriff an beiden Ovarien oder Eileitern nach Nummer 1146 GOÄ (2220 Punkte) jedoch keinen Zuschlag erhält, weil diese Leistung nicht im Katalog C VIII aufgeführt ist. Hier gibt es noch mehr Beispiele, die eine Novellierung der GOÄ mit Anpassung der ambulant durchführbaren und zuschlagfähigen Leistungen erfordern. In dem geschilderten Fall ist auch eine Abrechnung mit erhöhtem Faktor und der Begründung „... ambulante Operation ...“ nicht zulässig, weil diese Begründung durch die Systematik der GOÄ mit dem abschließenden Katalog zuschlagfähiger Leistungen entfällt. Bei ambulanten Operationen gelten jedoch auch die Bemessungskriterien (Schwierigkeit, Zeitaufwand, Umstände bei der Ausführung) des § 5 GOÄ für die Berechnung eines höheren Faktors, sodass im individuellen Einzelfall ein Überschreiten des Mittelwertes gerechtfertigt sein kann.“[43] Im Folgenden führt sie deshalb weiter aus: Ebenfalls abhängig vom Katalog der

42 Pieritz, Deutsches Ärzteblatt 102, Heft 41 (14.10.2005), Seite A-2810

43 Pieritz, Deutsches Ärzteblatt 102, Heft 43 (28.10.2005), Seite A-2965

zuschlagfähigen Leistungen ist der Zuschlag für die Anwendung eines Operationsmikroskops nach Nummer 440 GOÄ (400 Punkte) und der Zuschlag für die Anwendung eines Lasers nach Nummer 441 GOÄ. Die Gebühr für die Anwendung des Lasers beträgt 100 Prozent des einfachen Gebührensatzes der ambulanten Operationsleistung, allerdings nicht mehr als 67,49 EUR (Höchstwert). Beide Zuschläge sind je Behandlungstag nur einmal berechnungsfähig. Neben der Bindung an den Katalog zuschlagfähiger Leistungen können die Zuschläge nach Nummern 440 und 441 GOÄ nur dann angesetzt werden, wenn die Verwendung des Operationsmikroskops oder des Lasers nicht schon Bestandteil der Leistungslegende der ambulanten Operation ist. Wird beispielsweise eine Laseroperation am Trabekelwerk des Auges bei Glaukom nach Nummer 1360 GOÄ (1000 Punkte) durchgeführt, so kann zwar der Zuschlag Nummer 444 GOÄ für die ambulante Operation angesetzt werden, nicht jedoch der Zuschlag für den Laser nach Nummer 441 GOÄ, weil dieser bereits in der Leistungslegende enthalten ist. Von der Verwendung eines Operationsmikroskops kann man ausgehen, wenn in der Leistungslegende der Begriff „mikrochirurgisch“ verwendet wird (siehe GOP 2588, 2589 GOÄ).“[44] Diese Vorschriften gelten auch, wenn das Krankenhaus für die Abrechnung der erbrachten operativen Leistungen die GOÄ als Taxe anwendet, aber auch bei Abrechnung nach dem DKG-NT.

2.3.2 Vereinbarung zwischen Krankenhausarzt und Patient

Neben der Leistungserbringung als Krankenhaus besteht die Möglichkeit, für selbstzahlende oder privat Krankenversicherte ambulante Eingriffe als ärztliche Wahlleistung anzubieten. Grundlage ist aber stets der Behandlungsvertrag. Dies ist für alle Leistungen zulässig, welche das Krankenhaus nicht nach § 115b SGB V den gesetzlichen Krankenversicherungen, der KV und den Zulassungsausschuss angezeigt hat und sich die Durchführung der Behandlung auf die Wahl des Leistungserbringers, hier des liquidationsberechtigten Chefarztes, bestimmt. Für Versicherte des Basis- oder Standardtarifes ist die Aufklärung, dass die Kosten, welche aus der wahlärztlichen Versorgung resultieren, nicht durch den Versicherer übernommen werden, unverzichtbar. Bei der Vereinbarung von Wahlleistungen gilt gleichzeitig die Verpflichtung zur höchstpersönlichen Leistungserbringung, soweit die Leistungen nicht delegierbar sind. Für die Abrechnung ist in diesen Fällen die GOÄ verpflichtend als Abrechnungstarif anzuwenden. Da es sich aber um ambulante Leistungen handelt, ist der Abschlag nach § 6a der GOÄ nicht anzuwenden. Für ambulante Leistungen kann die Forderung nicht auf der Grundlage der Klinik-Card an den Versicherer abgetreten

---

44 Ebenda

werden. Rechnungsempfänger ist der Patient bzw. sein gesetzlicher Vertreter/ Vormund/Betreuer.

2.3.3 Leistungsabrechnung nach der Gebührenordnung für Ärzte - GOÄ

Die amtliche Gebührenordnung für Ärzte (GOÄ, Stand 1987) ist eine von der Bundesregierung mit Zustimmung des Bundesrates erlassene Rechtsvorschrift, die die Vergütung für alle ärztlichen Leistungen regelt, soweit keine andere Rechtsvorschrift für deren Abrechnung gilt, die Mindest- und Höchstsätze festsetzt und dabei den berechtigten Forderungen der Ärzte nach angemessener Vergütung Rechnung[45] trägt. „Der Verordnungsgeber hat (...) eine verbindliche Abrechnungsgrundlage für die „privatärztliche Behandlung" geschaffen; die damit verbundene Verpflichtung, diese verbindliche Vergütungsgrundlage regelmäßig dem Stand der medizinischen Wissenschaft anzupassen, wird vom Verordnungsgeber nur unzureichend erfüllt."[46] Der Erlass dieser Rechtsvorschrift basiert auf § 11 der Bundesärzteordnung. Die GOÄ ist ein leistungsbezogenes Tarifwerk, in welchem alle Einzelleistungen abgebildet und bewertet sind. Es gibt keine pauschalierenden Bewertungen und keinen Ausschluss von Analogiebewertungen mit Ausnahme der AOP-Zuschläge. Somit stellt die GOÄ – nicht wie der EBM – das abschließende Leistungsverzeichnis dar, sondern eröffnet die Möglichkeit, Leistungen, welche noch nicht Eingang in das Leistungsverzeichnis gefunden haben, entsprechend analog vergleichbarer Leistungen zu bewerten. Die Bundesärztekammer hat im Jahr 1988 sechs Grundsätze aufgestellt, welche für die Bildung von Analogiebewertungen auch heute noch gültig sind, und veröffentlicht die allgemein anerkannten Analogiebewertungen im „Verzeichnis der Analogen Bewertungen (GOÄ) der Bundesärztekammer und des Zentralen Konsultationsausschusses für Gebührenfragen bei der Bundesärztekammer" sowie deren Fortschreibungen. In diesen Fällen ist die Anwendung der Analogiebewertung in der Rechnung kenntlich zu machen und der Text der tatsächlich erbrachten Leistungen anzugeben. Der Zentrale Konsultationsausschuss wurde 1997 gegründet, genießt höchste Akzeptanz und seine Abrechnungsempfehlungen sind allgemein anerkannt, da die GOÄ heute vom Stand der medizinischen Wissenschaften weit entfernt ist und sich insbesondere operative Leistungen zwar vom Behandlungsziel, nicht aber von der Methode eindeutig zuordnen lassen. Die Beschlüsse des Ausschusses können in der aktuellen Fassung auf der Homepage der Bundesärztekammer nachgelesen werden. Grundsätzlich gibt es

45 Vgl. Hess/Klakow-Franck, Gebührenordnung für Ärzte, Einführung, Deutscher Ärzte Verlag, Köln, Stand: Mai 2012, S. 13

46 Ebenda

eine Vielzahl sehr guter Kommentierungen zur GOÄ, deshalb sollen an dieser Stelle nur einige wenige grundsätzliche Sachverhalte dargestellt werden.

Der GOÄ vorangestellt ist der sogenannte Paragraphenteil. Er regelt den Anwendungsbereich, die Möglichkeiten der abweichenden Vereinbarungen, die Bemessung der Gebühren sowie die Kostenerstattungen für Aufwendungen. Die Vorschriften sind in der GOÄ wie folgt aufgebaut, wobei dem § 4 Abs. 2 GOÄ besondere Beachtung zukommen muss, denn er regelt die Pflichten der persönlichen Leistungserbringung bzw. delegierbare Leistungen:

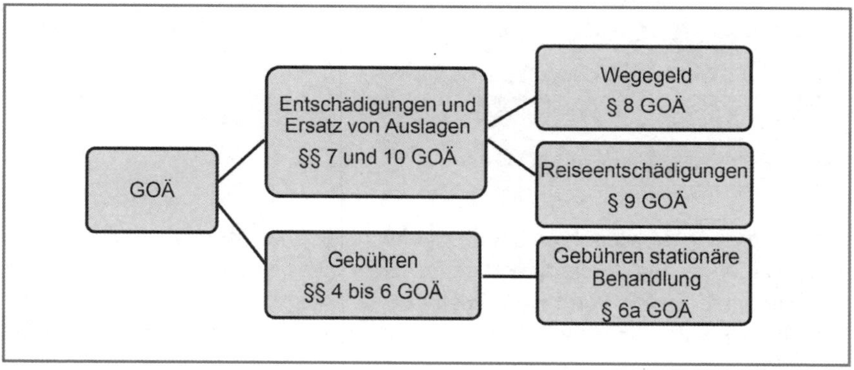

Abb. 5 Aufbau der GOÄ[47]

Das Tarifwerk selbst ist numerisch aufgebaut, wobei die einzelnen Kapitel immer einem Fachgebiet vorbehalten ist. Die einzelnen Leistungen sind mit Punkten bewertet, der Punktwert beträgt seit 2002 5,82873 Cent. Eine Anpassung des Punktwertes steht aus.

Kapitel	Bezeichnung
A	Abrechnung der ärztlichen Leistungen
B	Grundleistungen
C	Sonderleistungen
D	Anästhesieleistungen
E	Physikalisch-medizinische Leistungen
F	Innere Medizin, Kinderheilkunde, Dermatologie

47 Eigene Darstellung, vgl. Kolb/Offermann, Ambulante Abrechnung, 20. Ergänzungslieferung 2012, S. 3, GOÄ

Kapitel	Bezeichnung
G	Neurologie, Psychiatrie
H	Geburtshilfe, Gynäkologie
I	Augenheilkunde
J	Hals-Nasen-Ohrenheilkunde
K	Urologie
L	Chirurgie, Orthopädie
M	Laboratoriumsuntersuchungen
N	Histologie, Zytologie
O	Strahlendiagnostik, Strahlentherapie
P	Sektionsleistungen

Tab. 17 Gliederung der GOÄ

Die Bemessung der Gebühren unterliegt einem Gebührenrahmen, deren Bemessung wiederum den Vorschriften des § 5 GOÄ. Die „Bemessungskriterien sind Schwierigkeit, Zeitaufwand und Umstände der Ausführung, zugleich kann die Schwierigkeit des Krankheitsfalles insgesamt die Gebührenbemessung prägen.“[48]

Leistung	Mindestwert	Schwellenwert	Höchstwert	Steigerungssatz Standard-Versicherte	Steigerungssatz Basistarif-Versicherte
Kapitel A, E, O	1,00	1,80	2,50	1,38	1,00
Kapitel M und GOP 437	1,00	1,15	1,30	1,16	0,90
Kapitel B, C, D, F, G, H, I, J, K, L, N, P	1,00	2,30	3,50	1,80	1,20

Tab. 18 Steigerungsfaktoren der GOÄ

48 Hess/Klakow-Franck, Gebührenordnung für Ärzte, Einführung, Deutscher Ärzte Verlag, Köln, Stand: Mai 2012, S. 19

Für den Ansatz eines Faktors über dem Schwellenwert ist eine Begründung in der Abrechnung anzugeben, welche immer in der Besonderheit des Krankheitsfalles liegen muss. Der regelhafte Ansatz des Schwellenwertes führte in der Vergangenheit häufig zu Rechtstreitigkeiten bezüglich der Angemessenheit der Vergütung. In seiner Entscheidung vom 08.11.2007 hat der BGH (BGH v. 08.11.2007 – III ZR 54/07) klargestellt, dass die Ärzte auch bei durchschnittlichen Leistungen den Höchstsatz berechnen dürfen. Das folgende Abrechnungsbeispiel zeigt den Ansatz der Steigerungsfaktoren.

GOP	Text	Grundpreis	Faktor	Gebühr	Begründung
1	Beratung	4,66 €	2,3	10,72 €	
7	Vollständige körperliche Untersuchung mindestens eines der folgenden Organsysteme: das gesamte Hautorgan, die Stütz- und Bewegungsorgane, alle Brustorgane, alle Bauchorgane, der gesamte weibliche Genitaltrakt	9,33 €	2,3	21,46 €	
1104	Ausschabung und/oder Absaugung der Gebärmutterhöhle einschließlich Ausschabung des Gebärmutterhalses – gegebenenfalls auch mit Probeexzision aus Gebärmutterhals und/oder Muttermund und/oder Vaginalwand sowie gegebenenfalls einschließlich Entfernung eines oder mehrerer Polypen	37,71 €	2,8	105,59 €	besonders schwierig wegen Verwachsung
443	Zuschlag bei ambulanter Durchführung von operativen Leistungen, die mit Punktzahlen von 500 bis 799 Punkten bewertet sind	43,72 €	2,8	122,42 €	besonders zeitaufwändig
410	Ultraschalluntersuchung eines Organs	11,66 €	2,3	26,82 €	

GOP	Text	Grundpreis	Faktor	Gebühr	Begründung
449	Beobachtung und Betreuung eines Kranken über mehr als vier Stunden während der Aufwach- und/oder Erholungszeit bis zum Eintritt der Transportfähigkeit nach zuschlagsberechtigten ambulanten operativen Leistungen bei Durchführung unter zuschlagsberechtigten ambulanten Anästhesien bzw. Narkosen	52,46 €	2,3	120,66 €	
3120	Diagnostische Peritonealspülung, als selbständige Leistung	17,49 €	2,3	40,23 €	
261	Einbringung von Arzneimitteln in einen parenteralen Katheter	1,75 €	2,3	4,03 €	
60	Konsiliarische Erörterung zwischen zwei oder mehr liquidationsberechtigten Ärzten, für jeden Arzt	6,99 €	2,3	16,08 €	
75	Ausführlicher schriftlicher Krankheits- und Befundbericht (einschließlich Angaben zur Anamnese, zu dem(n) Befund(en), zur epikritischen Bewertung und gegebenenfalls zur Therapie)	7,58 €	2,3	17,43 €	
	Gesamt			485,44 €	

Tab. 19 Abrechnungsbeispiel therapeutische Küretage, abrasio uteri

Die GOÄ kennt Zuschläge für die Erbringung ärztlicher Leistungen auf sofortige Anforderung und/oder zu Unzeiten. Im Zusammenhang mit ambulanten Operationen sind diese abrechenbar, wenn die Voraussetzungen vorliegen. Für die Zuschläge zu Visiten, Konsilen und Besuchen nach den GOP 45 bis 62 gibt es einfache Merkformeln (s. Tab. 20).

GOÄ-Ziffer	Merkformel	Leistungsbeschreibung
E	Eilige Anforderung	Sofort, unverzüglich
F	Frühe Nacht, früher Tag	20 bis 22 Uhr und 6 bis 8 Uhr
G	Ganz spät	22 bis 6 Uhr
H	Heilige Tage	Wochenende, Feiertag
K2	Kinder bis 4. Lebensjahr	

Tab. 20 Zuschläge zu GOP 45 bis 62

Diese sind einmal pro Inanspruchnahme anzusetzen, d.h. bei mehrfacher Inanspruchnahme an einem Tag auch mehrfach berechenbar. Die Zuschläge sind wie folgt nicht nebeneinander berechenbar: E–H nicht neben den Visiten nach GOP 45 und 46; F–H nicht neben Visiten nach GOP 45, 46, 48, 52; K2 nicht neben 52, 60, 61, 62 und neben 51 nur ½ Zuschlag von E–H. Alle Zuschläge sind nur mit Faktor 1,0 abrechenbar. Postoperative Verbände am gleichen Tag können mit Angabe der Uhrzeit abgerechnet werden.

Weitere Informationen zur Abrechnung nach der GOÄ werden in Kap. 4.12 vorgestellt.

2.3.4 Ergänzende Vorschriften zur Verordnung von Arzneimitteln, Krankentransporten, Heil- und Hilfsmitteln

Arznei- und Verbandmittel können für Selbstzahler und Privatversicherte formlos unter Angabe des Krankenhausinstitutskennzeichens oder des Arztstempels verordnet werden. Gleiches gilt für medizinisch indizierte Krankentransporte sowie Heil- und Hilfsmittel. Inwieweit der Patient Anspruch auf Aufwandserstattung durch einen Dritten hat, unterliegt seinen privatrechtlichen Vereinbarungen und ist nicht Bestandteil der Aufklärungspflichten des Krankenhauses oder des liquidationsberechtigten Arztes. Es sollte aber stets der Hinweis auf die Erstattungsproblematik erfolgen und dokumentiert werden. Bei überregionalen Krankentransporten empfiehlt sich die vorherige Einholung eines Kostenvoranschlages eines geeigneten Transportunternehmens und der Kostenübernahmeverpflichtung durch den Patienten.

2.4 Ambulante Eingriffe an stationären und/oder teilstationären Patienten anderer Krankenhäuser und Rehabilitationskliniken

2.4.1 Regelungen für GKV-Versicherte

Bei dem Patienten, welcher in einem Krankenhaus zur vollstationären Behandlung aufgenommen ist und zur Durchführung eines ambulanten Eingriffes in ein anderes Krankenhaus verlegt wird, handelt es sich dann um eine Verbringung, wenn der Patient innerhalb von 24 Stunden in das erste Krankenhaus zurückverlegt wird. Die Kosten für den ambulanten Eingriff muss gemäß § 7 KHEntgG das verlegende Krankenhaus tragen. Abrechnungsgrundlage ist der DKG-NT Bd. 1 – Tarif der Deutschen Krankenhausgesellschaft und zugleich BGT – vereinbarter Tarif für die Abrechnung mit den gesetzlichen Unfallversicherungsträgern, soweit zwischen den Krankenhäusern keine andere Abrechnungsgrundlage im Rahmen einer kooperativen Zusammenarbeit vereinbart wurde. Das den Eingriff durchführende Krankenhaus darf dem abgebenden Krankenhaus keine DRG in Rechnung stellen, da es sich um Leistungen aus dem Katalog der stationsersetzenden Maßnahmen handelt. Für die Transportkosten muss ebenfalls das abgebende Krankenhaus aufkommen. Bei der Abrechnung nach dem DKG-NT Bd. 1 können die besonderen Kosten sowie die berechenbaren Verbräuche, die mit dem Eingriff verbunden sind, gemäß § 2 Abs. 3 der Allgemeinen Tarifbestimmungen DKG NT Bd. 1 zusätzlich berechnet werden. Die Verbrauchs- und Sachmaterialien sind mit der Gebühr abgegolten.

2.4.2 Regelungen für Arbeitsunfallverletzte und Berufserkrankte

Gemäß § 2 Abs. 1 Punkt 15 SGB VII sind „Personen, die auf Kosten einer Krankenkasse oder eines Trägers der gesetzlichen Rentenversicherung oder der landwirtschaftlichen Alterskasse stationäre oder teilstationäre Behandlung oder stationäre, teilstationäre oder ambulante Leistungen zur medizinischen Rehabilitation erhalten“, während dieser Zeit gesetzlich unfallversichert. Unfälle, die während der Behandlungszeiten geschehen, sind nach den Vorschriften des berufsgenossenschaftlichen Heilverfahrens zu versorgen und abzurechnen. Es gelten somit alle Vorschriften zur Durchführung des Heilverfahrens. Die Kosten der Behandlungen, einschließlich notwendiger Krankentransporte für Verlegungen oder Verbringungen, Arznei- und Verbandstoffe, trägt der zuständige Unfallversicherungsträger. Die Abrechnung erfolgt nach den Vorschriften der UV-GOÄ, vgl. Kap. 4.11.4 bzw. 2.5.5.

2.4.3 Regelungen für privat Krankenversicherte

Erbringt ein Krankenhaus für einen stationären Patienten eines anderen Krankenhauses ärztliche Leistungen und ist dieser Patient privat krankenversichert, gilt vorrangig der Grundsatz, dass mit den Vergütungen für den Krankenhausaufenthalt im aufnehmenden Krankenhaus alle Kosten abgegolten sind, auch diejenigen Dritter. Somit gelten in diesem Fall die gleichen Regelungen für einen PKV-Versicherten wie für einen GKV-Versicherten. Eine Ausnahme stellt der Patient dar, der im aufnehmenden Krankenhaus ärztliche Wahlleistungen vereinbart hat. Diese Wahlarztvereinbarung gilt auch für den hinzugezogenen liquidationsberechtigten Chefarzt: „Eine besondere Ausprägung des Grundsatzes der persönlichen Leistungserbringung bei Wahlleistungen findet sich zudem in § 17 Abs. 1 Satz 2 KHEntgG. Danach dürfen diagnostische und therapeutische Leistungen als Wahlleistungen nur dann gesondert berechnet werden, wenn die allgemeinen Voraussetzungen für Wahlleistungen nach Abs. 1 vorliegen und die Leistungen von einem Arzt oder einem psychologischen Psychotherapeuten oder Kinder- und Jugendlichenpsychotherapeuten im Sinne von § 1 Abs. 3 des Psychotherapeutengesetzes (PsychThG) erbracht werden. Die Vorschrift sieht insofern vor, dass diagnostische und therapeutische Leistungen, die von anderen Berufsgruppen (z.B. klinischen Chemikern oder Biologen) erbracht werden, nicht als wahlärztliche Leistungen abrechenbar sind.“[49] Die Abrechnung der erbrachten Leistungen erfolgt nach der GOÄ unter Beachtung aller zugeordneten Vorschriften. Die Kürzung gemäß § 6a GOÄ ist in diesem Fall auch für den mitbehandelnden Chefarzt vorzunehmen. Es gilt der Grundsatz der persönlichen Leistungserbringung wie bei jeder Wahlarztleistung. Kann diesem bedingt durch die Abwesenheit des Chefarztes nicht entsprochen werden, erfolgt die Behandlung durch das Krankenhaus und die Abrechnung wie unter Kap. 2.4.1 beschrieben.

2.4.4 Verordnungen von Arzneimitteln und Krankentransporten sowie zu verwendende Formulare

Arznei- und Verbandmittel können nicht verordnet werden, da der Patient die stationäre Behandlung nicht unterbrochen hat und während dieser die Ausstellung von Verordnungen grundsätzlich nicht zulässig ist. Die Kosten für notwendige Krankentransporte muss genau wie bei den gesetzlich versicherten Patienten das abgebende Krankenhaus tragen. Die Veranlassung des notwendigen Krankentransportes erfolgt formlos unter Angabe des die Rechnung erhaltenden

49 Vgl. Hinweise der DKG, Persönliche Leistungserbringung im Krankenhaus, 06.03.2013

Krankenhauses, auf keinen Fall mittels Formular Muster M4 – Verordnung eines Krankentransportes der vertragsärztlichen Versorgung.

2.5 Fallartwechsel von stationsersetzender Behandlung zu vollstationärer Behandlung

Grundsätzlich gilt, dass das Krankenhaus jeweils nur eine Leistungsart pro Kalendertag abrechnen darf. Wenn nach einer ambulanten Operation oder einem sonstigen stationsersetzenden Eingriff nach § 115b SGB V die vollstationäre Behandlung erforderlich ist, sind die Einzelleistungen mit der Fallpauschale für den Krankenhausaufenthalt abgegolten. Dies gilt auch, wenn der Patient zwischenzeitlich das Krankenhaus verlassen hat und aufgrund von Komplikationen notfallmäßig aufgenommen wird. Davon abweichend gilt im berufsgenossenschaftlichen Heilverfahren die Vorschrift, dass kein Fallartwechsel erfolgt, wenn die Aufnahme aufgrund von Komplikationen erfolgen muss. Die operativen Leistungen sind dann nach der UV-GOÄ berechenbar. Für selbstzahlende Patienten, denen die erbrachten Maßnahmen nach der GOÄ berechnet werden, gilt nach der allgemeinen Behandlungsfalldefinition, dass keine Zusammenführung erforderlich ist. Ist der Patient bereits in einem anderen Krankenhaus stationär versorgt worden und nach dem geplanten Eingriff ist eine vollstationäre Behandlung im aufnehmenden Haus erforderlich, gelten die Vorschriften der FPV nach Ablauf von 24 Stunden. Bis dahin bleibt der Fall eine Verbringung und die Leistungen sind entsprechend der individuellen Vereinbarung der beiden behandelnden Einrichtungen abzurechnen. Bei einer Aufnahme eines Patienten einer Rehabilitionsklinik nach dem Eingriff gelten die Vorschriften des SGB V, d.h. ambulante Operation und nachfolgender Aufenthalt sind zusammenzuführen und nach der FPV abzurechnen.

2.6 Aktuelle Rechtsprechung

2.6.1 Vergütung der Krankenhäuser entsprechend derjenigen der niedergelassenen Vertragsärzte

Das Bundessozialgericht hat in seiner Grundsatzentscheidung vom 11.04.2002 zur Zulässigkeit der Abrechnung der facharztbezogenen Ordinations- sowie der Konsultationsgebühr durch Krankenhäuser im Rahmen des ambulanten Operierens nach § 115b Abs. 1 Satz 1 Nr. 2 SGB V festgestellt, dass die in den Krankenhäusern erbrachten Operationen auf Grundlage des EBM nach den für die Versicherten geltenden vertragsärztlichen Vergütungssätzen zu honorieren sind.

Das BSG verweist auf den Gesetzes- und Vertragswortlaut (damaliger § 6 AOP-Vertrag). Die gesetzliche Vorgabe einer einheitlichen Vergütung in § 115b SGB V bewirke, dass es für die Kostenträger ohne Bedeutung sei, ob eine bestimmte ambulante Operation in der Arztpraxis oder im Krankenhaus durchgeführt wird. Damit entfalle auch jeder Anreiz auf Kostenträgerseite, direkt oder indirekt auf die freie Arztwahl des Versicherten Einfluss zu nehmen. Die Vergütung des Krankenhauses müsse daher der Höhe nach grundsätzlich der einer vergleichbaren Facharztpraxis entsprechen. Der Gleichbehandlungsgrundsatz wird im aktuellen AOP-Vertrag unter anderem in § 7 Abs. 4 betont. Danach sind Krankenhäuser „bei Vergütung ambulanter Leistungen wie niedergelassene Fachärzte der entsprechenden Fachrichtung einzustufen."

Seit 01.01.2008 ersetzen Versicherten-, Grund- und Konsiliarpauschalen die vorherigen Ordinations- und Konsultationskomplexe. In diesem Zusammenhang waren Rechtsstreitigkeiten zwischen der BARMER GEK und den Krankenhäusern bezüglich der Abrechnung von Grundpauschalen bei fachgerechter Überweisung zu ambulanten Operationen gemäß § 115b SGB V anhängig, die allerdings zwischen den Parteien beigelegt wurden. Nach Bewertung der von der oben dargestellten BSG-Rechtsprechung aufgestellten Grundsätze zur Auslegung von Abrechnungsbestimmungen wurden die Forderungen der Krankenhäuser anerkannt und die mit dem Rechtsstreit befassten Sozialgerichte durch die BARMER GEK informiert. Bezüglich der Abrechnung der Grund- und Konsultationspauschalen nach EBM wird auf die Ausführungen in Kap. 2.1.4 verwiesen.

2.6.2 Isolierte Abrechnung präoperativer Leistungen nach § 115b SGB V

Das Sozialgericht (SG) Darmstadt hatte in seiner Entscheidung vom 25.06.2009 über die isolierte Abrechenbarkeit präoperativer Leistungen nach § 4 des Vertrages nach § 115b Abs. 1 SGB V (AOP-Vertrag) zu befinden. Die Entscheidung des SG Darmstadt bestätigte, dass präoperative Leistungen auch isoliert, also ohne einen nachfolgenden Eingriff, nach § 115b SGB V abrechnungsfähig sind. Insbesondere muss dies in den Fällen gelten, in denen der im Vorfeld geplante Eingriff nach § 115b SGB V letztlich nicht erbracht werden konnte, weil der Patient nicht im Krankenhaus erschienen ist oder die Indikation zu dem beabsichtigten Eingriff nach Erbringung der präoperativen Leistungen revidiert werden musste. Allerdings sollten die Krankenhäuser in diesen Fällen in der Lage sein, nachweisen zu können, dass im Anschluss an die Durchführung der präoperativen Leistungen tatsächlich die Durchführung eines Eingriffs nach § 3 des AOP-Vertrages beabsichtigt war.

2.6.3 Abrechenbarkeit des Labor-Wirtschaftlichkeitskomplexes der EBM-Ziffer 32001

Das SG Aachen ist mit Urteil vom 11.03.2010 (S 15 (21) KR 103/07) zu dem Ergebnis gekommen, dass Krankenhäuser im Rahmen des ambulanten Operierens nicht zur Abrechnung des Labor-Wirtschaftlichkeitskomplexes der Ziffer 32001 des EBM berechtigt sind. Die hier streitige EBM-Ziffer 32001 beinhalte einen sogenannten Wirtschaftlichkeitsbonus, den die KV niedergelassenen Vertragsärzten zahle, wenn sie eine festgelegte Menge von Untersuchungen nicht überschritten hätten. Dies setze jedoch voraus, dass sämtliche Laborleistungen, die der Arzt für die weitere Behandlung benötige, in Gänze der KV vorgelegt würden, was bei Krankenhäusern unstrittig nicht der Fall sei. Entsprechend beziehe sich die Bonus-Malus-Regelung ausschließlich auf den vertragsärztlichen Bereich. Folglich seien die Krankenhäuser im Anwendungsbereich des AOP-Vertrages von der Auszahlung des Wirtschaftlichkeitsbonus ausgenommen, sodass die Klägerin nach Auffassung der Kammer keinen Anspruch auf Abrechnung der hier streitigen Gebührenpositionen habe. Die Argumentation des SG Aachen widerspricht dem Grundsatz der einheitlichen Vergütung, den das BSG im vorgenannten Urteil vom 11.04.2002 bestätigt hatte. Gemäß § 115b Abs. 1 SGB V erhalten Krankenhäuser und Vertragsärzte für Leistungen des ambulanten Operierens einheitliche Vergütungen. Aus diesem in § 115b SGB V niedergelegten Grundsatz der einheitlichen Vergütung ist abzuleiten, dass Vertragsärzte und Krankenhäuser für ein und dieselbe Leistung die gleiche Vergütung erhalten müssen. Eine pauschale Verweigerung der Abrechnung der Gebührenziffer 32001 des EBM durch Krankenhäuser würde dem Grundsatz der einheitlichen Vergütung somit widersprechen.

2.6.4 Klage der DKG gegen den AOP-Vertrag 2005 zur Vergütung von Sachkosten der Krankenhäuser

Das Bundessozialgericht (BSG) hat am 04.03.2014 über das Klageverfahren der DKG gegen den AOP-Vertrag 2005 entschieden. Gegenstand der Klage sind die Regelungen des § 9 Abs. 2 bis 5 AOP-Vertrag 2005 zur Vergütung von Sachkosten der Krankenhäuser. Hier war unter anderem vorgesehen, dass die nicht anderweitig abgegoltenen Sachkosten lediglich durch einen pauschalen Zuschlag auf die gesamte Honorarsumme in Höhe von 7% vergütet werden, eine Erstattung von Sachkosten nach Einzelaufwand nur erfolgt, soweit ein Betrag von 15 EUR im Einzelfall überschritten wird, und eine Erstattung von Arzneimitteln nur vorgenommen wird, wenn der Preis im Einzelfall einen Betrag von 65 EUR übersteigt. Diese Vergütungssystematik für Krankenhäuser verstößt nach Ansicht der DKG gegen das in § 115b Abs. 1 Satz 1 Nr. 2 SGB V normierte Gebot der einheitlichen Vergütung für Krankenhäuser und Vertragsärzte. Gleichzeitig hatte die DKG von Beginn an gerügt, dass die Streitigkeit ihrer Ansicht nach nicht vertragsärztlicher, sondern krankenversicherungsrechtlicher Natur ist. Gleichwohl wurde in den ersten beiden Instanzen in der Besetzung der Spruchkörper für Vertragsarztrecht über das Verfahren entschieden. Das BSG ist zu dem Ergebnis gekommen, dass die Vorinstanzen in unzutreffender Besetzung der Richterbank über die Klage der DKG gegen den AOP-Vertrag 2005 entschieden haben. Das Verfahren wurde daher an den zuständigen Spruchkörper des LSG Berlin-Brandenburg zur Entscheidung in der Sache zurückverwiesen. Eine Entscheidung in der Sache liegt somit noch nicht vor. Es bleibt abzuwarten, wie der zuständige Spruchkörper des LSG Berlin-Brandenburg in der Sache entscheiden wird.

3 Auf der Station – vor- und nachstationäre Behandlungen

Die Regelungen zur prä- und poststationären Behandlung wurden eingeführt, um die Krankenhausbehandlung entsprechend zu verkürzen und damit gleichzeitig die Kosten für die Krankenhausbehandlungen zu dämpfen sowie den Beitragssatz zur gesetzlichen Krankenversicherung zu stabilisieren. Bei Einführung der Regelungen 1993 wurde diese Form der Behandlung aber nicht verpflichtend vorgeschrieben.

Ein weiteres relevantes Ziel des Gesetzgebers war es, die Sektorengrenzen zwischen Vertragsarzt- und Krankenhausbehandlung durchlässiger zu gestalten. Gerade diese strikte Trennung führte in der Vergangenheit zur Verlängerung des Krankenhausaufenthaltes. Für die Patienten stellt die vor- und nachstationäre Versorgung keine Qualitätsverschlechterung dar, weil auch sie nicht länger als medizinisch notwendig im Krankenhaus behandelt werden wollen. Erst mit der Verpflichtung zur wirtschaftlichen Leistungserbringung im Krankenhaus gemäß § 108 SGB V wurde aus dieser „Kann-Regelung" ohne Veränderung des Wortlautes eine Verpflichtung. Die Gesetzesvorschrift wird durch die „Gemeinsame Empfehlung über die Vergütung für vor- und nachstationäre Behandlung nach § 115a Abs. 3 SGB V" von 1996 und die jeweiligen Landesverträge ergänzt.

3.1 Vor- und nachstationäre Behandlungen nach § 115a SGB V

§ 115a Vor- und nachstationäre Behandlung im Krankenhaus

(1) Das Krankenhaus kann bei Verordnung von Krankenhausbehandlung Versicherte in medizinisch geeigneten Fällen ohne Unterkunft und Verpflegung behandeln, um

1. *die Erforderlichkeit einer vollstationären Krankenhausbehandlung zu klären oder die vollstationäre Krankenhausbehandlung vorzubereiten (vorstationäre Behandlung) oder*

2. *im Anschluss an eine vollstationäre Krankenhausbehandlung den Behandlungserfolg zu sichern oder zu festigen (nachstationäre Behandlung). Das*

Krankenhaus kann die Behandlung nach Satz 1 auch durch hierzu ausdrücklich beauftragte niedergelassene Vertragsärzte in den Räumen des Krankenhauses oder der Arztpraxis erbringen. Absatz 2 Satz 5 findet insoweit keine Anwendung.

Die vorstationäre Behandlung soll somit zum einen die Behandlungsbedürftigkeit klären und zum anderen den Patienten auf die vollstationäre Krankenhausbehandlung vorbereiten, d.h. die erforderliche Diagnostik wird vor der eigentlichen Krankenhausaufnahme durchgeführt. Der Patient verlässt danach wieder das Krankenhaus. Nicht jeder vorstationären Behandlung muss somit auch zwangsläufig eine vollstationäre Aufnahme folgen. Die nachstationäre Behandlung ist nur im Zusammenhang mit einem vorausgegangenen Krankenhausfall möglich. Das Krankenhaus kann sowohl vor- als auch nachstationäre Leistungen selbst erbringen oder einen Vertragsarzt mit deren Durchführung beauftragen. Aufgrund der vorstehenden Rechtsvorschrift bleiben es aber in jedem Fall Krankenhausleistungen, d.h. das Krankenhaus muss den beauftragten Vertragsarzt vergüten. Diese Abgrenzung führt gelegentlich zu Unsicherheiten, wann eine entsprechende Beauftragung erfolgte und wann dem Vertragsarzt die Pflicht zur Vorbereitung und/oder Nachsorge des Patienten obliegt. Grundsätzlich sollte das Krankenhaus keine direkte Beauftragung vornehmen oder Untersuchungsaufträge erteilen. „Eine notwendige ärztliche Behandlung außerhalb des Krankenhauses während der vor- und nachstationären Behandlung wird im Rahmen des Sicherstellungsauftrages durch die an der vertragsärztlichen Versorgung teilnehmenden Ärzte gewährleistet.“[50]

Der Zugang der Patienten zur vor- und nachstationären Behandlung erfolgt ausschließlich mittels Verordnung von Krankenhausbehandlung (Einweisungsschein) durch einen Vertragsarzt. Überweisungen dürfen weder abgefordert noch ausgestellt werden. Die vorstationäre Behandlung ist auf drei Konsultationen innerhalb von fünf Tagen begrenzt. Die nachstationäre Behandlung auf sieben Behandlungstage innerhalb von 14 Tagen nach der Entlassung. Vor- und nachstationäre Behandlung ist im Zusammenhang mit teilstationären Behandlungen, belegärztlichen vollstationären Krankenhausleistungen, Beleghebammenleistungen und ambulanten Operationen grundsätzlich ausgeschlossen.

50 Richtlinien des Bundesausschusses der Ärzte und Krankenkassen über die Verordnung von Krankenhausbehandlung – Krankenhausbehandlungs-Richtlinien – in der Fassung vom 24.03.2003, veröffentlicht im Bundesanzeiger 2003, Nr. 188, S. 22 577, in Kraft getreten am 10.10.2003

3.1.1 Dreiseitige Vereinbarung nach § 115a Abs. 3 SGB V

Die „Gemeinsame Empfehlung über die Vergütung für vor- und nachstationäre Behandlungen nach § 115a Abs. 3 SGB V" zwischen der DKG, den Verbänden der gesetzlichen Krankenkassen und der KBV ist wohl eine Ausnahme. Sie trat am 01.01.1997 in Kraft und wurde bis heute lediglich durch die Euro-Umstellung geändert. Ergänzt wird diese Vergütungsvereinbarung durch die aktuellen Rechtsvorschriften des Krankenhausfinanzierungsgesetzes (KHG) und damit korrespondierend der Fallpauschalenverordnung (FPV) sowie das Krankenhausentgeltgesetz (KHEntgG). Die Regelungen gelten somit sowohl für Krankenhäuser mit Abrechnungen nach der FPV als auch für die psychiatrischen Einrichtungen mit Abrechnung nach der Vereinbarung zum pauschalierenden Entgeltsystem für psychiatrische und psychosomatische Einrichtungen (PEPPV).

„Eine nachstationäre Behandlung nach § 115a des Fünften Buches Sozialgesetzbuch, soweit die Summe aus den stationären Belegungstagen und den vor- und nachstationären Behandlungstagen die Grenzverweildauer der Fallpauschale übersteigt [ist berechnungsfähig]; eine vorstationäre Behandlung ist neben der Fallpauschale nicht gesondert berechenbar; dies gilt auch für eine entsprechende Behandlung von Privatpatienten als allgemeine Krankenhausleistung." (§ 8 Abs. 2 Nr. 3 KHEntgG)

Für die vor- und nachstationären berechenbaren Leistungen wurden Pauschalen vereinbart. Die vorstationäre Pauschale ist unabhängig von der Anzahl der Behandlungstage; für die nachstationäre Behandlung kann die Vergütungspauschale je berechenbarem Behandlungstag abgerechnet werden.

Für psychiatrische Einrichtungen, die noch nicht nach der PEPPV abrechnen, sind sowohl die vorstationären als auch die nachstationären Pauschalen unabhängig von der Verweildauer entsprechend den Regelungen des § 8 KHEntgG berechnungsfähig.

Für die Nachsorge nach einer Transplantation hat der Gesetzgeber eine Erweiterung des § 115a SGB V vorgenommen. Die nachstationäre Behandlung umfasst hier drei Monate nach Beendigung der vollstationären Krankenhausbehandlung.

Der einweisende Vertragsarzt ist vom Krankenhaus über die Durchführung der vor- bzw. nachstationären Behandlung zu informieren. Die Behandlungsfristen können im Einvernehmen mit diesem verlängert werden.

Neben der vorgenannten bundesweit gültigen Vereinbarung gibt es eine Vielzahl landesspezifischer Regelungen, die entweder in dreiseitigen Vereinbarungen auf Landesebene zu § 115a SGB V oder in Vereinbarungen nach § 112 SGB V verankert sind. Dies betrifft vorrangig die sogenannten Abklärungsuntersuchungen. Die landesspezifischen Regelungen sind entsprechend zu beachten.

3.1.2 Leistungsabrechnung entsprechend der geltenden Vergütungsvereinbarung

Für die Berechnung sowohl der vor- als auch der nachstationären Behandlungspauschalen ist die behandelnde Fachabteilung, entweder die aufnehmende oder die entlassende, maßgeblich. Das Krankenhaus kann vor- und nachstationär nur im Rahmen seiner Zulassung tätig werden. Eine Abrechnung von Pauschalen für Fachabteilungen, die das Krankenhaus nicht vorhält, ist ausgeschlossen.

Pauschalen	FAB-Schlüssel Behandler	Entgelte vorstationäre Behandlungen		Entgelte nachstationäre Behandlungen	
Fachrichtung		Entgeltschlüssel	Entgelt	Entgeltschlüssel	Entgelt
Innere Medizin	100	41090100	147,25 €	42090100	53,69 €
Geriatrie	200	41090200	72,09 €	42090200	30,68 €
Kardiologie	300	41090300	156,97 €	42090300	61,36 €
Nephrologie	400	41090400	140,61 €	42090400	67,49 €
Hämatologie/intern. Onkologie	500	41090500	75,67 €	42090500	46,02 €
Endokrinologie	600	41090600	310,87 €	42090600	44,48 €
Gastroenterologie	700	41090700	164,64 €	42090700	63,91 €
Pneumologie	800	41090800	219,34 €	42090800	66,47 €
Rheumatologie	900	41090900	128,85 €	42090900	54,20 €
Pädiatrie	1000	41091000	94,08 €	42091000	37,84 €
Kinderkardiologie	1100	41091100	111,46 €	42091100	27,10 €
Neonatologie	1200	41091200	51,64 €	42091200	23,01 €
Kinderchirurgie	1300	41091300	61,36 €	42091300	24,54 €
Lungen- und Bronchialheilkunde	1400	41091400	111,46 €	42091400	48,06 €
Allgemeine Chirurgie	1500	41091500	100,72 €	42091500	17,90 €
Unfallchirurgie	1600	41091600	82,32 €	42091600	21,47 €

Pauschalen Fachrichtung	FAB-Schlüssel Behandler	Entgelte vorstationäre Behandlungen		Entgelte nachstationäre Behandlungen	
		Entgeltschlüssel	Entgelt	Entgeltschlüssel	Entgelt
Neurochirurgie	1700	41091700	48,57 €	42091700	21,99 €
Gefäßchirurgie	1800	41091800	134,47 €	42091800	23,01 €
Plastische Chirurgie	1900	41091900	95,10 €	42091900	18,41 €
Thoraxchirurgie	2000	41092000	121,18 €	42092000	45,50 €
Herzchirurgie	2100	41092100	126,29 €	42092100	23,01 €
Urologie	2200	41092200	103,28 €	42092200	41,93 €
Orthopädie	2300	41092300	133,96 €	42092300	20,96 €
Frauenheilkunde und Geburtshilfe	2400	41092400	119,13 €	42092400	22,50 €
Geburtshilfe	2500	41092500	119,13 €	42092500	28,12 €
Hals-Nasen-Ohren-heilkunde	2600	41092600	78,74 €	42092600	37,84 €
Augenheilkunde	2700	41092700	68,51 €	42092700	38,86 €
Neurologie	2800	41092800	114,02 €	42092800	40,90 €
Allgemeine Psychiatrie	2900	41092900	125,78 €	42092900	37,84 €
Kinder- und Jugend-psychiatrie	3000	41093000	50,11 €	42093000	20,45 €
Psychosomatik/Psycho-therapie	3100	41093100	99,19 €	42093100	47,55 €
Nuklearmedizin	3200	41093200	162,08 €	42093200	123,22 €
Strahlenheilkunde	3300	41093300	186,62 €	42093300	330,29 €
Dermatologie	3400	41093400	75,67 €	42093400	23,01 €
Zahn- und Kiefer-heilkunde	3500	41093500	64,42 €	42093500	23,52 €
Intensivmedizin	3600	41093600	104,30 €	42093600	36,81 €
Sonstige Fach-abteilungen	3700	41093700	91,52 €	42093700	24,54 €

Tab. 21 Pauschalen und Entgeltschlüssel für vor- und nachstationäre Behandlungen

In Bayern gilt noch eine ergänzende Vereinbarung für die Durchführung der polysomnographischen Untersuchungen wie folgt:

Fachrichtung	FAB-Schlüssel Behandler	Entgeltschlüssel	Entgelt
Schlaflabor 1. BT	ohne	41090901	340,00 €
Schlaflabor jeder weitere BT	ohne	41090902	200,00 €

Tab. 22 Sonderregelung Schlaflabore Bayern

Neben den vorgenannten Pauschalen wird der Einsatz von medizinisch-technischen Großgeräten gesondert vergütet. Diese sind in den Empfehlungen abschließend wie folgt aufgeführt:

- Computertomographie-Geräte (CT)
- Magnetresonanztomographie-Geräte (MRT)
- Linksherzkatheter-Messplatz (LHK)
- Hochvolttherapie-Geräte (Linearbeschleuniger)
- Lithotripter (LIT)
- Positronen-Emissions-Tomographie-Geräte (PET)
- Diagnostische Bio-Magnetismus-Anlagen (BMA)

Für die Abrechnung sind aber die entsprechenden Entgeltschlüssel aus der Vereinbarung nach § 301 SGB V zur eineindeutigen Identifizierung der Leistungsart anzugeben.

Leistung	GOP DKG-NT	Entgelte vorstationäre Behandlung		Entgelte nachstationäre Behandlung	
		Entgelt-schlüssel	Entgelt	Entgelt-schlüssel	Entgelt
Linksherzkatheterismus	627	41000627	61,36 €	42000627	61,36 €
Herzkatheterismus mit Druckmessungen	628	41000628	32,72 €	42000628	32,72 €
Transseptaler Linksherzkatheterismus	629	41000629	81,81 €	42000629	81,81 €
Angiokardiographie einer Herzhälfte	5315	41005315	89,99 €	42005315	89,99 €

Leistung	GOP DKG-NT	Entgelte vorstationäre Behandlung		Entgelte nachstationäre Behandlung	
		Entgelt-schlüssel	Entgelt	Entgelt-schlüssel	Entgelt
Angiokardiographie beider Herzhälften	5316	41005316	122,71 €	42005316	122,71 €
Zweite bis dritte Serie im Anschluss	5317	41005317	16,36 €	42005317	16,36 €
Weitere Serien im Anschluss	5318	41005318	24,54 €	42005318	24,54 €
Selektive Koronarangiographie	5324	41005324	98,17 €	42005324	98,17 €
Selektive Koronarangiographie aller Herzkranzgefäße	5325	41005325	122,71 €	42005325	122,71 €
Zweite bis fünfte Serie zu GOP 5324 oder 5325	5326	41005326	16,36 €	42005326	16,36 €
Zusätzliche Linksventrikolographie bei selektiver Koronarangiographie	5327	41005327	40,90 €	42005327	40,90 €
Zuschlag zu GOP 5300 bis 5327	5328	41005328	49,08 €	42005328	49,08 €
Zuschlag zu GOP 5370 bis 5374	5369	41005369	122,71 €	42005369	122,71 €
CT Kopf	5370	41005370	81,81 €	42005370	81,81 €
CT Hals und Thorax	5371	41005371	94,08 €	42005371	94,08 €
CT Abdomen	5372	41005372	106,35 €	42005372	106,35 €
CT Skelett	5373	41005373	77,72 €	42005373	77,72 €
CT BWS, LWS, HWS	5374	41005374	77,72 €	42005374	77,72 €
CT Aorta	5375	41005375	81,81 €	42005375	81,81 €
Ergänzende Serien	5376	41005376	20,45 €	42005376	20,45 €
Zuschlag 3D-Rek.	5377	41005377	32,72 €	42005377	32,72 €
CT Bestrahlungsplanung	5378	41005378	40,90 €	42005378	40,90 €
Osteodensitometrie mit CT	5380	41005380	12,27 €	42005380	12,27 €
PET – ggf. einschließlich Darstellung in mehreren Ebenen	5488	41005488	245,42 €	42005488	245,42 €
PET mit quantifizierender Auswertung – ggf. einschließlich Darstellung in mehreren Ebenen	5489	41005489	306,78 €	42005489	306,78 €
MRT Kopf	5700	41005700	179,97 €	42005700	179,97 €

Leistung	GOP DKG-NT	Entgelte vorstationäre Behandlung		Entgelte nachstationäre Behandlung	
		Entgelt-schlüssel	Entgelt	Entgelt-schlüssel	Entgelt
MRT Wirbelsäule	5705	41005705	171,79 €	42005705	171,79 €
MRT Thorax	5715	41005715	175,88 €	42005715	175,88 €
MRT Abdomen/Becken	5720	41005720	179,97 €	42005720	179,97 €
MRT Mamma	5721	41005721	163,61 €	42005721	163,61 €
MRT Gelenke/Abschnitte von Extremitäten	5729	41005729	98,17 €	42005729	98,17 €
MRT mind. zwei große Gelenke/1 Extremität	5730	41005730	163,61 €	42005730	163,61 €
Ergänzende Serien nach Kontrastmitteleinbringung	5731	41005731	40,90 €	42005731	40,90 €
Zuschlag Positions- und/oder Spulenwechsel	5732	41005732	40,90 €	42005732	40,90 €
Zuschlag computergestützte Analyse	5733	41005733	32,72 €	42005733	32,72 €
Höchstwert	5735	41005735	245,42 €	42005735	245,42 €
Bestrahlungsplan je Serien nach GOP 5834 bis 5837	5831	41005831	61,36 €	42005831	61,36 €
Zuschlag Simulatoranwendung etc.	5832	41005832	20,45 €	42005832	20,45 €
Zuschlag zu GOP 5831 bei individueller Berechnung ..., je Bestrahlungsserie	5833	41005833	81,81 €	42005833	81,81 €
Bestrahlung mittels Telekobaltgerät mit bis zu zwei Strahleneintrittsfeldern ..., je Fraktion	5834	41005834	29,65 €	42005834	29,65 €
Zuschlag zu GOP 5834 bei Bestrahlung mit Großfeld oder von mehr als zwei Strahleneintrittsfeldern, je Fraktion	5835	41005835	5,11 €	42005835	5,11 €
Bestrahlung mittels Beschleuniger mit bis zu zwei Strahleneintrittsfeldern ..., je Fraktion	5836	41005836	40,90 €	42005836	40,90 €

Leistung	GOP DKG-NT	Entgelte vorstationäre Behandlung		Entgelte nachstationäre Behandlung	
		Entgelt-schlüssel	Entgelt	Entgelt-schlüssel	Entgelt
Zuschlag zu GOP 5836 bei Bestrahlung mit Großfeld oder von mehr als zwei Strahlenein-trittsfeldern, je Fraktion	5837	41005837	5,11 €	42005837	5,11 €
Vergütung für Leistungen nach § 5 DKG-NT (besondere Kosten)		41080010	In Höhe des Einstand-spreises	42080010	In Höhe des Einstand-spreises

Tab. 23 Gesondert berechenbare Leistungen mit medizinisch-technischen Großgeräten (ohne direkte Zuordnung zur behandelnden Fachabteilung)

Die mit den Untersuchungen verbundenen Kosten können gemäß DKG-NT Bd. 1 § 5 der Allgemeinen Tarifbestimmungen zu den Großgeräteuntersuchungen und nur zu diesen berechnet werden, z.B. Kontrastmittel zum jeweiligen Einkaufspreis des Krankenhauses.

Eine besondere Regelung gilt für die Durchführung der PET-Diagnostik im Krankenhaus. Die Richtlinie „Methoden Krankenhausbehandlung", Stand: 20.03.2014, untersagt in § 4 Pkt. 4 die Durchführung der PET bei folgenden Krankheitsbildern:

- „Positronenemissionstomographie (PET; PET/CT) zur Bestimmung des Tumorstadiums des kleinzelligen Lungenkarzinoms (SCLC) einschließlich der Detektion von Lungenfernmetastasen bei Patienten, bei denen bereits vor der PET-Diagnostik kein kurativer Therapieansatz mehr möglich erscheint.
- Positronenemissionstomographie (PET; PET/CT) zum Nachweis bei begründetem Verdacht auf ein Rezidiv eines primär kurativ behandelten kleinzelligen Lungenkarzinoms. Unberührt von diesem Ausschluss bleiben Patienten mit begründetem Verdacht auf ein Rezidiv, bei denen durch andere bildgebende diagnostische Verfahren ein lokales oder systemisches Rezidiv nicht gesichert oder nicht ausgeschlossen werden konnte.

- Positronenemissionstomographie (PET; PET/CT) bei malignen Lymphomen mit Ausnahme der Anwendung zur Entscheidung über die Bestrahlung von mittels CT dargestelltem Resttumor eines Hodgkin-Lymphoms mit einem Durchmesser von 2,5 cm nach bereits erfolgter Chemotherapie sowie des Interim-Staging beim Hodgkin-Lymphom und bei aggressiven Non-Hodgkin-Lymphomen nach zwei bis vier Zyklen Chemotherapie/Chemoimmuntherapie zur Entscheidung über die Fortführung der Chemotherapie sowie bei Kindern und Jugendlichen".

In Erweiterung des Leistungsumfanges der ambulanten spezialfachärztlichen Versorgung (ASV) wurde im Beschluss Tumorgruppe 1, gastrointestinale Tumoren und Tumoren der Bauchhöhle im Appendix „Gastrointestinale Tumoren und Tumoren der Bauchhöhle" – Abschnitt 2 die Durchführung der PET-/PET-CT-Diagnostik bei Patienten mit Ösophagus-Karzinom zur Detektion von Fernmetastasen und bei Patienten mit resektablen Lebermetastasen eines kolorektalen Karzinoms mit dem Ziel der Vermeidung einer unnötigen Laparotomie neu aufgenommen. Diese Leistungen sind dann bei Bestehen einer Bestimmung zur ASV ebenfalls nicht als vorstationäre Leistungen zu erbringen.

Für die Durchführung von Mamma-MRT-Untersuchungen (MRM) wurde durch den Gemeinsamen Bundesausschuss (G-BA) im Abschlussbericht vom 18.10.2001 eine Entscheidung für den vertragsärztlichen Bereich mit wesentlichen Einschränkungen erlassen. So ist die Methode nur zugelassen für

- „Lokalrezidivausschluss eines Mamma-Karzinoms nach brusterhaltender Therapie (Operation und/oder Radiatio) oder nach primärem oder sekundärem Brustwiederaufbau, wenn Mammographie und Sonographie nicht die Dignität des Rezidivverdachtes klären.
- Primärtumorsuche bei histologisch gesicherter axillärer Lymphknotenmetastase eines Mamma-Karzinoms, wenn ein Primärtumor weder klinisch noch mit den bildgebenden Verfahren Mammographie oder Sonographie dargestellt werden konnte."

Diese Vorschrift gilt für das Krankenhaus nicht. Somit kann das MRM im Rahmen der vorstationären Behandlungen erbracht werden.

3.1.3 Abrechnung von Sachkosten und Arzneimitteln im direkten Zusammenhang mit der Behandlung

Sowohl die vor- als auch die nachstationären Behandlungen sind Bestandteil der stationären Krankenhausleistungen. Während der Krankenhausbehandlung können keine Verordnungen von Arzneimitteln zu Lasten der gesetzlichen Krankenversicherungen ausgestellt werden. Die Verordnung von Arzneimitteln ist nur im Zusammenhang mit einer ambulanten vertragsärztlichen Tätigkeit oder im Rahmen der ASV zu Lasten der GKV zulässig. Das Krankenhaus ist deshalb verpflichtet, dem Patienten die benötigten Arzneimittel aus seinen Vorräten im Rahmen des medizinisch Notwendigen zur Verfügung zu stellen. Alle mit der Behandlung verbundenen Kosten sind mit den Fallpauschalen, DRG, PEPP oder Vergütungspauschalen nach § 115a Abs. 3 SGB V abgegolten, vgl. § 7 KHEntgG. Gleiches gilt für die zur Behandlung eingesetzten Verbrauchsmaterialien.

Zusätzlich berechnet werden können ausschließlich die besonderen Kosten nach § 5 der Allgemeinen Bestimmungen des DKG-NT Bd. 1 im Zusammenhang mit notwendiger Großgerätediagnostik und diese zu ihrem Einstandspreis entsprechend den tatsächlichen Verbräuchen.

3.1.4 Datenübermittlung nach § 301 SGB V

§ 301 SGB V enthält alle Vorschriften zum elektronischen Datenaustausch zwischen den gesetzlichen Krankenkassen als Kostenträger und den Krankenhäusern als Leistungserbringer. Da auch vor- und nachstationäre Leistungen den Krankenhausleistungen zugeordnet werden, erfolgt die Übermittlung aller abrechnungsrelevanten Daten auf diesem Weg. Im Zusammenhang mit den vollstationären Behandlungen sind diese Behandlungstage mit der stationären Endabrechnung und somit mit dem Datensatz RECH zu übermitteln.

Vorstationäre Behandlungen ohne nachfolgende vollstationäre Aufnahme werden mittels AMBO-Datensatz übermittelt, vgl. Kap. 2.1.7.6. Zu den übermittlungspflichtigen Daten gehören die Behandlungsdiagnose, der einweisende Arzt, die behandelnde Fachabteilung und die Leistungspauschalen. Das Segment für die behandelnde Fachabteilung (FAB-Segment) muss mit dem Entgeltschlüssel der abgerechneten Pauschale korrespondieren.

Nachstationäre Behandlungstage können ausschließlich im Zusammenhang mit vollstationären Krankenhausbehandlungen abgerechnet werden und sind immer mit diesen zu übermitteln.

3.1.5 Leistungsabrechnung im Zusammenhang mit vollstationärer Behandlung

Die vor- und nachstationären Behandlungstage innerhalb der oberen Grenzverweildauer inklusive der Untersuchungen mittels Großgeräten sind mit der DRG abgegolten, nicht aber neben der abgerechneten PEPP. Nach PEPPV § 1 Abs. 7

Satz 1 sind die vor- und nachstationären Behandlungen in den Fällen, in denen eine PEPP zur Abrechnung gelangt, zusätzlich zu vergüten. Diese Behandlungstage sind auch nicht auf die PEPP anzurechnen. Dies gilt für alle Kostenträgerarten. Neben teilstationären Behandlungen und ambulanten Operationen ist die Abrechnung der vor- und nachstationären Leistungen grundsätzlich ausgeschlossen. Die vor- und/oder nachstationären Behandlungstage im Zusammenhang mit einem vollstationären Aufenthalt sind Bestandteil der Abrechnung nach der jeweils gültigen FPV, d.h. sie stehen im Zusammenhang mit der DRG. Für den Vergütungsanspruch ist die obere Grenzverweildauer der zur Abrechnung gebrachten DRG maßgeblich. Wird diese überschritten, können die Pauschalen neben der DRG berechnet werden, in allen anderen Fällen ist die Vergütung mit der DRG abgegolten. Unberechtigt in Rechnung gestellte Pauschalen führen zur Verletzung der Vorschriften der FPV. Diese Rechnungen können von den Krankenkassen abgewiesen werden und erlangen somit keine Fälligkeit.

3.1.6 Verordnungen von Krankentransporten sowie zu verwendende Formulare

Die Kosten für medizinisch zwingend notwendige Krankentransportfahrten werden auch im Zusammenhang mit Leistungen nach § 115a SGB V von den gesetzlichen Krankenkassen übernommen, „wenn dadurch eine an sich gebotene vollstationäre oder teilstationäre Krankenhausbehandlung (§ 39) vermieden oder verkürzt wird oder diese nicht ausführbar ist, wie bei einer stationären Krankenhausbehandlung“ (§ 60 Abs. 1 Pkt. 4 SGB V). Diese Fahrten werden aber nicht gemäß der Krankentransportrichtlinie als ambulante Fahrten definiert, die einer vorherigen Genehmigung durch die Krankenkassen bedürfen. Der Krankenhausarzt entscheidet über die Notwendigkeit und das entsprechend erforderliche Transportmittel unter Beachtung des Wirtschaftlichkeitsgebotes. Krankenfahrten mit einem Taxi können gemäß der Krankentransportrichtlinie auch im Zusammenhang mit vor- und nachstationären Behandlungen nur verordnet werden, wenn der Patient öffentliche oder eigene Verkehrsmittel aus medizinischen Gründen nicht benutzten kann. Der Wunsch des Patienten nach einem Krankentransport ohne medizinische Notwendigkeit ist nicht zu Lasten einer gesetzlichen Krankenkasse zu erfüllen, wohl aber zu Lasten des Patienten selbst. Der Patient ist entsprechend den Festlegungen des § 61 SGB V in Höhe von „10 vom Hundert des Abgabepreises, mindestens jedoch 5 Euro und höchstens 10 Euro“ zuzahlungspflichtig.

3.2 Vor- und nachstationäre Behandlungen von Arbeitsunfallverletzten und Berufserkrankten gemäß § 54 Vertrag Ärzte/UV-Träger

Mit den Vorschriften des § 54 Vertrag Ärzte/UV-Träger sind die UV-Träger den Vereinbarungen der gesetzlichen Krankenversicherungen zur vor- und nachstationären Behandlung im Krankenhaus vollinhaltlich beigetreten. Alle Regelungen des SGB V sowie die Vergütungsvereinbarung nach § 115a SGB V sind somit für die Abrechnung mit den Unfallversicherungsträgern in gleicher Weise anzuwenden.

Ärztliche Leistungen, die am Aufnahmetag im Krankenhaus erbracht werden, sind mit der Vergütung für den Krankenhausaufenthalt abgegolten; Ausnahme hiervor ist der D-Arzt-Bericht. Gleiches gilt für ärztliche Leistungen außerhalb des Krankenhauses, soweit sie der Vorbereitung der Krankenhausbehandlung dienen. Für die Kosten solcher Untersuchungen muss das Krankenhaus aufkommen.

Der D-Arzt-Bericht ist auch bei vorstationärer Behandlung in elektronischer Form mittels DALE-UV zu übermitteln, vgl. Kapitel 2.2.6.

3.3 Vor- und nachstationäre Behandlungen von privat Krankenversicherten und/oder Selbstzahlern

In § 17 KHG ist geregelt, dass die „Pflegesätze und die Vergütung für vor- und nachstationäre Behandlung nach § 115a des Fünften Buches Sozialgesetzbuch [...] für alle Benutzer des Krankenhauses einheitlich zu berechnen [sind].“ Aus dieser Rechtsvorschrift ergibt sich, dass auch für privat Krankenversicherte und selbstzahlende Patienten die Vergütungsvereinbarung über die vor- und nachstationäre Behandlung anzuwenden ist. Die Einzelleistungsabrechnung nach der GOÄ oder dem DKG-NT durch das Krankenhaus oder den Chefarzt ist somit ausgeschlossen. Eine Ausnahme liegt dann vor, wenn der Patient eine medizinische Wahlleistung mit dem Krankenhaus vereinbart hat und der Chefarzt diese auf der Grundlage der persönlichen Arztwahl erbringt.

3.3.1 Leistungsabrechnung

Die Abrechnung für die Chefarztbehandlung erfolgt nach der GOÄ unter Anwendung der Vorschriften des § 6a, da die vor- und nachstationäre Behandlung untrennbar dem stationären Krankenhausfall zugeordnet ist. In allen anderen

Fällen gilt die FPV, vgl. Kapitel 2.1.1. Auch wenn der vorstationären Behandlung keine vollstationäre Aufnahme folgt, ist die Vorschrift des KHG anzuwenden, d.h. es können nur die Pauschale für die vorstationäre Behandlung entsprechend der behandelnden Fachabteilung und ggf. erbrachte Untersuchungen mittels Großgeräten zur Abrechnung gelangen. Für die Rechnungslegung gilt das Vorgehen wie bei der Abrechnung der stationären Krankenhausbehandlung. Tritt der Patient durch Vorlage der Klinik-Card die Forderungen des Krankenhauses direkt an den privaten Versicherer ab, erfolgt mit diesem auch die Abrechnung. In allen anderen Fällen ist der Patient bzw. sein Bevollmächtigter (Erziehungsberechtigte/Vormund etc.) Rechnungsempfänger.

3.3.2 Verordnung von Arzneimitteln, Krankentransporten, Heil- und Hilfsmitteln sowie zu verwendende Formulare

Der behandelnde Facharzt im Krankenhaus darf formlos oder auf Selbstzahlerverordnungen den notwendigen Bedarf an Arzneimitteln und Verbandsstoffen, Heil- und Hilfsmitteln verordnen. Auch der medizinisch notwendige Krankentransport kann ohne Einschränkungen verordnet werden. Der Patient sollte aber aktenkundig über die ihm direkt entstehenden Kosten aufgeklärt werden. Dies gilt unabhängig von dem Vertragspartner des Patienten.

3.4 Abgrenzung vor- und nachstationärer Behandlungen von vertragsärztlicher Tätigkeit

Die prä- und poststationären Behandlungen im Krankenhaus stellen grundsätzlich keine vertragsärztliche Tätigkeit dar und werden auf der Grundlage einer Verordnung von Krankenhausbehandlung erbracht. Abgrenzungskriterium ist somit die bereits getroffene Entscheidung eines Vertragsarztes über die Notwendigkeit einer Krankenhausbehandlung. Die notwendigen Behandlungen und das Behandlungsziel können somit nicht mehr ohne die besonderen Mittel eines Krankenhauses durchgeführt bzw. erreicht werden. Der Zugang zur vorstationären Behandlung auf Überweisung ist ausgeschlossen. Die Inhalte der vertragsärztlichen ambulanten Versorgung sind auch nicht Gegenstand des Versorgungsauftrages des Krankenhauses. Dieser richtet sich allein nach dem landesrechtlich festgelegten Versorgungsumfang. In dessen Rahmen kann das Krankenhaus alle medizinisch notwendigen Maßnahmen zur Vorbereitung eines vollstationären Krankenhausaufenthaltes durchführen. Leistungen, die bei einem Dritten in diesem Zusammenhang angefordert werden, sind Bestandteil der Krankenhausleistung und können nicht neben den Vergütungen des Krankenhauses abgerechnet werden. Das Ausstellen von vertragsärztlichen Überweisungen für erforderliche Untersuchungen durch Dritte ist deshalb unzulässig. Die nachstationäre Behandlung bedarf keiner erneuten Einweisung durch einen Vertragsarzt. Das Krankenhaus bedarf für die Leistungserbringung keiner gesonderten Zulassung.

3.5 Abgrenzung vor- und nachstationärer Behandlungen von stationsersetzenden Maßnahmen und spezialfachärztlichen Behandlungen

Es gilt der Grundsatz ambulant vor stationär. Da die vor- und nachstationäre Behandlung Bestandteil des stationären Krankenhausfalles sind, werden sie diesem zugeordnet, auch wenn der Patient nach der Durchführung der Behandlung das Krankenhaus wieder verlässt. Somit gilt, dass alle ambulanten Versorgungsformen immer erst auszuschöpfen sind, bevor Krankenhausbehandlung angeraten und notwendig ist. Die vor- und nachstationäre Behandlung ist ausschließlich im Zusammenhang mit vollstationären Krankenhausleistungen und/oder deren Verordnung durchführbar. Daraus ergibt sich, dass ambulante Behandlungen in demselben Krankenhaus den Vorrang gegenüber der vorstationären und nachstationären Behandlung haben. Im zeitlichen und medizinischen Zusammenhang mit stationsersetzenden Maßnahmen nach ambulanten Operationen sind die Pauschalen der vor- und nachstationären Behandlung deshalb nicht berechenbar. Die präoperativen Leistungen bei ambulanten Eingriffen sind ausschließlich entsprechend den Bestimmungen der jeweils zutreffenden Gebührenordnung erbring- und abrechenbar.

Bei laufenden Behandlungen im Krankenhaus im Rahmen der ambulanten spezialfachärztlichen Versorgung hat diese ebenfalls den Vorrang gegenüber der vor- und nachstationären Behandlung. Gleiches gilt bei laufenden Behandlungen in den psychiatrischen und geriatrischen Institutsambulanzen am Krankenhaus.

In Fällen, in denen der vorstationären Behandlung keine vollstationäre Behandlung folgt und das Krankenhaus über entsprechende Zulassungen zur ambulanten Behandlung verfügt, lehnen einige gesetzlichen Krankenkassen die vorstationäre Abrechnung ab. Diese Ablehnung ist nicht sachgemäß, wenn die Veranlassung zur Behandlung auf der Grundlage einer Verordnung von Krankenhausbehandlung erfolgt. Ambulante vertragsärztliche Behandlungen von den ermächtigten Ärzten des Krankenhauses und in Medizinischen Versorgungszentren/Polikliniken am Krankenhaus sind von diesen Vorschriften unberührt.

3.6 Aktuelle Rechtsprechung

Die aktuelle Rechtsprechung des Bundessozialgerichts (BSG) befasst sich überwiegend mit der Fragestellung, in welchen Fällen Krankenhäuser vor- und nachstationäre Leistungen nach § 115a SGB V erbringen und abrechnen können.

3.6.1 Erforderlichkeit der vor- und nachstationären Krankenhausbehandlung

In der Vergangenheit ging die unterinstanzliche Rechtsprechung davon aus, dass es im Ermessen des Krankenhauses liegt, ob es eine vor- oder nachstationäre Leistung durchführt. Insbesondere sollte der Gesichtspunkt unerheblich sein, ob die Behandlung auch ambulant erbracht werden könnte.[51] Das BSG ist dieser Auffassung für die Leistungsbereiche vor- und nachstationär entgegengetreten.[52] Danach müssen vor- und nachstationäre Leistungen erforderlich sein. Eine Erforderlichkeit ist zu verneinen, wenn eine vertragsärztliche Leistung ausreicht. Im Ergebnis können Krankenhäuser keine vor- und nachstationären Leistungen erbringen, wenn die Behandlung auch ambulant erfolgen kann.

Krankenhäuser müssen in jedem Einzelfall prüfen, ob die Erforderlichkeit der vor- und nachstationären Behandlung gegeben ist. Dies ist Voraussetzung für das Vorliegen eines Vergütungsanspruchs. Bei vorstationären Leistungen ist die Erforderlichkeit nach der BSG-Rechtsprechung erst zu bejahen, wenn die vertragsärztliche Diagnostik voll ausgeschöpft wurde. Liegt keine oder nur eine unzureichende Diagnostik des Vertragsarztes vor, muss das Krankenhaus den Patienten abweisen. Positiv gesprochen muss eine eigene Diagnostik des Vertragsarztes vorliegen. Die Verweisung an das Krankenhaus hat der Vertragsarzt mit konkreten Fragen zu versehen. Nicht ausreichend ist die bloße Möglichkeit einer sich anschließenden vollstationären Behandlung.

Bei der Prüfung der Erforderlichkeit ist auf den Kenntnisstand des Krankenhausarztes zu Beginn der vorstationären Behandlung abzustellen. Stellt sich erst während der Untersuchung heraus, dass eine vertragsärztliche Diagnostik ausgereicht hätte, geht dies nicht zu Lasten des Krankenhauses.

---

51 Urteil des LSG Sachsen-Anhalt vom 27.01.2011, L 4 KR 62/05

52 BSG Urteile vom 17.09.2013, B 1 KR 21/12 R, B1 KR 67/12 und B 1 KR 51/12 R

Die Erforderlichkeit bei nachstationären Behandlungen ist nach Auffassung des 1. Senats des BSG nur zu bejahen[53], wenn es sich um einen „medizinisch geeigneten Fall“ handelt. Ein solcher Fall ist gegeben, wenn die Behandlung die Mittel des Krankenhauses erfordert. Der 6. BSG-Senat[54] führt hierzu ergänzend aus, dass ein enger Zusammenhang zur vollstationären Leistung bestehen muss, indem diese sichernd und festigend ergänzt wird oder die Behandlung aus medizinischen Gründen nur im Krankenhaus stattfinden kann. Der 6. BSG-Senat nennt als Beispiele komplizierte große Wunden nach Operationen und problematische Wundheilungsprozesse. Nach Auffassung des BSG ist die Erforderlichkeit der nachstationären Versorgung durch das Krankenhaus gegenüber den Krankenkassen zu begründen. Bei fehlender Begründung der Erforderlichkeit entfällt der Vergütungsanspruch. Die Begründung kann von den Krankenhäusern erst für künftige Fälle gefordert werden sowie für Fälle, die zum Zeitpunkt der neuen BSG-Rechtsprechung noch nicht abgeschlossen waren.

Die Entscheidungen des 1. und 6. Senats des BSG treffen Aussagen über die Voraussetzungen nachstationärer Leistungserbringung im Hinblick auf die Nachsorge von Patienten im Rahmen von Ermächtigungen der Krankenhausärzte. Der 6. Senat vertritt die Auffassung, dass einem Krankenhausarzt eine Ermächtigung nicht erteilt werden kann für Leistungen, die das Krankenhaus unter seiner Verantwortung als nachstationäre Leistungen erbringen könnte und die von der Fallpauschale für den stationären Fall umfasst wäre.[55] Eine Leistungserbringung im Rahmen der Ermächtigung ist somit nicht für Behandlungen möglich, die im Nachgang zur stationären Behandlung innerhalb der Grenzverweildauer durchgeführt werden. Der 1. Senat der BSG wiederum entschied, wie oben ausgeführt, dass eine nachstationäre Leistung des Krankenhauses erforderlich sein muss. Ansonsten müsse die Behandlung ambulant erfolgen.[56] Leistungen im Anschluss an eine stationäre Krankenhausbehandlung innerhalb der Grenzverweildauer könnten nach dieser Rechtsprechung weder im Rahmen der Ermächtigung (Rechtsprechung 6. Senat) noch im Rahmen der nachstationären Behandlung des Krankenhauses erfolgen, wenn diese auch ambulant erbringbar wären (Rechtsprechung 1. Senat). Im Hinblick auf den Vergütungsanspruch ist in einem solchen Fall die Nachsorge rechtssicher nur durch einen niedergelassenen Vertragsarzt im Rahmen des Sicherstellungsauftrags der KVen erbringbar.

---

53 BSG Urteil vom 17.09.2013, B 1 KR 51/12 R

54 BSG Urteil vom 17.07.2013 B 6 KA 14/12 R

55 BSG Urteil vom 17.07.2013, B 6 KA 14/12 R

56 BSG Urteil vom 17.09.2013, B 6 KR 51/12 R

Die oben dargestellte BSG-Rechtsprechung zur Erforderlichkeit der vor- und nachstationären Behandlung wirkt sich auch hinsichtlich der Abgrenzung zu anderen ambulanten Behandlungsformen des Krankenhauses aus. So lehnten in der Vergangenheit einige Krankenkassen die Kostenübernahme der vorstationären Behandlung ab, wenn das Krankenhaus eine Zulassung zur ambulanten spezialfachärztlichen Versorgung nach § 116b SGB V hat, sowie grundsätzlich im Zusammenhang mit ambulanten Operationen. Die Rechtsprechung sorgt auch hier für eine Klarstellung. Erfolgt die vorstationäre Krankenhausbehandlung aufgrund einer klar definierten Verordnung der Krankenhausbehandlung nach voll ausgeschöpfter vertragsärztlicher Diagnostik, dann liegt eine vorstationäre Leistung vor, die, falls sie nicht in eine stationäre Aufnahme mündet, entsprechend abrechenbar ist. Ist die Erforderlichkeit der vorstationären Behandlung zu verneinen, dann muss der Krankenhausarzt die Behandlung ablehnen. Anwendbar sind dann die herkömmlichen ambulanten Behandlungsformen, wie z.B. gegebenenfalls § 116b SGB V. Nach der BSG-Rechtsprechung ist für die Prüfung des Vergütungsanspruchs für eine vorstationäre Behandlung die Bejahung der Erforderlichkeit entscheidend. In diesem Zusammenhang ist es unerheblich, ob die Behandlung in Form einer ambulanten Operation weitergeführt wird. Dies berührt nicht den Vergütungsanspruch bezüglich der vorstationären Leistung. Die vorstationäre Behandlung dient gemäß § 115a Abs. 1 Nr. 1 SGB V der Abklärung der Erforderlichkeit einer vollstationären Krankenhausbehandlung oder deren Vorbereitung. Nach den gesetzlichen Regelungen steht die vorstationäre Behandlung nicht im Zusammenhang mit ambulanten Operationen. Somit ist der Klarstellung des BSG zuzustimmen, dass eine Bejahung der Erforderlichkeit der vorstationären Behandlung, abgestellt auf den Zeitpunkt des Behandlungsbeginns, einen Vergütungsanspruch zur Folge hat im Fall des Unterbleibens der stationären Aufnahme.

Diese Rechtsprechung hat auch Folgen für Kooperationsmöglichkeiten mit niedergelassenen Vertragsärzten. Nach § 115a Abs. 1 Satz 2 SGB V können Krankenhäuser niedergelassene Vertragsärzte mit der Erbringung vor- und nachstationärer Behandlungen in den Räumen des Krankenhauses oder der Arztpraxis beauftragen. Kernaussage der dargestellten Rechtsprechung ist allerdings, dass für die Behandlung die Mittel des Krankenhauses erforderlich sein müssen. Zudem darf die vertragsärztliche Versorgung nicht ausreichend sein. Für einfache Nachsorgeleistungen, wie z.B. Verbandwechsel, werden nicht die Mittel des Krankenhauses benötigt. Diese Leistungen fallen in den Sicherstellungsauftrag der Vertragsärzte. Daraus folgt weiterhin, dass vor- und nachstationäre Leistungen nicht in den Räumlichkeiten einer Arztpraxis erbracht werden können, da ersichtlich in diesen Fällen nicht die Mittel und Räumlichkeiten des Krankenhauses erforderlich sind. Im Ergebnis sind nur noch Kooperationen in Räumlichkeiten des Krankenhauses möglich, bei denen niedergelassene Vertragsärzte mit den Mitteln des Krankenhauses erforderliche vor- und nachstationäre Leistungen erbringen. Bei allen anderen Kooperationsformen entfällt der Vergütungsanspruch des Krankenhauses.

Die Rechtsprechung des BSG hat außerdem Folgen für die Frage der Zuständigkeit für nachstationäre Leistungserbringung. Die KV behauptete in den letzten Jahren, dass alle Nachsorgeleistungen, die innerhalb der 14-Tages-Frist (§ 115a Abs. 2 Satz 3 SGB V) nach der Entlassung des Patienten von Krankenhäusern erbracht werden können, nachstationäre Krankenhausleistungen gemäß § 115a Abs. 1 Satz 1 Ziff. 2 SGB V sind. Diese Leistungen fielen nicht in den Sicherstellungsauftrag der KV. Dieser Auffassung ist die Rechtsprechung des BSG[57] entgegengetreten. Nachsorgeleistungen, für die Mittel des Krankenhauses nicht erforderlich sind, fallen generell, auch innerhalb der 14-Tages-Frist des § 115a SGB V, in den Sicherstellungsauftrag der KV. Sie sind von niedergelassenen Vertragsärzten zu erbringen.

3.6.2 Fallgestaltungen der gesonderten Abrechenbarkeit der vorstationären Krankenhausbehandlung

§ 115a Abs. 2 Satz 1 SGB V enthält die Regelung, dass die vorstationäre Behandlung auf längstens drei Behandlungstage innerhalb von fünf Tagen vor Beginn der stationären Behandlung begrenzt ist. Nach § 8 Abs. 2 Satz 3 Ziff. 3 zweiter Halbsatz KHEntgG ist eine vorstationäre Behandlung neben der Fallpauschale nicht gesondert abrechenbar. Bisher ging die Rechtsprechung davon aus, dass die vorstationäre Behandlung neben der Fallpauschale gesondert abrechenbar sei, wenn sich die vollstationäre Behandlung außerhalb der 5-Tages-Frist des § 115a Abs. 1 Satz 1 SGB V der vorstationären Leistung angeschlossen hat und diese aus medizinischen Gründen erfolgte.[58] Dieser Auffassung folgt das BSG[59] nicht. Weder die Frist nach § 115a Abs. 2 Satz 1 SGB V noch medizinische Gründe der Verschiebung vollstationärer Behandlung sind für die Auslegung des Abrechnungsausschlusses nach § 8 Abs. 2 Satz 3 Ziff. 3 KHEntgG ausschlaggebend. Handelt es sich bei der vorstationären Behandlung und der anschließenden vollstationären Leistung um einen Behandlungsfall, dann ist nach Rechtsprechung des BSG eine gesonderte Abrechnung neben der Fallpauschale nicht mehr möglich. Ist ein prägender sachlicher Zusammenhang

---

57 BSG Urteil vom 17.09.2013, B 1 KR 51/12 R und Urteil vom 17.07.2013, B6 K

58 SG Berlin Urteil vom 05.04.2011, S 76 KR 833/10

59 BSG Urteil vom 17.09.2013, B 1 KR 2/12 R

zwischen den Behandlungsepisoden gegeben, dann liegt ein Behandlungsfall vor, der nur durch eine Fallpauschale abrechenbar ist.

Die gesonderte Abrechnung einer vorstationären Behandlung ist somit nur noch möglich, wenn

- die vorstationäre Behandlung mit dem Ergebnis endet, dass eine stationäre Behandlung des Patienten nicht erforderlich ist und daher auch nicht stattfindet oder
- sich an die vorstationäre Behandlung eine vollstationäre Leistung anschließt, die nicht mit einer Fallpauschale vergütet wird (tagesbezogene Entgelte nach BPflV), oder
- ein Zusammenhang fehlt zwischen der vorstationären Leistung und der sich anschließenden vollstationären Behandlung.

3.6.3 Erforderlichkeit der vor- und nachstationären Krankenhausbehandlung

In der Vergangenheit ging die unterinstanzliche Rechtsprechung davon aus, dass es im Ermessen des Krankenhauses liegt, ob es eine vor- oder nachstationäre Leistung durchführt. Insbesondere sollte der Gesichtspunkt unerheblich sein, ob die Behandlung auch ambulant erbracht werden könnte.[60] Das BSG ist dieser Auffassung für die Leistungsbereiche vor- und nachstationär entgegengetreten.[61] Danach müssen vor- und nachstationäre Leistungen erforderlich sein. Eine Erforderlichkeit ist zu verneinen, wenn eine vertragsärztliche Leistung ausreicht. Im Ergebnis können Krankenhäuser keine vor- und nachstationären Leistungen erbringen, wenn die Behandlung auch ambulant erfolgen kann.

Krankenhäuser müssen in jedem Einzelfall prüfen, ob die Erforderlichkeit der vor- und nachstationären Behandlung gegeben ist. Dies ist Voraussetzung für das Vorliegen eines Vergütungsanspruchs. Bei vorstationären Leistungen ist die Erforderlichkeit nach der BSG-Rechtsprechung erst zu bejahen, wenn die vertragsärztliche Diagnostik voll ausgeschöpft wurde. Liegt keine oder nur eine unzureichende Diagnostik des Vertragsarztes vor, muss das Krankenhaus den Patienten abweisen. Positiv gesprochen muss eine eigene Diagnostik des Vertragsarztes vorliegen. Die Verweisung an das Krankenhaus hat der Vertragsarzt

---

60 Urteil des LSG Sachsen-Anhalt vom 27.01.2011, L 4 KR 62/05

61 BSG Urteile vom 17.09.2013, B 1 KR 21/12 R, B1 KR 67/12 und B 1 KR 51/12 R

mit konkreten Fragen zu versehen. Nicht ausreichend ist die bloße Möglichkeit einer sich anschließenden vollstationären Behandlung.

Bei der Prüfung der Erforderlichkeit ist auf den Kenntnisstand des Krankenhausarztes zu Beginn der vorstationären Behandlung abzustellen. Stellt sich erst während der Untersuchung heraus, dass eine vertragsärztliche Diagnostik ausgereicht hätte, geht dies nicht zu Lasten des Krankenhauses.

Die Erforderlichkeit bei nachstationären Behandlungen ist nach Auffassung des 1. Senats des BSG nur zu bejahen[62], wenn es sich um einen „medizinisch geeigneten Fall" handelt. Ein solcher Fall ist gegeben, wenn die Behandlung die Mittel des Krankenhauses erfordert. Der 6. BSG-Senat[63] führt hierzu ergänzend aus, dass ein enger Zusammenhang zur vollstationären Leistung bestehen muss, indem diese sichernd und festigend ergänzt wird oder die Behandlung aus medizinischen Gründen nur im Krankenhaus stattfinden kann. Der 6. BSG-Senat nennt als Beispiele komplizierte große Wunden nach Operationen und problematische Wundheilungsprozesse. Nach Auffassung des BSG ist die Erforderlichkeit der nachstationären Versorgung durch das Krankenhaus gegenüber den Krankenkassen zu begründen. Bei fehlender Begründung der Erforderlichkeit entfällt der Vergütungsanspruch. Die Begründung kann von den Krankenhäusern erst für künftige Fälle gefordert werden sowie für Fälle, die zum Zeitpunkt der neuen BSG-Rechtsprechung noch nicht abgeschlossen waren.

Die Entscheidungen des 1. und 6. Senats des BSG treffen Aussagen über die Voraussetzungen nachstationärer Leistungserbringung im Hinblick auf die Nachsorge von Patienten im Rahmen von Ermächtigungen der Krankenhausärzte. Der 6. Senat vertritt die Auffassung, dass einem Krankenhausarzt eine Ermächtigung nicht erteilt werden kann für Leistungen, die das Krankenhaus unter seiner Verantwortung als nachstationäre Leistungen erbringen könnte und die von der Fallpauschale für den stationären Fall umfasst wären.[64] Eine Leistungserbringung im Rahmen der Ermächtigung ist somit nicht für Behandlungen möglich, die im Nachgang zur stationären Behandlung innerhalb der Grenzverweildauer durchgeführt werden. Der 1. Senat der BSG wiederum entschied, wie oben ausgeführt, dass eine nachstationäre Leistung des Krankenhauses erforderlich sein muss. Ansonsten müsse die Behandlung ambulant erfolgen.[65] Leis-

62 BSG Urteil vom 17.09.2013, B 1 KR 51/12 R

63 BSG Urteil vom 17.07.2013, B 6 KA 14/12 R

64 BSG Urteil vom 17.07.2013, B 6 KA 14/12 R

65 BSG Urteil vom 17.09.2013, B 6 KR 51/12 R

tungen im Anschluss an eine stationäre Krankenhausbehandlung innerhalb der Grenzverweildauer könnten nach dieser Rechtsprechung weder im Rahmen der Ermächtigung (Rechtsprechung 6. Senat) noch im Rahmen der nachstationären Behandlung des Krankenhauses erfolgen, wenn diese auch ambulant erbringbar wären (Rechtsprechung 1. Senat). Im Hinblick auf den Vergütungsanspruch ist in einem solchen Fall die Nachsorge rechtssicher nur durch einen niedergelassenen Vertragsarzt im Rahmen des Sicherstellungsauftrags der KVen erbringbar.

Diese Rechtsprechung hat auch Folgen für Kooperationsmöglichkeiten mit niedergelassenen Vertragsärzten. Nach § 115a Abs. 1 Satz 2 SGB V können Krankenhäuser niedergelassene Vertragsärzte mit der Erbringung vor- und nachstationärer Behandlungen in den Räumen des Krankenhauses oder der Arztpraxis beauftragen. Kernaussage der dargestellten Rechtsprechung ist allerdings, dass für die Behandlung die Mittel des Krankenhauses erforderlich sein müssen. Zudem darf die vertragsärztliche Versorgung nicht ausreichend sein. Für einfache Nachsorgeleistungen, wie z.B. Verbandwechsel, werden nicht die Mittel des Krankenhauses benötigt. Diese Leistungen fallen in den Sicherstellungsauftrag der Vertragsärzte. Daraus folgt weiterhin, dass vor- und nachstationäre Leistungen nicht in den Räumlichkeiten einer Arztpraxis erbracht werden können, da ersichtlich in diesen Fällen nicht die Mittel und Räumlichkeiten des Krankenhauses erforderlich sind. Im Ergebnis sind nur noch Kooperationen in Räumlichkeiten des Krankenhauses möglich, bei denen niedergelassene Vertragsärzte mit den Mitteln des Krankenhauses erforderliche vor- und nachstationäre Leistungen erbringen. Bei allen anderen Kooperationsformen entfällt der Vergütungsanspruch des Krankenhauses.

Die Rechtsprechung des BSG hat außerdem Folgen für die Frage der Zuständigkeit für nachstationäre Leistungserbringung. Die KV behauptete in den letzten Jahren, dass alle Nachsorgeleistungen, die innerhalb der 14-Tages-Frist (§ 115a Abs. 2 Satz 3 SGB V) nach der Entlassung des Patienten von Krankenhäusern erbracht werden können, nachstationäre Krankenhausleistungen gemäß § 115a Abs. 1 Satz 1 Ziff. 2 SGB V sind. Diese Leistungen fielen nicht in den Sicherstellungsauftrag der KV. Dieser Auffassung ist die Rechtsprechung des BSG[66] entgegengetreten. Nachsorgeleistungen, für die Mittel des Krankenhauses nicht erforderlich sind, fallen generell, auch innerhalb der 14-Tages-Frist des § 115a SGB V, in den Sicherstellungsauftrag der KV. Sie sind von niedergelassenen Vertragsärzten zu erbringen.

66 BSG Urteil vom 17.09.2013, B 1 KR 51/12 R und Urteil vom 17.07.2013, B6 K

3.6.4 Fallgestaltungen der gesonderten Abrechenbarkeit der vorstationären Krankenhausbehandlung

§ 115a Abs. 2 Satz 1 SGB V enthält die Regelung, dass die vorstationäre Behandlung auf längstens drei Behandlungstage innerhalb von fünf Tagen vor Beginn der stationären Behandlung begrenzt ist. Nach § 8 Abs. 2 Satz 3 Ziff. 3 zweiter Halbsatz KHEntgG ist eine vorstationäre Behandlung neben der Fallpauschale nicht gesondert abrechenbar. Bisher ging die Rechtsprechung davon aus, dass die vorstationäre Behandlung neben der Fallpauschale gesondert abrechenbar sei, wenn sich die vollstationäre Behandlung außerhalb der 5-Tages-Frist des § 115a Abs. 1 Satz 1 SGB V der vorstationären Leistung angeschlossen hat und diese aus medizinischen Gründen erfolgte.[67] Dieser Auffassung folgt das BSG[68] nicht. Weder die Frist nach § 115a Abs. 2 Satz 1 SGB V noch medizinische Gründe der Verschiebung vollstationärer Behandlung sind für die Auslegung des Abrechnungsausschlusses nach § 8 Abs. 2 Satz 3 Ziff. 3 KHEntgG ausschlaggebend. Handelt es sich bei der vorstationären Behandlung und der anschließenden vollstationären Leistung um einen Behandlungsfall, dann ist nach Rechtsprechung des BSG eine gesonderte Abrechnung neben der Fallpauschale nicht mehr möglich. Ist ein prägender sachlicher Zusammenhang zwischen den Behandlungsepisoden gegeben, dann liegt ein Behandlungsfall vor, der nur durch eine Fallpauschale abrechenbar ist.

Die gesonderte Abrechnung einer vorstationären Behandlung ist somit nur noch möglich, wenn

- die vorstationäre Behandlung mit dem Ergebnis endet, dass eine stationäre Behandlung des Patienten nicht erforderlich ist und daher auch nicht stattfindet oder
- sich an die vorstationäre Behandlung eine vollstationäre Leistung anschließt, die nicht mit einer Fallpauschale vergütet wird (tagesbezogene Entgelte nach BPflV), oder
- ein Zusammenhang fehlt zwischen der vorstationären Leistung und der sich anschließenden vollstationären Behandlung.

---

67 SG Berlin Urteil vom 05.04.2011, S 76 KR 833/10

68 BSG Urteil vom 17.09.2013, B 1 KR 2/12 R

3.6.5 Portimplantation zur Vorbereitung einer Chemotherapie

Das SG Leipzig war mit Urteil vom 16.08.2011[69] zu dem Ergebnis gekommen, dass die Implantation eines Portsystems zur Vorbereitung einer Chemotherapie im Anschluss an eine stationäre onkologische Behandlung generell als nachstationäre Behandlung zu werten sei, für die Krankenhäusern neben der Vergütung für die stationäre onkologische Behandlung keine Vergütung weiterer Behandlungskosten (z.B. aus AOP-Vertrag) zustehe, sofern die Implantation innerhalb der Frist des § 115a Abs. 2 Satz 2 SGB V erfolge. Das Urteil ist nicht rechtskräftig und noch vor dem LSG Sachsen anhängig.[70]

3.7 Leistungen nach dem Tod

Die Leistungspflicht der gesetzlichen Krankenversicherungen endet mit dem Eintritt des Todes des Versicherten. Alle Leistungen, welche danach am Patienten erbracht werden, werden deshalb nicht von diesen finanziert, sondern sind diesem bzw. dessen Hinterbliebenen, hilfsweise von den jeweils zuständigen kommunalen Einrichtungen, soweit keine Angehörigen bekannt sind, zu tragen. Die Fristen für die Anzeige zur Einstandspflicht der Behörden sind zwingend einzuhalten.

Die ärztliche Leichenschau ist in der Bundesrepublik durch entsprechende gesetzliche Regelungen auf Landesebene festgelegt. Die Anforderungen an die ärztlichen Pflichten regelt die AWMF-Leitlinie 054/002 Leitlinien der Deutschen Gesellschaft für Rechtsmedizin: „Regeln zur Durchführung der ärztlichen Leichenschau“. „Nach den Gesetzen bzw. Verordnungen aller Bundesländer muss bei jedem Todesfall eine Leichenschau durch einen Arzt durchgeführt und darüber eine ärztliche Bescheinigung (Todesbescheinigung, Leichenschauschein oder Totenschein = Synonyma) ausgestellt werden.“ (AWMF-Leitlinie Stand 12/2012, Satz 1). Die Vergütung für diese ärztliche Tätigkeit erfolgt nach den Grundsätzen der Gebührenordnung für Ärzte (GOÄ), für Krankenhäuser überwiegend nach dem DKG-NT Bd. 1, soweit durch landesspezifische Regelungen keine anderen Festlegungen getroffen wurden. Für die Abrechnung mit den Unfallversicherungsträgern gilt die UV-GOÄ und ergänzend die Pathologenvereinbarung. Danach gilt, dass der Leiter des pathologischen Instituts die Sektion nach erteilter Kostenübernahme durch den UV-Träger selbst vorzunehmen hat bzw. sich vertreten lassen kann, aber das Gutachten selbst zu erstellen ver-

69 SG Leipzig, Urteil vom 16.08.2011, S 8 KR 191/08

70 LSG Sachsen, L 1 KR 181/11

pflichtet ist. Das Gutachten muss dem UV-Träger innerhalb von vier Monaten nach Auftragserteilung vorliegen. Chemische Untersuchungen sind von einem Chemiker möglichst mit Erfahrungen in der pathologischen Diagnostik durchzuführen. Die notwendigen Untersuchungen sind vor ihrer Durchführung mit dem UV-Träger abzustimmen und die entsprechenden Entgelte zu vereinbaren, da diese nicht Bestandteil der UV-GOÄ und des Pathologenabkommens sind. Die abrechenbaren Leistungen, auch solche, welche zur Abklärung ergänzend erforderlich sind, wurden nicht in die UV-GOÄ aufgenommen. Bei Leichenöffnungen außerhalb des Instituts sind dem Pathologen und ggf. dem Sektionsgehilfen sowie dem Protokollanten Wegegebühren zu zahlen. Die jeweilige Tätigkeit der Gehilfen wird gesondert vergütet, ausgeschlossen ist die ärztliche Assistenz. Die Pathologenvereinbarung findet keine Anwendung für histologische Untersuchungen ohne Zusammenhang zu einer Leichenöffnung. Gesonderte Gebühren sind berechnungsfähig für die Vorbereitung für einen Auslandstransport, für dessen Kosten der UV-Träger aufkommen muss.

Zur Durchführung der Leichenschau ist jeder approbierte Arzt verpflichtet. Die Todesursache ist nach der ICD-10-WHO zu verschlüsseln.

Neben der Leichenschau erbringt das Krankenhaus häufig weitere Leistungen, wie Aufbahrungen, Abschiednahmen und die Aufbewahrung der Verstorbenen. Diese Leistungen können gemäß DKG-NT Bd. 1 oder eines Hausgebührenkataloges abgerechnet werden. Sektionen auf Wunsch der Angehörigen sind zu deren Lasten durchzuführen, Verwaltungssektionen werden von den jeweiligen Kommunen finanziert; Sektionen zur Klärung der Todesursache im Auftrag eines Unfallversicherungsträgers oder der Staatsanwaltschaft sind mit diesen abzurechnen. Die Durchführung von rechtsmedizinischen Untersuchungen muss von den jeweils zuständigen Landesbehörden finanziert werden. Erfolgt die Durchführung einer Sektion im Rahmen des wissenschaftlichen Interesses der behandelnden Krankenhausärzte, ist die Zustimmung der Angehörigen zwingend einzuholen. Eine Abrechnung der erbrachten Leistungen mit einem Dritten ist dann ausgeschlossen.

4 In den Sprechzimmern – ambulante Spezialsprechstunden

Im Krankenhaus bestehen verschiedene rechtliche Formen für die Durchführung von Sprechstunden, welche das Maß der vor- und nachstationären Behandlung überschreiten. Die wohl am häufigsten praktizierte Form ist die vertragsärztliche Sprechstunde aufgrund von Ermächtigungen für spezielle Krankheiten oder Untersuchungs- und Behandlungsmethoden oder wegen drohender Unterversorgung im Sicherstellungsgebiet der zuständigen KV. Daneben hat sich in den letzten Jahren die ambulante spezialfachärztliche Versorgung etabliert. Die meisten Patienten werden aber in den Notfallambulanzen der Krankenhäuser versorgt. Für Universitätskliniken besteht des Weiteren die Möglichkeit der Vorhaltung einer Hochschulambulanz. Psychiatrische Kliniken und Fachkrankenhäuser halten eine Institutsambulanz vor. Neu wurde in den letzten Jahren für Krankenhäuser mit geriatrischen Kliniken die geriatrische Institutsambulanz geregelt.

Für die vorgenannten Ambulanzen gelten aber nicht dieselben Zulassung-, Leistungs- und Abrechnungsbestimmungen. Im Wesentlichen müssen die Regelungen des Vertragsarztrechtes für alle vertragsärztlichen Tätigkeiten im Krankenhaus, die speziellen Regelungen für die ambulante spezialfachärztliche Versorgung und die Sonderregelungen für die Institutsambulanzen an den Krankenhäusern differenziert werden. Vor Beginn der Sprechstunde muss somit der Rechtsrahmen, in welchem die Behandlung erfolgen soll, geklärt sein. Dies ist auch im Zusammenhang mit den Informationspflichten gegenüber dem Kostenträger und dem Patienten von besonderer Bedeutung.

4.1 Vertragsärztliche Tätigkeit

Die vertragsärztliche Tätigkeit ist die Standardform für die ambulante Behandlung und Diagnostik der gesetzlich Krankenversicherten. Die Mehrzahl der Vertragsärzte ist freiberuflich in eigenen Praxen tätig. Mit Einführung der MVZ über § 95 in das SGB V hat aber die Anzahl der angestellten Ärzte deutlich zugenommen. Trotzdem ist der vertragsärztliche Versorgungsbereich den niedergelassenen Ärzten und MVZ vorbehalten und nur in bestimmten Ausnahmefällen erhalten im Krankenhaus angestellte Ärzte eine eingeschränkte Genehmigung zur

Teilnahme. Heute bestimmen die zuständigen KVen nicht mehr einen Chefarzt zur Teilnahme aufgrund seiner Funktion, sondern nur noch, wenn er ein besonderes Leistungsangebot vorhält oder über eine besondere Qualifikation verfügt oder wenn der Bedarf entsprechend dem Sicherstellungsauftrag in der Region sonst nicht gewährleistet wird. Im Laufe der letzten 30 Jahre wurde eine Vielzahl neuer Regelungen in die vertragsärztliche Versorgung aufgenommen, welche den Zugang für den Krankenhausarzt erschweren. Institutsambulanzen auf der Grundlage eines Entscheides einer KV stellen die Ausnahme dar und werden nur noch in Fällen der drohenden Unterversorgung genehmigt. Gleichzeitig wurde der Anspruch an die persönliche Leistungserbringung durch den Vertragsarzt und somit auch durch den im Krankenhaus angestellten vertragsärztlich tätigen Arzt wesentlich konsequenter eingefordert. Die Grundsätze der persönlichen Leistungserbringung können der „Gemeinsamen Stellungnahme von KBV und BÄK – Persönliche Leistungserbringung: Möglichkeiten und Grenzen der Delegation ärztlicher Leistungen" vom 29.08.2008 entnommen werden. Klagen wegen Abrechnungsbetruges wurden durch Krankenkassen eingereicht und prozessual abgeschlossen. Einige Krankenkassen haben eigene Bereiche etabliert, die sich ausschließlich mit der Prüfung des Verdachtes auf Abrechnungsbetrug beschäftigen. Aufgrund der Verknüpfung von Sozialrecht mit Strafrecht und Berufsrecht ist Abrechnungsbetrug kein Kavaliersdelikt, sondern kann die Position des angestellten Krankenhausarztes erheblich gefährden. Zu den relevanten Sachverhalten für den ermächtigten Arzt gehören die Meldung von Abwesenheiten wegen Urlaubs, Krankheit oder Kongressen, die Anzeige der ständigen Vertretung und der konkreten Vertretung für den Abwesenheitszeitraum. Der Vertreter muss über die gleiche Qualifikation wie der Ermächtigungsinhaber verfügen. Die persönliche Durchführung der Sprechstunde ist heute unverzichtbar, wenn nicht das Risiko der Rückforderung ausgezahlter Honorare eingegangen werden soll.

Des Weiteren unterliegen die vertragsärztlichen Ambulanzen der Krankenhausärzte allen Budgetierungsvorschriften der KBV, der jeweiligen KVen und des EBM. Die Abrechnungen unterliegen den gleichen Auffälligkeitsprüfungen wie die der niedergelassenen Ärzte. Sollte einem Krankenhausarzt ein entsprechender Prüfbescheid zugehen, ist dieser immer nicht nur fristgemäß zu bearbeiten, sondern auch umfassend und sorgfältig. Fristversäumnisse sind regelhaft nicht korrigierbar, die präzisierende Nachreichung von Unterlagen ausgeschlossen, wenn Fristen versäumt wurden. Dem Träger des Krankenhauses für die Ermächtigungsambulanz können somit wirtschaftliche Risiken drohen, denn er wird bei einer Rückforderung ggf. in die Haftung einbezogen. Deshalb wird im Folgenden gesondert auf die Prüfungsvorschriften und das entsprechende Vorgehen einzugehen sein. Ein vertragsärztlich tätiger angestellter Krankenhausarzt sollte mindestens verpflichtet sein, alle Prüfungsvorgänge seine Ambulanz betreffend dem Träger im Sinne besonderer Vorkommnisse vorzulegen.

Neben der Abrechnungsprüfung unterliegen sie auch den Verordnungsvorschriften für Arznei- und Verbandstoffe, Heil- und Hilfsmittel sowie Sprechstundenbedarf. Auf der Grundlage der geltenden Vorschriften der §§ 23 bis 29 BMV-Ä sind die KVen, die KBV und die gesetzlichen Krankenkassen verpflichtet, den Vertragsarzt „auch vergleichend über preisgünstige verordnungsfähige Leistungen, einschließlich der jeweiligen Preise und Entgelte, zu informieren sowie nach dem allgemeinen anerkannten Stand der medizinischen Erkenntnisse Hinweise zu Indikation und therapeutischem Nutzen zu geben."[71] Neben der eigentlichen Praxissoftware sollte eine zertifizierte Arzneimitteldatenbank für die Verordnung von Arzneimitteln bei jedem Vertragsarzt zur Verfügung stehen. Die Software soll Informationen über bestehende Rabattverträge sowie weitere Preisvereinbarungen auf der Basis des Wirkstoffes geben. In § 73 Abs. 8 SGB V ist die Bereitstellung der Arzneimitteldatenbank verpflichtend geregelt. Vertragsärzte dürfen allerdings nur eine gemäß der Anlage 23 – Anforderungskatalog für Verordnungssoftware/Arzneimitteldatenbanken zum Bundesmantelvertrag-Ärzte zugelassene Verordnungssoftware/Arzneimitteldatenbank einsetzen. Die korrekte Dokumentation im laufenden Behandlungsfall ist die Grundlage für die Vermeidung von Rückforderungen aus unwirtschaftlichem Verordnungsverhalten.

Auch MVZ und Polikliniken an oder im Krankenhaus unterliegen den Abrechnungsprüfungen. Insofern ist die Erteilung einer Ermächtigung oder Zulassung zur vertragsärztlichen Tätigkeit immer mit anderen Dokumentationsvorschriften verbunden, als für den stationären Krankenhausfall und die vertragsärztlich tätigen angestellten Ärzte müssen sich mit den Anforderungen und Regelungen zu dieser Tätigkeit vor Beginn der Ausübung, spätestens aber mit deren Antritt auseinandersetzen. Der Vertragsarzt muss wissen, auf welcher Rechtsgrundlage wurde Ermächtigung oder Zulassung ausgesprochen, welche Diagnostik und Therapie welcher Krankheitsbilder ist damit möglich, welche Leistungen sind zur Abrechnung genehmigt, welche Pflichten ergeben sich aus der Ausübung.

Von besonderer Bedeutung in der Ausübung vertragsärztlicher Sprechstunden ist die Einhaltung des Datenschutzes. Die KBV veröffentlicht zum korrekten Umgang folgende Dokumente:

---

71 Anforderungskatalog nach § 73 Abs. 8 SGB V für Verordnungssoftware/Arzneimitteldatenbanken Anforderungen an Datenbanken und Software zur Verordnung von Arzneimitteln für Vertragsarztpraxen, Stand 01.04.2012, S. 7

- Informationen zum Datenschutz in der Arztpraxis
- Empfehlungen zur ärztlichen Schweigepflicht, zum Datenschutz und zur Datenverarbeitung in Arztpraxen (Stand: 23.05.2014, PDF, 408 KB)
- Selbsttest für die Praxis: Mein PraxisCheck Informationssicherheit.

Letzteres sollte Bestandteil der Qualitätssicherung in jeder Vertragsarztsprechstunde sein. Die ärztliche Schweigepflicht ergibt sich aus § 9 Abs. 1 der Muster-Berufsordnung für die in Deutschland tätigen Ärztinnen und Ärzte – (MBO-Ä) und § 203 StGB, welcher Verstöße gegen die Schweigepflicht strafrechtlich ahndet. „Sie ist grundsätzlich auch gegenüber anderen Ärzten, Familienangehörigen des Patienten sowie eigenen Familienangehörigen zu beachten. Nach dem Tod des Patienten besteht die ärztliche Schweigepflicht fort.“[72] Ausnahmen von dieser Vorschrift sind nur durch Gesetzesbeschluss möglich. Die am häufigsten zu berücksichtigenden gesetzliche Übermittlungsbefugnisse des Arztes sind wie folgt geregelt:

1. Für den Bereich der vertragsärztlichen Versorgung im SGB V:
    a. zur Übermittlung an die KVen § 294 SGB V,
    b. zum Zweck der Abrechnung § 295 SGB V auch i.V.m. § 106a SGB V,
    c. zum Zweck der Qualitäts- und Wirtschaftlichkeitsprüfung im Einzelfall § 298 SGB V,
    d. zur Übermittlung an die Prüfungsstellen i.S.d. § 106 Abs. 4 Satz 1 SGB V,
    e. zum Zweck der Wirtschaftlichkeitsprüfung § 296 Abs. 4 SGB V,
    f. zur Übermittlung an die Krankenkassen, z.B. zum Zweck der allgemeinen Aufgabenerfüllung, § 294 SGB V,
    g. Mitteilung von Krankheitsursachen und drittverursachten Schäden § 294a SGB V,
    h. Arbeitsunfähigkeitsbescheinigung nach § 284 i.V.m. § 295 SGB V,
    i. zur Übermittlung an den Medizinischen Dienst der Krankenkassen § 276 Abs. 2 SGB V,

72 Deutsches Ärzteblatt, Jg. 111, Heft 21, 23.05.2014, S. A963

2. Infektionsschutzgesetz (§§ 6 ff. IfSG),
3. Krebsregistergesetze der Länder,
4. Röntgenverordnung (§ 17a RöV, § 28 Abs. 8 RöV),
5. Strahlenschutzverordnung (§ 42 StrlSchV),
6. Betäubungsmittelgesetz i.V.m. § 5a BtMVV,
7. Personenstandsgesetz nach § 19 PStG,
8. Gesetz zur Kooperation und Information im Kinderschutz § 4 KKG,
9. SGB VII – Gesetzliche Unfallversicherung §§ 201 ff. SGB VII.

In den Ambulanzen besteht danach keine Informationspflicht an private Krankenversicherungen. Der Versicherte ist Herr seiner Daten und bestimmt, welche Informationen offengelegt werden sollen. Im berufsgenossenschaftlichen Heilverfahren hat der Arzt den UV-Träger „über die Behandlung und den Zustand des Versicherten sowie andere personenbezogene Daten, soweit dies für Zwecke der Heilbehandlung und die Erbringung sonstiger Leistungen einschließlich Überprüfung der Leistungsvoraussetzungen und Abrechnung der Leistungen erforderlich ist“[73], zu informieren. Es besteht somit Informationspflicht, wobei die Offenlegung gegenüber dem Patienten dem UV-Träger vorbehalten ist.

Bei Ermächtigungsambulanzen wird dies häufig auch im Interesse des Patienten nicht auf den eigentlichen Ermächtigungsinhaber beschränkt, sondern auf die Einrichtung ausgeweitet. Dass die Mehrzahl der Patienten damit einverstanden ist, ändert nichts an der Tatsache, dass die Informationsweitergabe ohne explizite Zustimmung des Patienten auch innerhalb des Krankenhauses nicht zulässig ist. Diese Konstellation kann dadurch vermieden werden, dass der Patient bei Behandlungsbeginn der Informationsweitergabe innerhalb des Krankenhauses zur Fortführung seiner Behandlung zustimmt. Die MBO-Ä beschreibt in § 10 Abs. 5 die Anforderungen an die Dokumentation, die Aufbewahrung der Dokumentation und die elektronische Datenverarbeitung.

4.1.1 Auf der Grundlage einer vertragsärztlichen Ermächtigung nach § 116a SGB V i.V.m. § 31 Ärzte-ZV – Unterversorgung

§ 116a SGB V regelt die Ermächtigung bei Unterversorgung wie folgt: „Der Zulassungsausschuss kann zugelassene Krankenhäuser für das entsprechende

73 § 201 Abs. 1 Satz 1 SGB VII

Fachgebiet in den Planungsbereichen, in denen der Landesausschuss der Ärzte und Krankenkassen Unterversorgung nach § 100 Absatz 1 oder einen zusätzlichen lokalen Versorgungsbedarf nach § 100 Absatz 3 festgestellt hat, auf deren Antrag zur vertragsärztlichen Versorgung ermächtigen, soweit und solange dies zur Beseitigung der Unterversorgung oder zur Deckung des zusätzlichen lokalen Versorgungsbedarfs erforderlich ist." „Den Landesausschüssen der Ärzte und Krankenkassen obliegt die Feststellung, dass in bestimmten Gebieten eines Zulassungsbezirks eine ärztliche Unterversorgung eingetreten ist oder in absehbarer Zeit droht."[74] Diese Unterversorgung muss mindestens seit 6 Monaten bestehen, ehe eine solche Ermächtigung beantragt werden kann. Zu berücksichtigen ist immer, dass diese zeitlich befristet ausgesprochen und bei Sicherstellung der Versorgung auch beendet wird. Im Umfang muss die Ermächtigung aber die Versorgungslücke schließen. Besteht eine Unterversorgung in einem fachärztlichen oder hausärztlichen Versorgungsbereich, muss die KV auf Antrag eines Facharztes oder Psychotherapeuten auch eine Ermächtigung mit vollem Leistungsumfang erteilen. In diesen Fällen können dann auch die in den Arztgruppen spezifischen Pauschalen abgerechnet werden.

Die häufigste Form der Ermächtigung nach § 116a SGB V ist die für spezielle Untersuchungsmethoden oder die Behandlung von besonderen Krankheiten. Grundlage ist somit immer der regionale Bedarfsplan. Der Bedarfsplan wird von den zuständigen KVen im Einvernehmen mit den Landesverbänden der gesetzlichen Krankenkassen aufgestellt, von der KV geführt und veröffentlicht. „Der Bedarfsplan hat nach Maßgabe der Richtlinien des G-BA und unter Beachtung der Ziele und Erfordernisse der Raumordnung und Landesplanung auf der Grundlage einer regionalen Untergliederung des Planungsbereiches nach Absatz 2 Feststellung zu enthalten insbesondere über

- die ärztliche Versorgung auch unter Berücksichtigung der Arztgruppen,
- Einrichtungen der Krankenhausversorgung sowie der sonstigen medizinischen Versorgung, soweit sie Leistungen der vertragsärztlichen Versorgung erbringen und erbringen können,
- Bevölkerungsdichte und -struktur,
- Umfang und Art der Nachfrage nach vertragsärztlichen Leistungen, ihrer Deckung sowie ihrer räumlichen Zuordnung im Rahmen der vertragsärztlichen Versorgung,

74 § 100 Abs. 1 Satz 1 SGB V

- für die vertragsärztliche Versorgung bedeutsame Verkehrsverbindungen."[75]

Der Zulassungsausschuss der KV beschließt über einen Ermächtigungsantrag. Dieser kann nach Ärzte-ZV erteilt werden

- gemäß § 31 Abs. 1 Punkt 1 in Verbindung mit § 100 SGB V bei bestehender Unterversorgung,
- gemäß § 31 Abs. 1 Punkt 2 in Verbindung mit § 5 BMV-Ä für die Versorgung eines ausgewählten Personenkreises.

Der Ermächtigungsbeschluss enthält immer die Angabe zur Beschlussgrundlage. Ermächtigungen können des Weiteren ohne Bedarfsprüfung für die zytologische Diagnostik von Krebserkrankungen ausgesprochen werden, wenn der Arzt oder die Einrichtung 6.000 Untersuchungen in der Exfoliativ-Zytologie nachweist und über eine Weiterbildungsermächtigung dafür verfügt, sowie zur Planung der Geburtsleitung nach den geltenden Richtlinien der Mutterschaftsvorsorge. Es besteht aber kein Rechtsanspruch auf die Erteilung der Ermächtigung. „In der ambulanten vertragsärztlichen Versorgung wird der Behandlungsvertrag unmittelbar zwischen dem vertragsärztlichen Leistungserbringer und dem Patienten geschlossen, in der Ermächtigungsambulanz also zwischen dem ermächtigten Arzt und dem Patienten. Daher ist der ermächtigte Arzt nach § 630a Abs. 1 BGB verpflichtet, die Behandlung im Zweifel persönlich zu erbringen. Korrespondierend dazu findet sich eine entsprechende Pflicht zur persönlichen Leistungserbringung auch in § 32a Ärzte-ZV. Eine Vertretung eines ermächtigten Arztes durch einen anderen Arzt ist nur im Rahmen der vertragsarztrechtlichen Schranken des § 32 Ärzte-ZV zulässig. Dieser sieht in Absatz 1 eine Vertretung bis zu drei Monaten nur im Falle von Krankheit, Urlaub, Fortbildung oder Wehrübung sowie bis zu 12 Monaten im Zusammenhang mit einer Entbindung vor. Dauert die Vertretung länger als eine Woche, ist sie der KV mitzuteilen."[76]

4.1.2 Auf der Grundlage einer vertragsärztlichen Ermächtigung nach § 116a i.V.m. § 31 Abs. 2 Ärzte-ZV – bestimmte ärztliche Leistungen

Bei diesen Ermächtigungen handelt es sich immer um vertragsärztliche Tätigkeit, die auf bestimmte Leistungen des EBM beschränkt sind. Die Erteilung der Ermächtigung ist somit eine „Kann-Bestimmung", anders als bei einer drohen-

75 § 12 Abs. 3 Ärzte-ZV

76 Vgl. Hinweise der DKG, Persönliche Leistungserbringung im Krankenhaus, 06.03.2013

den Unterversorgung. Die KVen sind zu einer Bedarfsprüfung vor Erteilung der Ermächtigung verpflichtet. Diese erfolgt regelhaft mittels Befragung der entsprechenden Fachgruppe. Ein Krankenhausarzt kann vor Einreichung des Antrages seinen angestrebten Versorgungsauftrag mit der Fachgruppe der Vertragsärzte kommunizieren und den Versorgungsbedarf klären. Der Ermächtigungsantrag ist zumeist ein Formantrag, dem eine verbale Begründung, diverse persönliche Nachweise (wie Approbationsurkunde, Facharzturkunde und Lebenslauf) sowie eine Übersicht der beantragten Leistungen nach dem EBM beizufügen ist. Der Antrag sollte zwei Monate vor dem geplanten Termin der Aufnahme der Tätigkeit gestellt werden, da die Bearbeitung durch die KV und den Zulassungsausschuss allein üblicherweise 4 Wochen dauert. Die Begründung sollte bereits die Versorgungssituation berücksichtigen. Bei der Einschränkung auf einen bestimmten Patientenkreis sind die entsprechenden Behandlungsdiagnosen nach dem jeweils gültigen ICD-10-GM-Katalog anzugeben. Der Ermächtigungsumfang richtet sich auch auf die Art der Behandlung, d.h. konsiliarisch oder Mit- und Weiterbehandlung bzw. Auftragsleistung. Die arztgruppenspezifischen Pauschalen können, wenn es sich nicht um Auftragsleistungen handelt, nicht beantragt und abgerechnet werden, sondern nur die GOP 01320 bzw. 01321. Bei Ermächtigungen nur zur Ausführung von Auftragsleistungen, z.B. Laboratoriumsdiagnostik oder radiologische Untersuchungen, gelten die Pauschalen der jeweiligen Fachgebiete. Neben den bereits genannten Einschränkungen des Tätigkeitsbereiches kann noch die Zugänglichkeit beschränkt werden. Bei einer Ermächtigung für spezielle Leistungen eines Fachgebietes kann dann die Behandlung häufig nur auf der Grundlage einer Überweisung vom gleichen Facharzt erfolgen. Der Antragsteller sollte dieses Vorgehen bereits bei seinem Antrag berücksichtigen, denn was nicht beantragt wurde, muss nicht genehmigt werden und bei einer ungewollten Einschränkung ist das Widerspruchsverfahren aufwändiger. Bei der Beantragung von arztgruppenspezifischen und arztgruppenübergreifenden allgemeinen Leistungen mit besonderen Anforderungen sind die Nachweise, insbesondere Qualifikations- und Ausstattungsnachweise, die für die Genehmigung der beantragten Leistung vorausgesetzt werden, dem Antrag beizufügen. Die Abrechenbarkeit dieser Leistungen ist erst gegeben, wenn die ergänzende Genehmigung erteilt wurde. Die alleinige Aufnahme in den Ermächtigungsbescheid ist hier nicht ausreichend. Zu den zwingend erforderlichen Anlagen des Antrags gehört die Trägergenehmigung des Krankenhauses. Sie trifft gegenüber der jeweiligen KV keine Aussage darüber, ob die vertragsärztliche Tätigkeit im Rahmen der Dienstaufgaben oder als Nebentätigkeit ausgeübt wird.

Eine Ermächtigung mit der Einschränkung der konsiliarischen Beratung gestattet dem Vertragsarzt nicht die Mitbehandlung, sondern dient allein der diagnostischen Abklärung einer Verdachtsdiagnose. Art und Umfang der zur Klärung notwendigen Leistungen obliegen dem Überweisungsempfänger, soweit der Zulassungsausschuss diese nicht mit Ermächtigungsbeschluss ausschließlich auf alle Leistungen der Grundpauschale sowie den Anhang 1 zum EBM beschränkt hat.

Ausgeschlossen von einer Genehmigung zur Ermächtigung sind alle neuen Untersuchungs- und Behandlungsmethoden. „Neue Untersuchungs- und Behandlungsmethoden im Sinne des § 135 Abs. 1 SGB V dürfen in der vertragsärztlichen Versorgung nur dann angewendet und abgerechnet werden, wenn der G-BA in Richtlinien deren Anerkennung empfohlen hat, die erforderlichen Bestimmungen zur Qualitätssicherung getroffen wurden und sie in den Einheitlichen Bewertungsmaßstab aufgenommen wurden. Nicht anerkannte Behandlungsmethoden sind im Rahmen der vertragsärztlichen Versorgung auch keine verordnungsfähigen Leistungen.“[77]

Der Eintrag im Arztregister ist Voraussetzung für die Aufnahme der vertragsärztlichen Tätigkeit. Für die Eintragung im Arztregister muss neben dem Formantrag auch eine Geburtsurkunde sowie Approbations- und Facharzturkunde im Original vorgelegt werden, ausnahmsweise auch beglaubigte Kopien. Die Eintragung erfolgt immer am Ort der Tätigkeit, kann aber bei Wechsel des KV-Planungsbezirkes auf Antrag übertragen werden.

Ergänzend sei noch auf eine rechtlich umstrittene Festlegung des § 24 Abs. 2 Satz 4 BMV-Ä mit folgendem Wortlaut verwiesen: „Überweisungen durch ermächtigte ärztlich geleitete Einrichtungen und ermächtigte Ärzte sind zulässig, soweit die Ermächtigung dies vorsieht; in der Ermächtigung sind die von der Überweisungsbefugnis umfassten Leistungen festzulegen.“[78] Sollten im Ermächtigungsbeschluss keine Festlegungen zu Überweisungsbefugnissen ausgesprochen worden sein, kann dies zur Ablehnung der Behandlungsübernahme durch den Überweisungsempfänger führen. Diese Vorschrift steht im Widerspruch zu den Anforderungen des § 31 Abs. 7 Ärzte-ZV, welche die Inhalte von Ermächtigungsbescheiden festschreibt. Vorsorglich sollte aber der Ermächtigungsbeschluss auf eventuelle (unzulässige) Einschränkungen der Überweisungsbefugnisse geprüft werden.[79]

---

77 § 12 Abs. 1 BMV-Ä

78 § 24 Abs. 2 Satz 4 BMV-Ä

79 Vgl. dazu Urteil des SG Dresden vom 14.03.2012, S 18 KA 237/11

4.1.3 Anwendung des BMV-Ä und seiner ergänzenden Vorschriften

Der BMV-Ä gilt gemäß § 4 Abs. 1 Satz 3 für alle Vertragsärzte und somit auch für die ermächtigten Krankenhausärzte in vollem Umfang. Damit haben auch alle dem BMV-Ä folgenden Rechtsvorschriften ihre volle Gültigkeit. Die Tätigkeit ist an den genehmigten Standort gebunden. Nebenbetriebsstätten oder die Ausübung der Sprechstunden an einem anderen Ort bedürfen der Genehmigung durch die zuständige KV. Die zuständige KV ist für die Prüfung aller vorgelegten Abrechnungen verantwortlich. Die „Voraussetzung für die Abrechnung von Leistungen gegenüber der KV ist eine Leistungsbeschreibung im Einheitlichen Bewertungsmaßstab, ...“[80]

Die wohl wesentlichste Vorschrift des BMV-Ä für den ermächtigten Krankenhausarzt ist die Vorschrift der persönlichen Leistungserbringung. Verordnungen können nur ausgestellt werden, wenn der Vertragsarzt sich persönlich vom Gesundheitszustand des Patienten überzeugt hat[81]; dies gilt auch für die sogenannten veranlassten Leistungen, wie Krankenhausbehandlung, Krankenpflege und Krankentransporte. Alle Verordnungen müssen medizinisch notwendig sein und mittels der Formulare laut Vordruck- Vereinbarung veranlasst werden. „Die Abgabe von Heilmitteln zu Lasten der gesetzlichen Krankenkassen setzt eine Verordnung durch eine Vertragsärztin oder einen Vertragsarzt voraus.“[82] Die Versicherten sind gemäß § 61 SGB V zuzahlungspflichtig. „Bei Heilmitteln und häuslicher Krankenpflege beträgt die Zuzahlung 10 vom Hundert der Kosten sowie 10 Euro je Verordnung“, d.h. je Rezept. Die Musterformularsammlung in der jeweils aktuellen Fassung kann auf der Homepage der KBV[83] nachgeschlagen werden. Die Ausfüllhinweise sind zu beachten. Verordnungen auf Wunsch des Patienten sind nicht zu Lasten einer gesetzlichen Krankenkasse auszustellen, gleiches gilt bei fehlendem Nachweis der bestehenden gesetzlichen Krankenversicherung. Von besonderer Bedeutung ist die Verordnung von Arznei-, Heil- und Hilfsmitteln, da auch ermächtigte Ärzte vollumfänglich der Budgetierung unterliegen. Für alle Vertragsärzte und somit auch für Ermächtigte gelten die Richtlinien der KBV zur Plausibilitäts- und Wirtschaftlichkeitsprüfung der Abrechnungen.

---

80 BMV-Ä § 2 Abs. 9

81 Vgl. BMV-Ä § 15

82 Richtlinie des Gemeinsamen Bundesausschusses über die Verordnung von Heilmitteln in der in der vertragsärztlichen Versorgung (Heilmittelrichtlinie) in der Fassung vom 20.01.2011/19.05.2011

83 Http://www.kbv.de

Des Weiteren ist der Vertragsarzt auch verpflichtet, seine Sprechzeiten zu veröffentlichen; Abwesenheiten von mehr als einer Woche sind der zuständigen KV ebenso anzuzeigen wie seine Vertretung. Die Abwesenheit beträgt maximal drei Monate innerhalb eines Jahres. Bei Abwesenheiten, welche diesen Zeitraum überschreiten, z.B. Krankheiten, bedarf die Praxisvertretung der Zustimmung durch die zuständige KV. Die Vertretung muss über die gleiche Qualifikation verfügen wie der Ermächtigungsinhaber.

Sprechstundenbedarf

Sprechstundenbedarf für die vertragsärztliche Tätigkeit wird gemäß § 44 BMV-Ä von den gesetzlichen Krankenkassen finanziert. Allerdings wird die Abrechnung regional unterschiedlich geregelt. Einheitlich ist die Verordnung von Sprechstundenbedarf mittels Arzneimittelverordnung (Rezept). Im Kopffeld des Musters M16 ist Sprechstundenbedarf einzutragen. Es dürfen aber wie bei einer patientenbezogenen Verordnung nur drei Produkte je Vordruck verordnet werden. In einigen Bundesländern ist die Versorgung über die Krankenhausapotheke zugelassen. Bei der Verordnung von Sprechstundenbedarf ist dessen Verordnungsfähigkeit zu beachten. Im Zuge des Abrechnungsverfahrens werden zwar diese Produkte refinanziert, aber zu einem späteren Zeitpunkt über die KV als Regress geltend gemacht und entsprechend mit Honorarforderungen aufgerechnet, wenn die Verordnungsfähigkeit nicht gegeben ist. Nicht verordnungsfähig ist der Praxisbedarf. Dieser ist mit den Gebühren für die ärztliche Leistung abgegolten.

Der Sprechstundenbedarf der vertragsärztlichen Sprechstunde muss getrennt von den sonstigen Vorräten für das berufsgenossenschaftliche Heilverfahren und die Privatsprechstunde vorgehalten werden. Die Verordnung von Verbräuchen im Rahmen weiterer ambulanter Sprechstundentätigkeit zu Lasten der GKV ist grundsätzlich unzulässig, da in den entsprechenden Tarifen die Aufwandserstattung patientenbezogen geregelt ist. Die Verordnung zu Lasten der GKV und die gleichzeitige fallbezogene Einzelabrechnung wäre eine Doppelabrechnung und damit Abrechnungsbetrug.

Sprechstundenbedarf wird in den meisten Fällen quartalsweise verordnet. Jeder Vertragsarzt haftet persönlich für die korrekte Ausstellung. Deshalb sind auch bei ermächtigten Krankenhausärzten die Anzeigen von Regressforderungen an diese persönlich gerichtet (Weiteres zu Plausibilitätsprüfungen und Wirtschaftlichkeitsprüfungen s. Kap. 4.2).

Leistungsabrechnung und Datenübermittlungsverpflichtungen

Die Abrechnung der erbrachten Leistungen erfolgt im Rahmen des genehmigten Umfangs über die KVen mittels elektronischer Datenübermittlung per KV-Save-Net. Jeder ermächtigte Arzt erhält einen persönlichen Zugang, in Krankenhäusern kann der Arzt dem Zugriff durch eine dritte Person, zumeist einem Mitarbeiter der Verwaltung, zustimmen. Diese übernehmen für den Arzt die Übermittlung der Daten. Per DTA sind nur die Abrechnungsdaten von GKV-Versicherten zu übermitteln. Die Patienten weisen sich mittels elektronischer Gesundheitskarte aus. Die bis 31.12.2014 gültigen Krankenversichertenkarten sind ab dem 01.01.2015 kein abrechnungsbegründender Nachweis einer Versicherung mehr. Es besteht die Verpflichtung zur Kontrolle; im Zweifelsfall kann zum Nachweis der Legitimation auch die Vorlage eines anderen Ausweisdokumentes verlangt werden. Die Karte muss in die Praxissofteware eingelesen werden. Das Einlesedatum ist ein unveränderbares Datenelement. In den Ermächtigungsambulanzen, die überwiegend nur auf Überweisung zugänglich sind, muss daneben noch der Überweisungsschein erfasst werden. Dabei muss der Überweiser der Facharztgruppe angehören, auf deren Veranlassung der Ermächtigte tätig werden kann. Die Auftragsart und der Überweiser sind in der Praxissoftware zu erfassen, ebenso wie das Ausstellungsdatum. Überweisungen sind 14 Tage in das neue Quartal hinein gültig. Patienten, die ohne Überweisung und/oder Krankenversicherungsnachweis vorstellig werden, sind verpflichtet, dieses innerhalb von zwei Wochen gegenüber dem Behandler nachzuweisen. Unterbleibt dies, ist der Arzt berechtigt, eine Selbstzahlerrechnung auszufertigen. Diese kann bis zum Ablauf des Behandlungsfalles storniert werden, wenn der Patient die entsprechenden Unterlagen nachreicht.

Der Arzt kann Leistungen nur ein Quartal nach der Behandlung abrechnen. Wurden erbrachte Leistungen im Behandlungsfall unvollständig dokumentiert und der Fall bereits zur Abrechnung eingereicht, kann eine Nachberechnung nicht mehr erfolgen. Es gibt grundsätzlich keine Möglichkeit, eine Abrechnung zu stornieren und im Folgequartal korrigiert wieder einzureichen. Nur wenn die Abrechnung durch die KV zur Korrektur zurückgegeben wird, kann diese auch vorgenommen werden. Abrechnungsbelege, die aufgrund fehlerhafter Überweisungsveranlasser abgewiesen wurden, können nicht erneut eingereicht werden, ebenso Belege, für die Leistungen abgerechnet wurden, welche den Ermächtigungsumfang überschreiten, selbst wenn dadurch der Wert der Abrechnung 0,00 EUR beträgt. Durch die KV werden alle Leistungen ersatzlos gestrichen, für welche entweder die notwendigen Qualifikationsnachweise nicht vorgelegt wurden oder welche den genehmigten Umfang überschreiten. Dies gilt selbst für Kostenerstattungen wie Versandkosten und Berichte, wenn diese nicht genehmigt wurden bzw. bei der Antragstellung versäumt wurden zu beantragen. Der Wirtschaftlichkeitsbonus für die Laboratoriumsdiagnostik ist nicht anzusetzen; er wird entsprechend den Ermittlungen der KV durch diese zugesetzt. Ermächtigte Krankenhausärzte dürfen nicht die Grundpauschalen der Fachgruppe abrechnen, sondern die GOP 01320 für Fachärzte für Anästhesiologie, Gynäkologie und Geburtshilfe, Haut- und Geschlechtskrankheiten, Mund-Kiefer- und Gesichtschirurgie und Humangenetik sowie die GOP 01321 für alle anderen Facharztgruppen.

Die Behandlungsnachweise für behandelte Patienten mit einem sonstigen Kostenträger werden nach wie vor mittels der Originalabrechnungsscheine abgerechnet. Auf den begleitenden Fallzahllisten der Praxissoftware werden diese aber zumeist mit ausgewiesen. Zu den sonstigen Kostenträgern gehören das Bundesamt für den Zivildienst, die Bundeswehr, die Freie Heilsfürsorge, der Kommunale Versorgungsverband und alle sozialhilflichen Leistungsträger. Auch wenn an Versicherte sonstiger Kostenträger Krankenversichertenkarten auf der Basis bestehender Verträge zwischen KBV und dem jeweiligen Kostenträger ausgegeben werden und diese sich damit ausweisen, bleibt die Pflicht zum Ausdruck des Abrechnungsscheines und die damit verbundene Unterschrift der Patienten auf diesem unverändert fortbestehen. Soweit die Behandlung ausschließlich auf den Originalüberweisungsscheinen des Kostenträgers erfolgen kann, wie bei der Bundeswehr, ist dieser auch dann einzuholen, wenn in der Ermächtigung kein Überweisungserfordernis festgelegt wurde.

Der überweisende Vertragsarzt ist verpflichtet, den Überweisungsauftrag so spezifisch wie möglich zu formulieren, allerdings dabei dem Recht auf freie Arztwahl zu entsprechen, d.h. es ist auch bei eingeschränktem Überweisungszugang nicht erforderlich den Überweisungsempfänger namentlich zu benennen.

Bestandteil jeder vertragsärztlichen Abrechnung ist die Erklärung zur Abrechnung, welche immer in Papierform abzugeben ist. Mit dieser bestätigt der Arzt, dass er nur Leistungen abrechnet, welche er auch erbrachte, dass er alle Vorschriften zur Abrechnung beachtet hat und alle abrechnungsbegründenden Unterlagen vollständig eingereicht wurden. Er bestätige, dass keine diagnose- oder symptomorientierten Abrechnungsautomatismen angewendet wurden sowie kein programmiertes Hinzufügen der neben dem Gebührensatz für die erbrachten abrechnungsfähigen EBM-Ziffern oder deren Ersetzung durch eine anders bewertete GOP erfolgt ist. Weiterhin bestätige er, dass die Abrechnung sachlich richtig ist und der Leistungsinhalt aller abgerechneten GOP zum Zeitpunkt der Geltendmachung der Honoraransprüche vollständig erbracht worden ist sowie dass für keine der abgerechneten Leistungen eine Vergütung oder sonstige Zuwendung von dritter Seite geleistet wurde. Dies gilt auch für alle über die KV abrechnungsfähigen Leistungen, die Bestandteil von Verträgen der Integrierten Versorgung sind.

Mit der Quartalserklärung teilt der Arzt der KV des Weiteren mit, welche zugelassene Arzneimitteldatenbank und zertifizierte Praxissoftware er hinzugezogen hat. Die Details sind in der Anlage 23 zum BMV-Ä beschrieben. Abgabetermin ist überwiegend der 5. Werktag des Monats, welcher auf das Quartalsende folgt. Die KV prüft die Abrechnung sachlich-rechnerisch innerhalb des der Abrechnung folgenden Quartals. „Rechtlich nicht ordnungsgemäß sind insbesondere Abrechnungen in folgenden Fällen:

- Fehlende Berechtigung zur Leistungsabrechnung,
- Abrechnung nicht oder nicht vollständig erbrachter Leistungen,
- Abrechnung von Leistungen, welche unter Verstoß gegen das Gebot der persönlichen Leistungserbringung erbracht worden sind,
- Ansatz der falschen Gebührennummer,
- Nichtbeachtung der vertraglich vereinbarten Abrechnungsbestimmungen,
- Abrechnung fachfremder Tätigkeit,
- Fehlen der fachlichen und apparativen Voraussetzungen (einheitliche Qualifikationserfordernisse),
- Nichteinhaltung von Qualitätsanforderungen, wenn die Leistungserbringung die erfolgreiche Teilnahme an Maßnahmen der Qualitätssicherung voraussetzt,
- Nichteinhaltung des Überweisungsauftrags zur Auftragsleistung,
- Fehlende ICD- und/oder OPS- Kodierung.“[84]

Während der Prüfung kann die KV im Einvernehmen mit dem Arzt Richtigstellungen an der Abrechnung vornehmen. Dies betrifft Korrekturen an den abgerechneten Leistungsziffern, an den Versichertendaten und ggf. am Überweisungsauftrag. Der Arzt kann diese geänderten Abrechnungsunterlagen noch im Prüfungsquartal, zumeist sehr kurzfristig, wieder vorlegen. Nach Abschluss der Prüfung

84 § 6 Abs. 2 der Richtlinien gemäß § 106a Abs. 6 Satz 1 SGB V („Plausibilitätsprüfung")

können keine Änderungen mehr vorgenommen werden. Im dem Prüfungsquartal folgenden Quartal erhält der Arzt den Honorarbescheid. Dieser ist umfassend zu prüfen, denn es besteht ein Widerspruchsrecht. Der Honorarbescheid enthält alle Informationen über die anerkannten Fallzahlen je Kostenträgerart und je Kostenträger jeweils nach dem IK der Kasse sowie die entsprechende Einzelleistungsaufstellung des Arztes im Vergleich zur Fachgruppe. Diese gibt bereits einen ersten Aufschluss über eine Auffälligkeitsprüfung bei erheblichen Überschreitungen der Vergleichswerte. Bestandteil des Honorarbescheides ist die Aufstellung zu den veranlassten und selbsterbrachten Laboratoriumsuntersuchungen. Diese Übersicht stellt die Ermittlung des Wirtschaftlichkeitsbonus für Laborleistungen dar. Von der Budgetierung der Labordiagnostik sind folgende Indikationen ausgeschlossen:

Kennziffer	Indikation
32005	Antivirale Therapie der chronischen Hepatitis B oder C mit Interferon und/oder Nukleosidanaloga
32006	Erkrankungen oder Verdacht auf Erkrankungen, bei denen eine gesetzliche Meldepflicht besteht, sofern in diesen Krankheitsfällen mikrobiologische, virologische oder infektionsimmunologische Untersuchungen durchgeführt werden, oder Krankheitsfälle mit meldepflichtigem Nachweis eines Krankheitserregers
32007	Vorsorgeuntersuchungen gemäß den Mutterschafts-Richtlinien, soweit die Leistungen nach Kapitel 32 abzurechnen sind, oder prä- bzw. perinatale Infektionen
32008	Anfallsleiden unter antiepileptischer Therapie oder Psychosen unter Clozapintherapie
32009	Anfallsleiden unter antiepileptischer Therapie oder Psychosen unter Clozapintherapie
32010	Genetisch bedingte Erkrankungen oder Verdacht auf diese Erkrankungen, sofern Untersuchungen nach den Gebührenordnungspositionen 11310 bis 11312, 11320 bis 11322 sowie der Gebührenordnungspositionen des Abschnitts 11.4 durchgeführt werden
32011	Therapiepflichtige hämolytische Anämie, Diagnostik und Therapie der hereditären Thrombophilie, des Antiphospholipidsyndroms oder der Hämophilie
32012	Tumorerkrankung unter parenteraler tumorspezifischer Behandlung oder progrediente Malignome unter Palliativbehandlung
32013	Diagnostik und Therapie von Fertilitätsstörungen, soweit die Laborleistungen nicht Bestandteil der Gebührenordnungspositionen 08530 bis 08561 sind
32014	Substitutionsgestützte Behandlung Opiatabhängiger
32015	Orale Antikoagulantientherapie

Kennziffer	Indikation
32016	Präoperative Labordiagnostik vor ambulanten oder belegärztlichen Eingriffen in Narkose oder in rückenmarksnaher Regionalanästhesie
32017	Manifeste angeborene Stoffwechsel- und/oder endokrinologische Erkrankung(en) bei Kindern und Jugendlichen bis zum vollendeten 18. Lebensjahr oder Mukoviszidose
32018	Chronische Niereninsuffizienz mit einer endogenen Kreatinin-Clearance < 25 ml/min
32019	Erkrankungen unter systemischer Zytostatika-Therapie und/oder Strahlentherapie
32020	HLA-Diagnostik vor und/oder Nachsorge unter immunsuppressiver Therapie nach allogener Transplantation eines Organs oder hämatopoetischer Stammzelle
32021	Therapiebedürftige HIV-Infektionen
32022	Manifester Diabetes mellitus
32023	Rheumatoide Arthritis (PCP) einschl. Sonderformen und Kollagenosen unter immunsuppressiver oder immunmodulierender Langzeit-Basistherapie

Tab. 24 Kennziffern Ausschluss Laborbudgetierung

Die Kennnummern sind immer auf dem Laborüberweisungsschein Muster M10 anzugeben, fehlt diese, werden die Anforderungen voll umfänglich in die Budgetierung einbezogen. Wenn ein Arzt eine Ermächtigung für die Behandlung von HIV/AIDS- Patienten hat und seine Laborabrechnung eine Überschreitung des Budgets im Speziallabor ausweist, sind die Meldungen der Praxisbesonderheiten und die Angabe der Kennziffer 32021 sehr wahrscheinlich unvollständig.

Die Kennziffern für die Laboratoriumsdiagnostik müssen ebenfalls auf den eigenen Abrechnungsbelegen gleichlautend dokumentiert sein. Als Faustregel gilt zunächst, dass sobald Laborleistungen erbracht, veranlasst oder überwiesen werden, die Ausnahmekennziffern auf dem Behandlungsschein zur Kennzeichnung ebenso aufzutragen sind wie auf dem Anforderungsbeleg. Insbesondere die Harmonisierung der Angabe der Ausnahmekennziffern ist zwingend erforderlich.

Die abrechnungsbegründenden Unterlagen müssen für einen Zeitraum von vier Jahren für ggf. angezeigte sachlich-rechnerische Richtigstellungen und zwei Jahre für die Wirtschaftlichkeitsprüfungen vorgehalten werden.

4.1.4 Auf der Grundlage einer Zulassung nach § 95 bzw. § 311 SGB V

§ 311 SGB V hat in den Jahren seit der Wiedervereinigung vielfache Änderungen und Fortschreibungen erfahren, aber in den neuen Bundesländern bestehen nach wie vor Polikliniken bzw. Gesundheitseinrichtungen in kommunaler, staatlicher oder freigemeinnütziger Trägerschaft nach dem alten Modell aus dem Einigungsvertrag. Diese haben auf der Grundlage der gesetzlichen Regelungen des § 311 SGB V einen Bestandsschutz in ihrer ärztlichen Besetzung zum 31.12.2003. Die Ärzte dieser Einrichtungen nehmen an der vertragsärztlichen Versorgung im Umfang eines niedergelassenen Arztes teil, haben deren Rechte und Pflichten, einschließlich der Teilnahme am kassenärztlichen Bereitschaftsdienst. Die Arztsitze können bei Bedarf mit Fachärzten des gleichen Fachgebietes nachbesetzt werden. Bei einer Nachfolgeregelung unterliegt diese häufig den Regelungen für Jungfachärzte, d.h. mit abgesenkten Regelleistungsvolumen. Die Vergütung der erbrachten Leistungen erfolgt innerhalb der Fachgruppe. Sie unterliegen allen internen Budgetierungen des EBM bzw. des Honorarverteilungsmaßstabes der zuständigen KV. Soweit vergeben, wird ihnen eine Regelleistungsvolumen zugeteilt.

Mit der Erweiterung des § 95 des SGB V zum 01.01.2004 wurde eine neue Versorgungsebene in den vertragsärztlichen Bereich eingeführt. War die ambulante Behandlung bis dato dem freiberuflichen niedergelassenen Facharzt und dem ermächtigten Krankenhausarzt vorbehalten, wurde die Gründungsmöglichkeit von MVZ eröffnet. „Medizinische Versorgungszentren sind fachübergreifende ärztlich geleitete Einrichtungen, in denen Ärzte, die in das Arztregister nach Absatz 2 Satz 3 eingetragen sind, als Angestellte oder Vertragsärzte tätig sind. Der ärztliche Leiter muss in dem medizinischen Versorgungszentrum selbst als angestellter Arzt oder als Vertragsarzt tätig sein; er ist in medizinischen Fragen weisungsfrei."[85] In einem MVZ können somit sowohl Vertragsärzte als auch angestellte Ärzte tätig werden. Die Gründung eines MVZs bedarf immer mindestens zweier verschiedenerer Facharztgruppen, wobei die Gründung versagt wird, wenn der eine Facharzt dem hausärztlichen Versorgungsbereich zugeordnet wird und der zweite dem psychotherapeutischen, aber zu bejahen ist, wenn zwei internistische Fachärzte einbezogen werden, von denen nur einer fachärztlich tätig wird. Der Qualifikationsvorbehalt muss beachtet werden. Der Träger des MVZ übernimmt mit der Gründung und in der Folge mit dem Betrieb eines MVZ alle Rechte und Pflichten der Vertragsärzte. Die umfassende Kenntnis aller damit verbundenen Rechtsvorschriften, gültigen Richtlinien und Beschlüsse des Gemeinsamen Bundesauschusses sowie der KBV ist Voraussetzung für den

85 § 95 Satz 2 und 3 SGB V

erfolgreichen Betrieb. Insbesondere die genauen Kenntnisse über abrechnungsfähige Leistungen, deren Voraussetzungen und ergänzende Versorgungsmöglichkeiten im Rahmen der Regelleistungsvolumina sichert die Erlöse und vermeidet Abrechnungsfehler.

Mit dem Vertragsarztrechtsänderungsgesetz erhielten Vertragsärzte auch die Möglichkeit, neben der vertragsärztlichen Tätigkeit als angestellte Ärzte u.a. im Krankenhaus tätig zu werden. Damit wurde die Möglichkeit der Anstellung im MVZ und im Krankenhaus eröffnet. Vertragsarztsitze können auch geteilt werden. Somit muss die Anstellung im MVZ nicht einer Vollzulassung entsprechen.

Bei einer Vollanstellung im Krankenhaus kann ein Arzt 13 Stunden im MVZ tätig werden, bei einer hälftigen Anstellung 26 Stunden. Gemäß § 51 Bedarfsplanungsrichtlinie Ärzte des G-BA erfolgt die Anrechnung auf den Vertragsarzt. Der Vertragsarzt kann für die Zeit der Anstellung im Krankenhaus o.a. Einrichtungen den hälftigen Teil der Zulassung ruhend stellen lassen.

Anrechnungsfaktoren nach Bedarfsplanungsrichtlinie		Anrechnungsfaktor
Hausärzte mit weiterer fachärztlicher Tätigkeit		0,50
Angestellte Ärzte	Vertraglich vereinbarte Arbeitszeit	
	bis zu 10 Stunden pro Woche	0,25
	über 10 bis 20 Stunden pro Woche	0,50
	über 20 bis 30 Stunden pro Woche	0,75
	über 30 Stunden pro Woche	1,00

Tab. 25 Anrechnungsfaktoren

Dies gilt auch für Zulassungen des MVZ. „Auch im MVZ des Krankenhauses gelten die voranstehenden vertragsarztrechtlichen Grundsätze zur persönlichen Leistungserbringung. Daher dürfen auch im MVZ Leistungen nur durch Ärzte erbracht werden, die dazu legitimiert sind, also nur Ärzte mit einer Anstellungsgenehmigung des Zulassungsausschusses der KV nach § 95 Abs. 2 Satz 7 SGB V, genehmigte Weiterbildungsassistenten und Vertreter nach § 32 Ärzte- ZV. Die Abrechnung von Leistungen, die unter Verstoß der voranstehenden Normen nicht persönlich erbracht wurden, ist unzulässig.“[86]

86 Vgl. Hinweise der DKG, Persönliche Leistungserbringung im Krankenhaus, 06.03.2013

Zulassung, Rechtsform und Struktur des MVZ

„Die Zulassung ist der umfassende, statusbegründete Akt für die Berufsausübung des Arztes und des Psychotherapeuten im System der vertragsärztlichen Versorgung. Die gesetzliche Grundlage ergibt sich aus dem Sozialgesetzbuch und der Ärzte-Zulassungsverordnung (Ärzte-ZV). Mit der Zulassung erwirbt der Arzt sowie der Psychotherapeut die Zuständigkeit für die ambulante ärztliche bzw. psychotherapeutische Versorgung der Versicherten, somit ein Recht und auch eine Pflicht in der vertragsärztlichen Versorgung."[87] Der Antrag auf die Erteilung der Zulassung ist üblicherweise ein Formantrag mit Angabe der örtlichen Betriebsstätte, welcher von der KV bereit gestellt wird, in deren Verantwortungsbereich die Zulassung ausgeübt werden soll. Die örtliche Betriebsstätte ist der Ort, an dem das MVZ betrieben werden soll. Dem Zulassungsantrag für das MVZ sind der Gesellschaftsvertrag und die Anstellungsverträge für die Ärzte beizufügen. Auch bei einer Nachfolgebesetzung gehört der Anstellungsvertrag immer zu den Antragsunterlagen. Aus dem Anstellungsvertrag muss der Umfang der Anstellung hervorgehen. Der Gesellschaftsvertrag gibt Auskunft über die Organisationsform des MVZ. Zulässige Organisationsform ist für ein MVZ die Gesellschaft Bürgerlichen Rechts, die Partnerschaftsgesellschaft bzw. die GmbH. Der Gründungszweck soll immer die Sicherstellung der ambulanten vertragsärztlichen/vertragspsychotherapeutischen Versorgung sein. Der ärztliche Leiter muss namentlich benannt und mindestens einer der Geschäftsführer oder Vorstandsmitglied sein. Die gewählte Gesellschaftsform ist zumeist die GmbH, da hier die Haftungsbeschränkung auf das Gesellschaftsvermögen beschränkt ist, aber das Arzthaftungsrecht wird davon nicht berührt, ebenso wenig die strafrechtliche Verantwortlichkeit des einzelnen behandelnden Arztes, da diese sich immer nur gegen eine Person richten kann. „Die ärztliche Leitung hat in erster Linie die Sicherstellung und Wahrnehmung der vertragsärztlichen Pflichten zu gewährleisten. Grundsätzlich umfasst die ärztliche Leitung daneben die medizinische Organisation und ärztliche Aufsicht."[88] Die Aufgaben sind somit einem Chefarzt einer Klinik vergleichbar unter Wahrung der ärztlichen Weisungsfreiheit der weiteren im MVZ angestellten Ärzte. Die Einhaltung der Grenzen der einzelnen im MVZ zugelassenen Fachgebiete ist sicherzustellen. Somit gehört die Einhaltung aller Hygiene-, Röntgen- und Dokumentationsvorschriften auch zu seinem Aufgabengebiet. Einem Zulassungsantrag ist zu entsprechen, soweit für diesen Versorgungbereich keine Zulassungsbeschränkungen gelten. Dies gilt analog für ein MVZ.

---

87 Http://www.kvmv.info/aerzte/27/74/

88 Frankfurter Schriften Band 8, Das Medizinische Versorgungszentrum, rechtliche, wirtschaftliche und steuerlich Grundlagen, 2004, S. 24

Ein im MVZ angestellter Facharzt für Orthopädie und Unfallchirurgie kann auf Antrag beim zuständigen Landesverband der Berufsgenossenschaften als Durchgangsarzt bestellt werden, wenn er die fachlichen Anforderungen erfüllt und das MVZ die infrastrukturellen Voraussetzungen gewährleistet.

In ein MVZ dürfen auch weitere nichtärztliche Berufsgruppen, wie Physiotherapeuten, Logopäden, Orthopädietechniker und Orthoptisten aufgenommen werden. Keinen Einschränkungen unterliegt die Anstellung oder Beschäftigung von Privatärzten bzw. die Zusammenarbeit mit diesen auf der Grundlage von Kooperations- und Nutzungsverträgen.

Das MVZ kann bei der zuständigen Landesärztekammer die Weiterbildungsermächtigung für die jeweiligen Fachgebiete beantragen und damit an der Aus- und Weiterbildung von Fachärzten mitwirken. Dies kann insbesondere für die Durchführung kleiner chirurgischer Eingriffe, die nicht im Katalog der stationsersetzenden Maßnahmen aufgeführt sind, von wirtschaftlichem Interesse der Einrichtung sein. Die Anstellung von Ärzte in Weiterbildung im Fachgebiet Allgemeinmedizin wird auf der Grundlage der Vereinbarung zur Förderung der Weiterbildung in der Allgemeinmedizin in der ambulanten und stationären Versorgung zwischen der Deutschen Krankenhausgesellschaft (DKG), der KBV und dem Spitzenverband Bund der Krankenkassen (GKV-Spitzenverband) durch die regionalen KVen gefördert.

Anwendung BMV-Ä und seiner ergänzenden Vorschriften

Für alle in einem MVZ oder einer § 311er Einrichtung tätige Ärzte gelten alle Regelungen des BMV-Ä sowie die ihn ergänzenden Vereinbarungen und Regelungen vollumfänglich wie für jeden freiberuflichen Vertragsarzt. So können sie auch Leistungen nach ergänzenden bundesweiten oder regionalen Vereinbarungen erbringen, wie zum Beispiel der Onkologievereinbarung, die dem ermächtigten Arzt nicht zugänglich sind. Grundsätzlich sind sie berechtigt, an den speziellen Programmen zur Versorgung von chronisch Kranken im Rahmen der DMP oder an der ASV nach § 116b SGB V teilzunehmen. Es gelten die Grundsätze der persönlichen Leistungserbringung. Im MVZ dürfen nur Ärzte mit „einer Anstellungsgenehmigung des Zulassungsausschusses der KV nach § 95 Abs. 2 Satz 7 SGB V, genehmigte Weiterbildungsassistenten und Vertreter nach § 32 Ärzte-ZV“[89] tätig werden. Nur diese erbringen abrechenbare Leistungen im Sinne des EBM. Davon unberührt sind privatärztliche Behandlungen oder die Versorgung von Arbeitsunfallverletzten.

---

89 Vgl. Hinweise der DKG, Persönliche Leistungserbringung im Krankenhaus, 06.03.2013

Die angestellten Ärzte unterliegen grundsätzlich den Vorschriften zur Bildung von Regelleistungsvolumina. Diese werden quartalsweise auf der Grundlage der Leistungsdaten des Vergleichsquartales des Vorjahres durch die zuständige KV festgelegt und dem Vertragsarzt mitgeteilt. Gegen den Bescheid kann die Einrichtung Widerspruch einlegen.

Das MVZ kann auf Antrag Nebenbetriebsstätten zur Sicherstellung der vertragsärztlichen Versorgung in unterversorgten Gebieten stellen. Bietet das MVZ Leistungen des ambulanten Operierens an, sind alle strukturellen und personellen Anforderungen zu erfüllen. Das MVZ kann dazu auch mit einem Krankenhaus kooperieren.

Das MVZ kann durch Kauf von Arztpraxen die Anzahl der Zulassungen erhöhen. Für Ambulanzen nach § 311 SGB V ist dies strittig, da diese nicht die Erfordernisse der Rechtsform wie ein MVZ haben und eine Bestandssicherung im Gesetz verankert ist. Aus der Bestandsklausel leiten einige KVen ab, dass eine Erweiterung grundsätzlich ausgeschlossen ist.

Leistungsabrechnung und Datenübermittlungsverpflichtungen

Die Abrechnung der vertragsärztlichen Leistungen des MVZ unterliegt den Regelungen des EBM und folgt im Wesentlichen den Vorschriften für Gemeinschaftspraxen. Die vertragsärztlichen Leistungen sind über die KV abzurechnen und werden von dieser auch aus der Gesamtvergütung für vertragsärztliche Behandlungen finanziert. Grund- und Versichertenpauschale richten sich nach der Fachrichtung, für welche die Zulassung des Arztes erteilt wurde. Einige KVen haben im HVM besondere Regelungen zur Anrechnung der Grund- und Versichertenpauschalen in MVZ aufgenommen, welche eine Beschränkung des Punktwertes beinhalten kann. Aus dem fachgebietsbezogenen Kapiteln des EBM dürfen nur Gebührenziffern abgerechnet werden, soweit diese Fachrichtung im MVZ vertreten ist, d.h. hausärztliche Leistungen können nur abgerechnet werden, wenn im MVZ auch mindestens ein Arzt als Hausarzt tätig und zugelassen ist. Davon abweichend können die speziellen Leistungen des Fachgebietes Innere Medizin auch dann nebeneinander abgerechnet werden, wenn Ärzte mit verschiedenen Schwerpunkten zugelassen sind. Erbringt das MVZ Leistungen des ambulanten Operierens sind die Ausschlussregelungen bezüglich der Abrechnung von GOP 02300 bis 02302 neben GOP 05330 und 05331 sowie der Leistungen gemäß Abschnitt 31.2 und Abschnitt 31.5.3 für das MVZ aufgehoben, wenn die Leistungen durch zwei Fachärzte unterschiedlicher Fachrichtung, hier Operateur und

Anästhesist, erbracht wird.[90] Versandkosten dürfen innerhalb des MVZ nicht berechnet werden, auch dann nicht, wenn der Versand zwischen unterschiedlichen Betriebsstätten erfolgt.

Die Übermittlung der Behandlungsdaten und der damit verbundenen Gebührenziffern erfolgt auf elektronischem Weg, vgl. Kapitel 4.1.3. Behandlungen zu Lasten von Sonderkostenträgern werden auf den entsprechenden Abrechnungsscheinen, welche im Original einzureichen sind, abgerechnet. Das MVZ erhält für die zu erwartenden Honoraransprüche monatliche Abschlagszahlungen. Diese orientieren sich an den erzielten Honoraren der Vorquartale.

Privatärztliche Leistungen sind auf der Grundlage der GOÄ zu berechnen, Leistungen des berufsgenossenschaftlichen Heilverfahrens nach der UV-GOÄ, vgl. entsprechende Kapitel.

Das MVZ muss in seiner Gänze steuerlich betrachtet werden. Unterschiedliche Rechtsformen und unterschiedliche Leistungsspektren ziehen derzeit auch steuerliche Unterschiede nach sich. Die steuerlichen Aspekte sollten jährlich überprüft werden.

4.1.5 Honorarverteilungsmaßstab und Honorarbescheid für Vertragsärzte

Die Vergütung für die erbrachten Leistungen erfolgt auf der Grundlage des Honorarverteilungsmaßstabes (HVM) der zuständigen KV. Letztlich durch die Neuerungen des EBM zum 01.01.2014 wurde diese Rationalität noch gestärkt, d.h. die Prüfung muss unter Einbeziehung der regionalen HVM erfolgen. Dieser wird durch die Vertreterversammlung auf der Basis des § 87b SGB V nach Erzielung des Einvernehmens mit den Landesverbänden der gesetzlichen Krankenkassen verabschiedet. Grundlage dafür ist die von den Krankenkassen gezahlte morbiditätsbedingte Gesamtvergütung (MGV) für die vertragsärztlichen notwendigen Behandlungen und der mit der KV vereinbarte Punktwert. Der HVM ist somit ein Verteilungsschlüssel in der Verantwortung der KVen. Er definiert im Besonderen seinen Anwendungsbereich, die Bildung von Vergütungsvolumina und die ggf. erforderlichen Übergangsregelungen für die Bildung der Grundbeträge der Vergütungsvolumina, Festlegungen zu Vorwegabzüge im hausärztlichen und fachärztlichen Vergütungsvolumen sowie die Aufteilung der RLV, die Vergütungen für den Bereitschaftsdienst, die Verteilungsvolumen auf die Vergleichsgruppen und die Vorschriften zur Leistungssteuerung. Die Leistungssteuerung erfolgt auf der Grundlage von Regelleistungsvolumen (RLV) und qualifikationsgebundenen

90 Vgl. EBM, Allgemeine Bestimmungen, Pkt. 5.1

Zusatzvolumen (QZV). In den meisten KVen wird die Vergütung der psychotherapeutischen Leistungen für Ärzte und Psychotherapeuten sowie für die ermächtigten Ärzte gesondert geregelt. Auf dieser Grundlage werden quartalsweise die Fallwerte je Fachgruppe der RLV und der QZV ermittelt. Welche Leistungen im Einzelnen dem QZV zuzuordnen sind, obliegt der Entscheidung der Vertreterversammlung. Nicht der MGV unterliegen alle Vergütungsansprüche aus selektiven oder regionalen Versorgungsvereinbarungen, wie Verträge zu Modellvorhaben nach §§ 63 und 64 SGB V, Strukturverträge gemäß § 73a SGB V, Verträge zur hausarztzentrierten Versorgung gemäß § 73b SGB V, Verträge über eine besondere ambulante ärztliche Versorgung gemäß § 73c SGB V, Vereinbarungen über strukturierte Behandlungsprogramme bei chronischen Krankheiten gemäß §§ 137f bis g SGB V und Verträge zur integrierten Versorgung gemäß §§ 140a bis h SGB V, d.h. diese Behandlungsformen bedingen keine mengenbegrenzte Vergütung, sondern stellen außerbudgetäre Vergütungen dar.

Jeder Vertragsarzt erhält von der zuständigen KV einen Honorarbescheid mit folgenden Bestandteilen:

- Deckblatt mit der Zusammenfassung der abgerechneten Fälle nach Kostenträgerart mit Gesamtsumme Honorar, erfolgten Abschlagszahlungen, vereinnahmten Zuzahlungen, Richtigstellungen bzw. Verrechnungen nach Rückforderungen und die sich daraus ergebende Restzahlung,
- die Rechtsbehelfsbelehrung insbesondere der Vorbehalt eines Prüfverfahren,
- die Honoraraufstellung nach Leistungsquartal, Kostenträger, Kennzeichen der Leistungsteuerung (Regelleistungsvolumen, qualifikationsgebundenen Zusatzvolumen bzw. frei), die entsprechende Honorargruppe (Facharztgruppenzuordnung), das Leistungskennzeichen, die Honorarsumme sowie die Zuordnung zur Buchungsnummer auf dem Deckblatt,
- patientenbezogene Richtigstellungen zur Abrechnung mit Grund für die Berichtigung, insbesondere bei Ermächtigungen für spezielle Leistungen die Überschreitungen des Leistungsspektrums oder der Zugänglichkeit,
- die Aufstellung über den Labor- Wirtschaftlichkeitsbonus unter Ausweisung budgetierter und unbudgetierter Laborleistungen,
- die Aufstellung über die Einhaltung des RLV, soweit dieses erteilt wurde,
- die Aufstellung der im Einzelnen abgerechneten Leistungen.

Die unbudgetierten Laborleistungen ergeben sich aus der Summe der mittels Indikationsschlüssel als Praxisbesonderheiten angeforderten Untersuchungen. Einige KVen fügen dem Honorarbescheid eine Übersicht der Fallzahlvergleiche, Fallzahlen der Praxis zu Fallzahlen der Prüfgruppe, sowie deren Abweichungen bei. Zumeist wird zu dieser Einzelaufstellung eine Zusammenfassung nach entsprechenden Leistungsgruppen mit Vergleich der Fallwerte der Praxis und der Facharztgruppe beigelegt. Diese Darstellung dient der frühzeitigen Erkennung von relevanten Abweichungen zwischen den eigenen Leistungsabrechnungen und denen der Prüfgruppe. Die meisten KV fügen des Weiteren dem Honorarbescheid eine erste Übersicht zum Verordnungsverhalten an Arznei-, Heil- und Hilfsmittel und Sprechstundenbedarf bei, die sogenannte Arzneimittel-Schnellinformation. Dargestellt werden die Verordnungen im Vergleich zur eigenen Fachgruppe für die umsatzstärksten Arzneimittel. Auch diese Aufstellung ist im Vergleich mit der Fachgruppe und bei relevanten Überschreitungen ein Indiz für eine mögliche Prüfung. Gleichzeitig spiegelt sie aber auch die Meldung von Praxisbesonderheiten wider.

Auf dem Honorarbescheid werden u.a. folgende Abkürzungen verwendet, welche Auskunft über die Vergütungshöhe geben:

- RLV = Rechtsgrundlagen: § 87b SGB V i.V.m. den Beschlussfassungen des (Erweiterten) Bewertungsausschusses ist das Regelleistungsvolumen je Arzt, aber die Zuweisung erfolgt praxisbezogen und wird je Quartal auf der Grundlage der Leistungen des Vergleichsquartals des Vorjahres festgelegt;
- QZV = qualifikationsgebundenen Zusatzvolumen.

Das RLV und das QZV bilden ein Gesamtvolumen. Leistungen oberhalb des RLV/QZV-Budgets werden entsprechend Honorarverteilungsmaßstab abgesenkt vergütet. Die Berechnung des Punktwertes für diese Leistungen ist erst mit Abschluss aller Abrechnungen durch die KV ermittelbar. Es bestehen in den meisten KVen Sonderregelungen für Jungärzte für eine Übergangszeit von 3 Jahren. Diese sind bei der Kalkulation der erwarteten Vergütungen zu berücksichtigen. Daneben haben die KVen die Möglichkeit Fachgruppen grundsätzlich von der RLV-/QZV-Budgetierung auszuschließen. Dies sind zumeist Nichtvertragsärzte im Notfall, somit auch die Notfallambulanzen an Krankenhäusern, ermächtigte Ärzte und Psychotherapeuten, ermächtigte Krankenhäuser und Institutsambulanzen, Fachärzte für Strahlentherapie, Fachärzte für Pathologie und Neuropathologie und Fachärzte für Laboratoriumsmedizin, Mikrobiologie und Transfusionsmedizin. Vertragsärzte in MVZ und Polikliniken unterliegen den Vorschriften zur Bildung von RLV und QZV, soweit sie nicht einer der vorgenannten Facharztgruppen angehören.

Nach der Prüfung des Finanzbuchhaltungsbelegs (Kontoblatt oder Zusammenfassung) sind auch die Anlagen zum Honorarbescheid zu prüfen, insbesondere die Aufstellung der nicht anerkannten oder korrigierten Leistungen, die sachliche Richtigstellungen. Auf dieser Übersicht werden alle von der KV vorgenommen Änderungen der Abrechnung, wie Streichung wegen unzulässiger Abrechnung, Berechnung von Höchstwerten, Absetzung wegen unzulässigen Nebeneinanderabrechnungen, etc. detailliert fallbezogen dargestellt. Hier sind insbesondere die Streichungen zu prüfen.

Arzneimittelregresse aus fehlerhaften oder unzulässigen Verordnungen kann die Krankenkasse bei der KV innerhalb einer Frist von 12 Monaten nach Ausstellung der Verordnung geltend machen, wenn diese die nach § 51 BMV-Ä vorgeschriebenen Bagatellgrenze in Höhe von 30 EUR je Quartal und Vertragsarzt überschreitet. Landesvertraglich können andere Bagatellgrenzen vereinbart werden. Die KV prüft die Forderung auf ihre Rechtmäßigkeit, holt eine Stellungnahme des betroffenen Arztes ein und teilt dem Vertragsarzt die Entscheidung mittels eines rechtsbehelfsfähigen Bescheides mit. Der Vertragsarzt erhält die Information auch dann, wenn die Forderung bereits durch die KV abgelehnt wurde. Automatisch erfolgt im nächstmöglichen Quartal die Verrechnung mit laufenden Honorarforderungen des Arztes, soweit dieser nicht mittels Klage mit aufschiebender Wirkung dem widerspricht. In diesen Fällen ist ein Widerspruch bei der Beschwerdestelle nicht zulässig. Bei Eingang des Honorarbescheides muss deshalb geprüft werden, ob zum einen diese Rückforderung tatsächlich anerkannt und zum anderen in der richtigen Höhe angesetzt wurde. Gegen den Honorarbescheid kann der Vertragsarzt Widerspruch einlegen und sollte dieser erfolglos bleiben, Klage beim zuständigen Sozialgericht erheben.

4.2 Prüfungsvereinbarungen und Prüfungsbescheid für Vertragsärzte

Die Wirtschaftlichkeits- und Plausibilitätsprüfungen der Vertragsärzte basiert auf den Vorschriften der §§ 106 und 106a SGB V in Verbindung mit §§ 46 bis 49 BMV-Ä und den Richtlinien gemäß § 106a Abs. 6 Satz 1 SGB V („Plausibilitätsprüfung“) sowie den Richtlinien gemäß § 106 Abs. 2 Satz 1 Nr. 2 SGB V („Zufälligkeitsprüfung“) und gilt für Vertragsärzte mit einer Zulassung nach §§116 und 116a SGB V, Medizinische Versorgungszentren nach § 95 SGB V und Ambulanzen nach § 311 SGB V. Die gemeinsamen Richtlinien der KBV und des GKV-SV werden durch regionale Vorschriften der KVen ergänzt. Bei relevanten Überschreitungen der Vergleichsgruppe der Fachärzte drohen Regresse wie bei Vertragsärzten in eigener Niederlassung. Die Anzeige von Praxisbesonderheiten ist deshalb auch für Krankenhausärzte ein zwingendes Muss. Wenn ein Krankenhausarzt eine Ermächtigung für die Durchführung z.B. einer immunologischen Spezialsprechstunde hat und seine Arzneimittelverordnungen ein Volumen von 300.000 EUR im Kalenderjahr erreicht, unterliegt dies zwangsläufig der Prüfungen, wenn keine Praxisbesonderheiten je Fall mit den Abrechnungen eingereicht wurde, denn dies würde einer Überschreitung von mehr als tausend Prozent der Vergleichsfachgruppe entsprechen. Eine solche Prüfung kann auch nicht mit allgemeinen und verbalen Begründungen ohne Fall- und Behandlungszeitraumbezug erfolgreich abgeschlossen werden, sondern bedarf der fallbezogenen Begründung. Damit dann aber nicht alle Patientenakten des Prüfungszeitraums gezogen werden müssen, bedarf es der elektronischen Dokumentation der Verordnungen. Um also Prüfungen zu vermeiden oder zu minimieren, ist die quartalsbezogene Anzeige von Praxisbesonderheiten mit den abrechnungsbegründenden Unterlagen nach jeweiligen Vorschriften der zuständigen KV dringend angeraten. Auch eine Argumentation, dass sich die Praxisbesonderheiten bereits aus der erteilte Ermächtigung ableiten lassen und somit zwangsläufig mit der Ausübung der Sprechstundentätigkeit verbunden sind, ist im Prüfungsfall nicht ergebnisorientiert. Selbst wenn, wie im vorgenannten Beispiel für alle Patienten des Behandlungszeitraums Praxisbesonderheiten anzuzeigen sind, vermeidet die Anzeige die Prüfung. Gleiches Vorgehen gilt für Prüfungen der Verordnungen von Heilmitteln.

Plausibilitätsprüfung ist ein Verfahren, mit dessen Hilfe aufgrund definierter Aufgreifkriterien und vergleichender Betrachtungen die rechtliche Fehlerhaftigkeit ärztlicher Abrechnungen vermutet werden kann und gleichzeitig ein Oberbegriff für jede Art der Überprüfung der Fallabrechnung bis hin zur betrügerischen Honorarabrechnung.

Man unterscheidet zwei grundsätzlich verschiedene Prüfungsansätze:

- die Plausibilitätsprüfungen, welche auf den Anhang 3 aufgeführten Kalkulationszeiten basieren und
- Wirtschaftlichkeitsprüfungen, welche die ärztlich Behandlungs- und Verordnungsweise auf der Grundlage von Auffälligkeiten oder nach dem Zufallsprinzip zur Grundlage haben.

Diese Prüfungsansätze gelten nicht für Leistungserbringer, die ihre Leistungen direkt mit der zuständigen Krankenkasse abrechnen, wie psychiatrische Institutsambulanzen, ambulante stationsersetzende Operationen nach § 115b SGB V und Leistungen im Rahmen von Selektivverträgen.

Plausibilitäts- und Wirtschaftlichkeitsprüfungen mit einer begründeten Auffälligkeit sollten nie durch den betroffenen Arzt allein bearbeitet werden. § 81a Abs. 4 SGB V verpflichtet die KVen bei einem bestehenden Anfangsverdacht auf strafbare Handlungen mit nicht nur geringfügiger Bedeutung für die gesetzliche Krankenversicherung die Staatsanwaltschaft zu unterrichten.

4.2.1 Plausibilitätsprüfungen

Im Anhang 3 zum EBM sind alle vertragsärztlichen Leistungen mit einer Kalkulationszeit in Minuten bewertet. Nicht alle GOP sind mit einer Kalkulationszeit bewertet, einzelne Leistungen wie zum Beispiel die GOP für Hausbesuche finden keine Berücksichtigung für die Ermittlung der Prüfzeiten. Ausgeschlossen sind des Weiteren Leistungen im Rahmen des organsierten Notfalldienstes. Die Kalkulationszeit entspricht nicht der tatsächlichen Zeit, die ein Arzt zur Durchführung der entsprechenden Leistung benötigt, sondern ist eine kalkulatorische Zeit. Dies gilt insbesondere für die diagnostischen Untersuchungen wie zum Beispiel Ultraschall. Grundsätzlich wird bei der Plausibilitätsprüfung die Rechtmäßigkeit der erfolgten Abrechnung anhand von Zeitprofilen in einem Quartal geprüft. Dabei werden Tages- und Quartalszeitprofile ermittelt. Als Tagesprofil werden die Plausibilitätszeiten gemäß Anhang 3 leistungsbezogen ermittelt. Leistungen, für welche keine Kalkulationszeiten festgelegt wurden, werden auch nicht berücksichtigt. Wenn das Tageszeitprofil an mehr als 3 Kalendertagen mehr als 12 Stunden ergibt, ist die KV zur Prüfung verpflichtet. Das Quartalszeitprofil stellt auf die Gesamtplausibilitätszeiten innerhalb eines Quartals ab. Wenn mehr als 780 Stunden, bei ermächtigten Ärzten 156 Stunden, ermittelt werden, ist ebenso eine Prüfung einzuleiten. Bei angestellten Ärzten im MVZ wird die Plausibilitätszeit sowohl für das tages- als auch für das Quartalsprofil mit der Anzahl der angestellten Ärzte bzw. entsprechend ihrem Anteil multipliziert und ein Gesamtprofil für das MVZ ermittelt. Es kann aber auch, und hier handelt es sich um eine Kann-Bestimmung, die Arbeitszeit von einzelnen angestellten Ärzten in Tages- und Quartalsprofilen geprüft werden. Ein mit 0,25 Anrechnungsfaktor angestellter und zugelassener Arzt würde tagesdurchschnittlich mit 3 Stunden und mit 195 Stunden im Quartalsprofil bewertet werden. Die prüfende KV kann aber bei der Ermittlung des Tagesprofils die tatsächlichen kalendertäglichen Sprechzeiten zugrunde legen. Es werden für die Ermittlung der Plausibilitätszeiten immer alle Betriebsstätten addiert. Einen besonderen Prüfungsansatz gibt es für Vertragsärzte, welche in verschiedenen Status tätig sind, d.h. zum Beispiel in eigener Praxis und anteilig in einem MVZ angestellt. Hier wird je Tätigkeit ein Tages- und Quartalsprofil ermittelt. Diese sind aber bei der Bewertung zu addieren. Mit dieser Vorschrift soll ausgeschlossen werden, dass ein Arzt sowohl eine eigene Praxis mit vollem Versorgungsauftrag betreibt, als auch anteilig in einem MVZ angestellt ist. Die anteilige Anstellung in einem Krankenhaus findet keine Berücksichtigung. Dem Prüfungsverfahren liegt folgender Ablauf zugrunde:

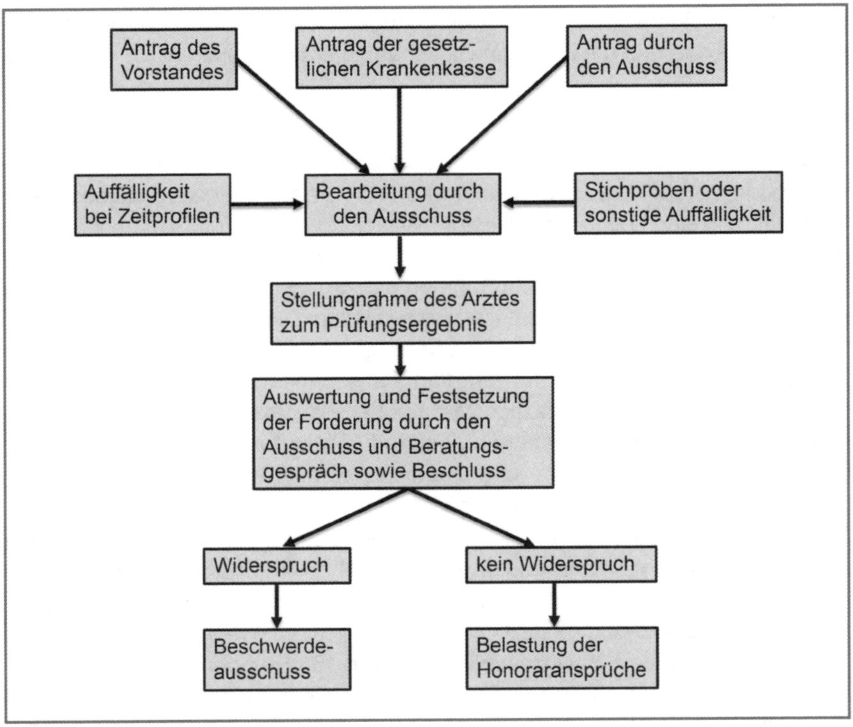

Abb. 6 Ablauf Plausibilitätsprüfung

Werden Auffälligkeiten festgestellt, d.h. Tages- und/oder Quartalszeitprofile werden überschritten, ist die KV zu weiteren Ermittlungen verpflichtet, welche die Auffälligkeiten erklären können. Dazu gehört insbesondere die Klärung der Frage, ob der Einsatz von Assistenten zugelassen wurde, Job-Sharing erfolgte oder eine Auffälligkeit im Sinne eines besonderen Anteils an Vertretungsfällen vorliegt. Bei ermächtigten Ärzten kann bei Überschreitung des Quartalsprofils in einer ersten Prüfstufe eine Anfrage an den Krankenhausträger bezüglich des Zeitumfanges zur Ausübung der genehmigten Sprechstunde gestellt werden. Grundsätzlich verbirgt sich aber hinter dieser Prüfung die Frage nach der persönlichen Leistungserbringung. Sollten diese internen Ermittlungen der KV keine Aufklärung ergeben, ist das Prüfverfahren entsprechend der regional gültigen Verfahrensordnung einzuleiten. Es gilt ein Stufenverfahren. Grundsätzlich erhält der betroffene Arzt aber einen Prüfbericht, welcher Informationen über die erfolgte Prüfung und deren Ergebnis, ggf. unter Angabe der Honorarrückforderung und deren Berechnungsgrundlage, festgestellte ordnungsgemäße Abrechnung bei zunächst vermuteter Unplausibilität und die damit verbundene Empfehlung zur persönlichen Anhörung, die Beteiligte an der Vorprüfung und zugezogene Unterlagen enthält. Auch im Falle, dass keine weiteren Prüfungen eingeleitet werden, erhält der Arzt die Empfehlung zur persönlichen Beratung durch die KV zu Fragen der Auffälligkeiten. Wenn dieser Verdacht im ersten Prüfungsschritt nicht ausgeräumt werden kann, wird das Prüfverfahren eingeleitet. Der Arzt erhält bei Einleitung eines Verfahrens das Recht zur Anhörung, d.h. er kann zu den Auffälligkeiten, regelmäßig schriftlich, Stellung nehmen. Diese Stellungnahme ist von besonderer juristischer Bedeutung, denn falls es zu einer Honorarrückforderung durch die KV kommt und ggf. ein Klageverfahren eingeleitet wird, gilt diese Stellungnahme als Beweismittel. Sie ist somit sehr sorgfältig und genau zu erstellen, an konkreten Sachverhalte oder Praxisbesonderheiten zu belegen und somit auch zu einem späteren Zeitpunkt beweisbar zu sein. Voraussetzung dafür ist, dass der Prüfungsgrund im Detail bekannt ist. Sollte die KV in der Prüfanzeige den Vorgaben der Richtlinie nur vage entsprechen, muss der exakte Prüfungsgrund hinterfragt werden, bevor eine Äußerung abgegeben wird. Stellt die Prüfung zum Beispiel auf übermäßige Anzahlen an Gesprächsleistungen ab oder ergibt sich die Auffälligkeit aus einem höheren Aufkommen an diagnostischen Leistungen, muss die Argumentation unterschiedlich aufgebaut werden. Erfolgt die Prüfung wegen Überschreitung der Tagesprofile sollten die genauen Daten, welche der Ermittlung zugrunde liegen, erfragt werden. Erst dann kann zielgenau argumentiert werden. Es besteht auch die Möglichkeit, dass die Dokumentation der erbrachten und beanstandeten Tagesprofile mit der des Arztes nicht übereinstimmt. Ein Abgleich ist hier fallbezogen erforderlich. Sollte die Überschreitung aus der höheren Anzahl diagnostischer Untersuchungen, zum Beispiel Ultraschall, resultieren, kann der Arzt sein Zeitprofil belegen, wenn dieses relevant von den im Anhang 3 ausgewiesenen Plausibilitätszeiten abweicht, weil er über besondere Erfahrungen mit diesem Verfahren verfügt. Auch die Frage nach der Delegationsfähigkeit ärztlicher Leistungen ist zu betrachten, wenn entsprechend qualifiziertes Personal nachgewiesen werden kann. Praxisbesonderheiten sind zu analysieren und entsprechend zu belegen. Dazu gehört zum Beispiel die Durchführung von Infusionstherapien in einer rheumatologischen Sprechstunde, welche durch Praxispersonal überwacht werden kann.

Nichtsubstantiierte oder zu einem späteren Zeitpunkt nicht belegbare Aussagen gehören nicht hinein. Je substantiierter die Darlegungen sind, desto wahrscheinlicher ist es, dass keine Honorarrückforderungen aus der Prüfung abgeleitet werden. Die Stellungnahme ist fristgerecht der KV zu übergeben. Der Prüfungsausschuss der KV ermittelt den ggf. eingetreten Schaden und ordnet die Richtigstellung mit der nächsten Honorarabrechnung an. Die Regresssumme darf einen bestimmten Anteil am Gesamthonorar nicht überschreiten, kann aber in mehreren Quartalen erfolgen. In diesem Kontext ist die Dokumentation von persönlichen Abwesenheiten sowie deren korrekter Anzeige sehr relevant. Die Vertreterregelung muss praktisch umgesetzt worden und aus den Patientenakten nachvollziehbar sein. Es wird ausschließlich zum Prüfungsgrund Stellung genommen.

Insbesondere wenn gegen einen ermächtigten Arzt eine Prüfung bezüglich der Tages- und Quartalsprofile eingeleitet wird, steht die Frage nach der persönlichen Leistungserbringung im Hintergrund und somit die klare Frage nach dem vermuteten Abrechnungsbetrug. Es steht zu vermuten, dass er die Leistungen unter Hinzuziehung weiteren angestellter Ärzte, insbesondere auch von Ärzten in Weiterbildung, hat durchführen lassen und selbst im klinischen Aufgabengebiet tätig war. Wie die Ärztezeitung vom 05.03.2013 berichtete, wurden Ärzte zu einem kollegialen Gespräch, in dem offene Fragen zu Abrechnung, Praxisstruktur und Arbeitsweise erörtert werden sollen, geladen. Dazu sollte der Arzt Patientendokumentationen mitbringen. Bereits in dieser Phase steht die versteckte Prüfung nach dem tatsächlichen Behandler dahinter und es ist höchste Vorsicht geboten. Anhand der vorgelegten Akten erhält die KV Einblick in die medizinische Dokumentation und kann ggf. durch einfachen Schriftvergleich Auffälligkeiten feststellen. Der Arzt sollte deshalb nicht allein in das Gespräch gehen oder die begründende Stellungnahme erstellen. Es empfiehlt sich die Begleitung durch einen Sachkundigen oder Rechtsanwalt. Wird der Arzt zum Gespräch geladen, sollten erst die Vertreter der KV aufgefordert werden, die Aufgreifkriterien und festgestellten Inplausibilitäten darzulegen. Im Ergebnis muss ein Protokoll erstellt werden. Dieses sollte bereits nach dem Gespräch abgestimmt werden und sollte im Wortlaut vom Arzt und seinem Begleiter bestätigt sein. Sollte es dazu keine Einigkeit geben, muss auf deren Protokollierung bestanden werde. Es ist zeitnah eine schriftliche Stellungnahme abzugeben. Es gilt die drohende Höhe der Honorarrückforderungen zu beeinflussen und günstigstenfalls das Prüfungsverfahren einzustellen. Steht im Ergebnis des Gespräches eine Einigung zu einer Rückzahlung durch den Arzt, muss geklärt sein, ob damit das Verfahren seinen Abschluss findet.

Ebenfalls dem Sachverhalt der Plausibilitätsprüfungen zuzuordnen sind Auffälligkeiten in der Fallzahlentwicklung. Hier wird sowohl die Fallzahlentwicklung in der Fachgruppe als auch des geprüften Arztes berücksichtigt. Auch bei diesem Aufgreifkriterium erhält der Arzt einen Prüfbericht und die Gelegenheit zur Stellungnahme, wenn die Auffälligkeit durch die KV nicht erklärbar ist. Die Darlegungen des Arztes müssen auch hier fundiert und belegbar sowie fristgerecht sein. Es gilt die Empfehlung zum o.g. Vorgehen.

Neben der direkten Auffälligkeitsprüfung anhand der vorgenannten Aufgreifkriterien führen die KV Stichproben nach dem Zufallsprinzip durch. Das Vorgehen dazu ist in den regionalen Verfahrensordnungen geregelt. Die Zielrichtung und die Zielgruppe sowie das entsprechende Aufgreifkriterium werden vorher festgelegt.

Für das MVZ erhält die Geschäftsführung, für Ambulanzen nach § 311 SGB V der Träger die entsprechenden Prüfberichte. Der ermächtigte Arzt des Krankenhauses erhält diesen persönlich. Wenn die KV eine sachlich-rechnerische Berichtigung nach erfolgtem Prüfverfahren entscheidet, sind die Landesverbände der Krankenkassen davon zu unterrichten. Anhand der Quartalsabrechnungen kann aber jeder Arzt bzw. bei MVZ der Träger sein Tages- und/oder Quartalsprofil selbst ermitteln und somit Auffälligkeiten frühzeitig erkennen.

Plausibilitätskontrollen erfolgen des Weiteren durch die Kostenträger, hier die Krankenkassen. Aufgreifkriterien sind insbesondere neben der Leistungspflicht, die Ordnungsmäßigkeit der abgerechneten Sachkosten, die Plausibilität der erbrachten Leistungen im Zusammenhang zur Behandlungsdiagnose und die Häufigkeit der Inanspruchnahme. Stellen die Krankenkassen eine Auffälligkeit fest, können sie eine Wirtschaftlichkeitsprüfung beantragen. Das Recht, eigene Maßnahmen einzuleiten, bleibt unberührt.

Dem Arzt drohen bei erfolgreicher Prüfung durch die KV Honorarrückforderungen, aber auch ein Disziplinarverfahren mit einer Geldbuße bis zu 20.000 EUR, der Entzug der Zulassung bzw. Ermächtigung oder deren Ruhendstellung für bis zu zwei Jahren. Sollte der Verdacht des Abrechnungsbetruges nicht ausgeräumt werden können, wird ein staatsanwaltschaftliches Ermittlungsverfahren, in dessen Folge es bei einer Verurteilung auch zu berufsrechtlichen Konsequenzen kommen kann, eingeleitet. Ein Prüfungsverfahren muss nicht einvernehmlich enden. Der Arzt hat das Recht zum Widerspruch, wenn die KV eine rechnerische Richtigstellung beschließt.

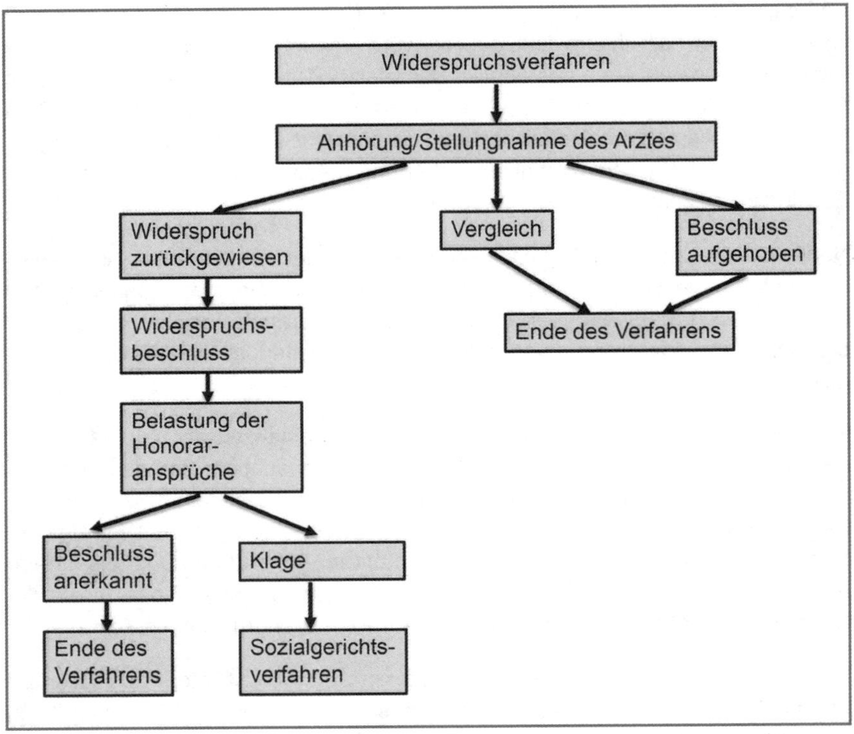

Abb. 7 Widerspruchsverfahren

Das Widerspruchsverfahren sollte immer von einem Rechtsanwalt für Medizinrecht begleitet werden. Der Beratungsvorrang wurde mit dem Urteil des BSG (Urteil B 6 KA 8/14 R) sehr eng ausgelegt. „Nach dem Urteil der Kasseler Richter profitieren ausschließlich Vertragsärzte von der Regelung, die niemals zuvor ihr Richtgrößenvolumen um mehr als 25 Prozent überschritten haben. Auch noch laufende Verfahren mit Überschreitungen vor 2012 fallen nicht unter den Grundsatz „Beratung vor Regress“.“[91]

4.2.2 Wirtschaftlichkeitsprüfungen

Die Wirtschaftlichkeitsprüfungen in der gesetzlichen Krankenversicherung unterliegen den Vorschriften des § 106 SGB V in Verbindung mit den Richtlinien

---

91 http://www.kbv.de/html/newsletter/1150_12111.ph

gemäß § 106 Abs. 2 Satz 1 Nr. 2 SGB V („Zufälligkeitsprüfung") sowie mit § 84 SGB V und den regionalen Richtgrößen- und Prüfungsvereinbarungen. Geprüft werden:

- die abgerechneten ärztlichen Leistungen,
- die Verordnungen von Arznei- und Verbandmitteln einschließlich Sprechstundenbedarf,
- die Verordnungen von Heilmitteln,
- die Verordnungen von Krankenhausbehandlungen,
- die Feststellungen von Arbeitsunfähigkeiten und
- in besonderen Fällen patientenbezogen die Zulässigkeit von Verordnungen und/oder Bescheinigungen.

Bei den Verordnungsprüfungen für Arznei- und Heilmittel handelt es sich um Richtgrößenprüfungen.

Bei den Wirtschaftlichkeitsprüfungen gibt es wiederum zwei Ansätze, zum einen die Auffälligkeitsprüfung im Sinne der Einhaltung der Richtgrößen und zum anderen die Stichprobenprüfungen auf der Grundlage von Stichproben.

Die Auffälligkeitsprüfungen zur Einhaltung der Richtgrößen stellen auf das Verordnungsverhalten des Arztes ab. Hier steht die Verordnung von Arznei- und Verbandmittel einschließlich Sprechstundenbedarf sowie Heil- und Hilfsmitteln im Fokus. Gemäß § 84 SGB V sind die Richtgrößenvereinbarungen auf Landesebene zwischen den Landeverbänden der gesetzlichen Krankenkassen und der zuständigen KV zu schließen. Für die Prüfung der Einhaltung der Richtgrößen ist somit die Landesvereinbarung die Grundlage. Es sollen aber nicht mehr als 5% der Ärzte einer Fachgruppe geprüft werden. „Die Richtgrößen werden bei Arzneimitteln und Verbandsstoffen auf der Basis des auf der Landesebene vereinbarten Ausgabenvolumens gebildet. Dabei wird das vereinbarte Volumen um Zuzahlungen und Rabatte ergänzt. Diese Summe teilt man abhängig vom Verordnungsvolumen der Vergangenheit anteilig auf die einzelnen Fachgruppen und innerhalb dieser auf die einzelnen Fälle auf, getrennt nach Allgemeinversicherten (AV, Mitglieder und Familienmitglieder) und Rentenversicherten (RV)."[92]

92 Http://www.kbv.de/html/2949.php, Stand 15.06.2014

Jeder Arzt erhält die Informationen zu den Richtgrößen von seiner zuständigen KV. Mit dem Honorarbescheid oder in getrennter Post wird er über sein Verordnungsverhalten im Vergleich zur Fachgruppe informiert. Die Ausgaben werden arzt- und nicht versichertenbezogenen erfasst. Im Arzneimittelbereich erfolgt die Auswertung wirkstoffbezogen, im Heilmittelbereich indikationsbezogen. In den Landesvereinbarungen werden grundsätzliche Praxisbesonderheiten wie besonders teure Arzneimittel (z.B. Zytostatika) oder chronische Erkrankungen mit laufendem Therapiebedarf im Bereich der Heilmittelverordnungen festgelegt. Im Fall einer Auffälligkeitsprüfung erhält der Arzt von der Prüfungskommission eine Auswertung, welche Verordnungen bereits wirkstoff- bzw. indikations-, diagnosen- und patientenbezogen als Praxisbesonderheit oder laut Landesvereinbarung anerkannt sind und als Abzug berücksichtigt wurden. Die häufigste Ursache für eine derartige Auffälligkeitsprüfung ist das Fehlen der Anzeige von patientenbezogenen Praxisbesonderheiten. Diese werden grundsätzlich bei der Ermittlung der Auffälligkeit berücksichtigt. Insbesondere ermächtigte Ärzte an Krankenhäusern neigen dazu, diese Praxisbesonderheiten im laufenden Behandlungsquartal unzureichend zu dokumentieren und somit nicht mit der Abrechnung der Behandlungsdaten bei der KV vorzulegen. Da die Auffälligkeitsprüfungen immer frühestens nach Ablauf eines Kalenderjahres erfolgen, muss dann die entsprechende Dokumentation mühsam anhand der Patientenakten nachvollzogen werden, denn auch in diesem Prüfungsverfahren ist eine kurze verbale Begründung unter Hinweis auf allgemeine Praxis- (sprich: Sprechstunden-) besonderheiten nicht ausreichend, um einen Regress abzuwenden. Der Arzt erhält im Prüfungsverfahren die Möglichkeit zur Stellungnahme. Ob und in welcher Qualität diese genutzt wird, hängt allein vom Arzt ab. Ein Regress bei Überschreitung der Richtgrößen ist aber nur abzuwenden, wenn eine patientenbezogene detaillierte Begründung eingereicht wird. Die Begründung kann auf die Behandlungsdiagnose, den individuellen Gesundheitszustand oder die besondere Therapie des Patienten abgestellt werden. Je akribischer die Begründung aufgebaut ist, desto größer ist die Aussicht auf Abwendung eines Regresses. Neben den individuellen Praxisbesonderheiten können aber auch Einzelrabattverträge, welche der Arzt mit einem Hersteller von Arzneimitteln geschlossen hat, als Praxisbesonderheit anerkannt werden.

In den regionalen Richtgrößenvereinbarungen wird auch die Berechnungsformel für die MVZ vereinbart, da diese abweichend von der einzelnen Arztpraxis ist. Ebenso werden die Fachgruppen festgelegt, für die keine Richtgrößen gelten. Die Richtgrößen sind arztgruppenspezifische, fallbezogene Durchschnittswerte. Die Richtgrößenprüfung ist durchzuführen, wenn das Ausgabenvolumen die Richtgröße um mehr als 15% im Kalenderjahr übersteigt. Da der Arzt die ersten

Auswertungen zum Verordnungsverhalten zwei Quartale nach erfolgter Verordnung erhält, erfolgt die Prüfung immer für einen länger zurückliegenden Zeitraum. Allerdings kann der Arzt damit auch noch steuernd eingreifen, sowohl was die Verordnungsmenge als auch was die Anzeige der Praxisbesonderheiten anbetrifft, denn die Überschreitung muss für ein Jahr mehr als 15% betragen. Bei einer Überschreitung von mehr als 25% ist der Arzt zur Erstattung gemäß § 106 Abs. 5a SGB V verpflichtet, soweit er nicht die Praxisbesonderheiten belegen kann. Diese Vorschrift wurde mit dem GKV-VStG dahingehend entschärft, dass bei der erstmaligen Überschreitung zunächst eine Beratung durchzuführen ist (vgl. § 106 Abs. 5e SGB V). Das BSG hat aber in einer jüngsten Entscheidung (B 6 KA 8/14 R und B 6 KA 3/14 R) eine sehr enge Auslegung des Grundsatzes „Beratung vor Regress“ erkannt. Somit haben nur Vertragsärzte, die ihr Richtgrößenvolumen für Arzneimittel zum ersten Mal um mehr als 25% überschreiten, einen Beratungsanspruch. Ein Regress kann danach erstmalig für Verordnungen nach der Beratung erhoben werden. Sollte also ein Arzt im Jahr 2013 mit den Verordnungen von Arznei- und Verbandsmitteln die Richtgrößen der Fachgruppe um mehr als 25% überschritten haben und wird dies erstmalig mit den Prüfungen im Jahr 2014 beanstandet, ist eine Verordnungsberatung durchzuführen. Sollte diese im III. Quartal 2014 stattfinden, kann der Arzt erstmals für Verordnungen nach diesem Termin belangt werden. Der Erstattungsbetrag kann im Benehmen mit der KV maximal um bis zu ein Fünftel gesenkt werden. Die Festsetzung von Rückforderungen muss innerhalb von zwei Jahren nach Ende des geprüften Zeitraumes erfolgt sein, d.h. wenn der Prüfungszeitraum das Jahr 2011 war, muss die Festsetzung bis spätestens 31.12.2014 erfolgt sein.

Gegen den Beschluss der Prüfungskommission auf eine Erstattungspflicht kann der Arzt bei der Beschwerdekommission Widerspruch einlegen. Sollte die Beschwerdekommission dem nicht stattgeben, kann Klage eingereicht werden. Eine Besonderheit der Erstattungsverpflichtung aus der Überschreitung der Regelvolumina ist bei deren Feststellung das Fehlen der aufschiebenden Wirkung, d.h. auch wenn der Arzt gegen den Beschluss der Beschwerdekommission beim zuständigen Sozialgericht Klage erhebt, hat diese keine aufschiebende Wirkung der Erstattungspflicht. Nach dem Entscheid der Beschwerdekommission ist der Beschluss rechtskräftig und wird mit laufenden Honorarzahlungen automatisch aufgerechnet.

Die Stichprobenprüfung bezieht sich auf mindestens 2% der Fachgruppe und erfolgt auf der Grundlage der Richtlinien über die Zufälligkeitsprüfung gemäß § 106 Abs. 2 Satz 1 Nr. 2 SGB V. Die Vorschrift findet keine Anwendung für alle teilnehmenden Einrichtungen, welche die erbrachten Leistungen unmittelbar mit der zuständigen Krankenkasse abrechnen, u.a. Hochschulambulanzen, PIAs und SPZ, wohl aber für MVZ und Ambulanzen nach § 311 SGB V. Die Zufälligkeitsprüfungen „umfassen neben dem zur Abrechnung vorgelegten Leistungsvolumen einschließlich Sachkosten auch Überweisungen sowie Verordnungen von Krankenhausbehandlung, Arzneimitteln und Heilmitteln sowie aufwendige medizinische technische Leistungen und Feststellungen der Arbeitsunfähigkeit.“[93] Die Ergebnisse der Zufälligkeitsprüfung können weitere Prüfungen nach sich ziehen. Die Inhalte werden quartalsweise auf Landesebene definiert, die Auswahl erfolgt nach dem Zufallsprinzip. Die Prüfung erstreckt sich für die in der Stichprobe befindlichen Ärzte/Psychotherapeuten auf die vier aufeinanderfolgenden Quartale, die dem Quartal der Ziehung der Stichprobe vorausgehen, soweit landesvertraglich nichts anderes geregelt ist. Ärzte, die in einer Stichprobe erfasst wurden, sind für einen definierten Zeitraum von einer weiteren Stichprobenprüfung ausgeschlossen.

Die Prüfung in besonderen Fällen stellt die Ausnahme dar und erfolgt auf Antrag durch die KV oder die Krankenkasse durch die Prüfungskommission. Gegenstand der Prüfung ist hier der Behandlungs- oder Verordnungsfall. Der Arzt kann zum Sachverhalt nur mittels der medizinischen Dokumentation zum Patienten Stellung nehmen. Im Ergebnis der Prüfung ergeht ein rechtsfähiger Beschluss der Prüfungskommission, gegen den der Arzt beim Beschwerdeausschuss mit aufschiebender Wirkung Widerspruch einlegen kann. Gegen den Beschluss der Beschwerdekommission ist die Klage als Rechtsmittel ebenfalls mit aufschiebender Wirkung zulässig.

4.2.3 Schlichtungsstelle

Die Schlichtungsstellen der KVen sind für die Prüfung von Schadensersatzansprüchen der Krankenkasse gegen einen Vertragsarzt zuständig, wenn diese den Anspruch „aus der schuldhaften Verletzung vertragsärztlicher Pflichten geltend macht und für deren Prüfung und Feststellung nicht die Verfahren nach §§ 45, 47 und 48 [BMV-Ä] vorgeschrieben sind (…). Dies gilt insbesondere für Schadenersatzansprüche, welche eine Krankenkasse auf den Vorwurf der Abrechnung nicht erbrachter Leistungen oder eines Verstoßes gegen das Gebot der persönlichen Leistungserbringung stützt“[94]. Der betroffene Vertragsarzt ist zur Teilnahme an den Schlichtungsverhandlungen verpflichtet, kann aber auch eine schriftliche Stellungnahme einreichen. Die Schlichtungsstelle unterbreitet der KV einen Vorschlag zur Beilegung, welchen diese mittels Bescheid feststellt.

---

93 Richtlinien über die Zufälligkeitsprüfung gemäß § 106 Abs. 2 Satz 1 Nr. 2 SGB V, § 1 Abs. 3

94 § 49 Abs. 1 BMV-Ä

Kommt aber die Schlichtungsstelle nicht zu einem geeinten Ergebnis, gilt das Verfahren bei der KV als gescheitert und der Krankenkasse steht der Klageweg zur Durchsetzung ihrer Forderungen offen.

4.2.4 Zusammenfassung

Grundsätzlich dürfen alle Prüfungsverfahren der KVen oder der Krankenkassen nicht geringgeschätzt werden. Je gründlicher und umfassender zu den Vorwürfen Stellung bezogen wird, desto größer ist die Wahrscheinlichkeit, dass drohende Regresse abgewendet werden können. Der Arzt sollte grundsätzlich kein Verfahren ohne Beistand führen. Häufig bieten auch die KVen entsprechende Beratung und Unterstützung an, insbesondere in Fällen der Prüfung auf Antrag der Krankenkassen. Die KVen streben ein unvoreingenommenes und sachliches Verfahren an. Auch Krankenhäuser dürfen das Risiko solcher Prüfungen nicht unterbewerten, denn sie können im Einzelfall – ob durch ermächtigte Ärzte oder die Notfallambulanz, als Träger eines MVZ oder einer Ambulanz nach § 311 SGB V – betroffen sein. Besonders problembehaftet sind Regresse aus unzulässigen Arzneimittelverordnungen, insbesondere bei neuen Untersuchungs- und Behandlungsmethoden, welche im stationären Bereich zulässig, im vertragsärztlichen Sektor jedoch untersagt sind. Auch die Verordnungen von Sprechstundenbedarf unterliegen der kontinuierlichen Prüfung durch die Krankenkassen. Rückforderungen aus unzulässigen Verordnungen sind durch interne Qualitätskontrollen auszuschließen.

Die Wirtschaftlichkeitsprüfungen sind somit auch für Träger von vertragsärztlichen Ambulanzen risikobehaftet und entsprechend IFRS (International Financial Reporting Standards) zu bewerten. Nach § 39 Abs. 1 SGB X wird ein Verwaltungsakt gegenüber demjenigen, für den er bestimmt ist oder der von ihm betroffen wird (hier: der Leistungserbringer), in dem Zeitpunkt wirksam, in dem er ihm bekannt gegeben wird, in der Regel durch Zustellung per Post.[95] Liegt eine Regressforderung vor, ist diese zu prüfen und ggf. das Verfahren vor dem Berufungsausschuss durch Widerspruch binnen eines Monats zu eröffnen. Der Widerspruch hat aufschiebende Wirkung. Sollte dieses nicht erfolgreich abgeschlossen werden können, steht der Rechtsweg binnen eines Monats offen. Die Klage hat aber keine aufschiebende Wirkung. Werden Verstöße gegen die Abrechnungsvorschriften festgestellt, kann die KV ein Disziplinarverfahren einleiten. In den Disziplinarordnungen der KVen ist das Verfahren geregelt und kann in besonders schweren Fällen zum Entzug der Zulassung führen. Gleichzeitig

95 Korthus/Müssig, Abrechnung und Wirtschaftlichkeitsprüfung ambulanter Leistungen im Krankenhaus, 2010, S. 88

handelt es sich dann auch um berufsrechtliche Verstöße, welche zu heilberufsrechtlichen Sanktionen und Strafverfahren führen können, ggf. in besonders schwerwiegenden Fällen zum Entzug der Approbation.

4.3 Ambulante spezialfachärztliche Versorgung nach § 116b SGB V

Die ambulante spezialfachärztliche Versorgung war vor einigen Jahren als Maßnahme zur Verzahnung von ambulantem und stationärem Versorgungssektor in das SGB V aufgenommen worden. Ziel des damaligen Gesetzgebungsverfahrens war es, die hochspezialisierte Kompetenzen der nach § 108 SGB V zugelassenen Krankenhäuser für schwierige Krankheitsbilder und -verläufe, hochspezialisierte Leistungen sowie seltene Erkrankungen auch dem ambulanten Versorgungsbereich zugänglich zu machen. Gleichzeitig sollten mit dieser Regelung den Krankenhäusern mehr Möglichkeiten eröffnet werden, dem Willen des Gesetzgebers – ambulant vor stationär – basierend auf den Forderungen nach Beitragsstabilität in der GKV zu entsprechen. Schon damals wurde der G-BA mit der Erstellung entsprechender Richtlinien beauftragt, welche in den Jahren 2004 bis 2011 in Kraft traten. Die alte Gesetzesregelung berechtigte ein Krankenhaus unabhängig von der zuständigen KV, diese Leistungen zu erbringen, soweit es im Rahmen der Landeskrankenhausplanung zugelassen war. Grundlage war ein Antrag des Krankenhausträgers an den Landeskrankenhausplanungsausschuss. In diesem musste das Krankenhaus die personellen und sächlichen Voraussetzungen entsprechend den geltenden Richtlinien des G-BA nachweisen. Der Ausschluss der KVen aus dem Genehmigungsverfahren führte insbesondere bei den onkologischen und immunologischen Erkrankungen zu starken Verwerfungen mit den Vertragsärzten, welche teilweise zu Klagen der Niedergelassenen gegen eine Zulassung führten. Betrachtet man aber die angefochtenen Leistungsbereiche etwas genauer, so ist festzustellen, dass die Zulassung zur Behandlung der Multiplen Sklerose, der Tuberkulose oder von HIV/AIDS unbestritten blieben, jedoch diejenigen mit zytostatischen Therapien wie onkologischen und immunologischen Erkrankungen angefochten wurden. Schon daraus lässt sich ableiten, dass die Debatten um die Zulassung zur interdisziplinären ambulanten Behandlung im Krankenhaus für besondere Krankheitsbilder mit komplexen ständig wechselnden ambulanten und stationären Behandlungsverläufen nicht nur Fragen der Patientenversorgung beinhalteten. Ebenso umstritten waren die Mindestmengenregelungen.

Die Krankenhäuser hatten schon vor Inkrafttreten der alten Regelungen des § 116b SGB V begonnen, ihre Strukturen durch Zentrenbildung an den interdisziplinären Versorgungsbedarf anzupassen. Insbesondere in der Behandlung onkologischer Erkrankungen war für die Krankenhäuser der interdisziplinäre Ansatz zwingend. So entstanden u.a. die Mamma-Zentren und Darm-Zentren. Die enge Zusammenarbeit von behandelndem Facharzt mit den Fachärzten für Radiologie, für Strahlentherapie, für Pathologie, für Laboratoriumsmedizin und für Innere Medizin, Hämatologie und Onkologie waren und sind die Grundlage für eine erfolgreiche Diagnostik und Therapie. Dieses Prinzip der interdisziplinären Zusammenarbeit an einem Ort aus einer verantwortlichen Hand sollte nicht auf den stationären Versorgungssektor beschränkt sein. In den vergangenen Jahren hatten die Krankenhäuser eine Vielzahl von Ermächtigungen zur vertragsärztlichen Versorgung verloren, sodass insgesamt die ambulanten Behandlungsmöglichkeiten in den Krankenhäusern, so es sie gab, rückläufig waren. Für viele Patienten war es bei den hier bestimmten Krankheitsbildern ein ständiger Wechsel zwischen Vertragsarzt und Krankenhaus. Die laufend notwendige Diagnostik zeigte nicht immer die erforderliche Vergleichbarkeit in den einzelnen Parametern. Die Einrichtung und Ausstattung der Krankenhäuser zur medizinischen Behandlung und Diagnostik entspricht anderen Anforderungen als in der Arztpraxis. Die Entscheidung des Gesetzgebers, die Krankenhäuser ohne Hinzuziehung der häufig restriktiv agierenden KVen, als Interessenvertretung der niedergelassenen Ärzte, zur ambulanten Mitbehandlung zuzulassen, war insofern eine logische und richtige.

Am 01.01.2012 trat das GKV-VStG in Kraft und mit ihm eine Neuregelung des § 116b SGB V, welche auch durch die Öffnung dieses Leistungsbereiches für Vertragsärzte einen Kompromiss darstellt. Die Neufassung führte einen dritten Leistungsbereich an der Schnittstelle zwischen ambulanter und stationärer Behandlung ein. Der neue Versorgungsbereich heißt „ambulante spezialfachärztliche Versorgung – ASV“.

§ 116b Ambulante spezialfachärztliche Versorgung[96]

(1) Die ambulante spezialfachärztliche Versorgung umfasst die Diagnostik und Behandlung komplexer, schwer therapierbarer Krankheiten, die je nach Krankheit eine spezielle Qualifikation, eine interdisziplinäre Zusammenarbeit und besondere Ausstattungen erfordern. Hierzu gehören nach Maßgabe der Absätze 4 und 5 insbesondere folgende schwere Verlaufsformen von Erkrankungen mit besonderen Krankheitsverläufen, seltene Erkrankungen und Erkrankungszustände mit entsprechend geringen Fallzahlen sowie hochspezialisierte Leistungen:

96 § 116b SGB V i.d.F. 01.01.2012

1. *schwere Verlaufsformen von Erkrankungen mit besonderen Krankheitsverläufen bei*

   a. *onkologischen Erkrankungen,*

   b. *HIV/AIDS,*

   c. *rheumatologischen Erkrankungen,*

   d. *Herzinsuffizienz (NYHA Stadium 3–4),*

   e. *Multipler Sklerose,*

   f. *zerebralen Anfallsleiden (Epilepsie),*

   g. *komplexen Erkrankungen im Rahmen der pädiatrischen Kardiologie,*

   h. *der Versorgung von Frühgeborenen mit Folgeschäden oder*

   i. *Querschnittslähmung bei Komplikationen, die eine interdisziplinäre Versorgung erforderlich machen;*

2. *seltene Erkrankungen und Erkrankungszustände mit entsprechend geringen Fallzahlen wie*

   a. *Tuberkulose,*

   b. *Mukoviszidose,*

   c. *Hämophilie,*

   d. *Fehlbildungen, angeborene Skelettsystemfehlbildungen und neuromuskuläre Erkrankungen,*

   e. *schwerwiegende immunologische Erkrankungen,*

   f. *biliäre Zirrhose,*

   g. *primär sklerosierende Cholangitis,*

   h. *Morbus Wilson,*

   i. *Transsexualismus,*

   j. *Versorgung von Kindern mit angeborenen Stoffwechselstörungen,*

   k. *Marfan-Syndrom,*

l. pulmonale Hypertonie,

m. Kurzdarmsyndrom oder

n. Versorgung von Patienten vor oder nach Organtransplantation und von lebenden Spendern sowie

3. hochspezialisierte Leistungen wie

a. CT/MRT-gestützte interventionelle schmerztherapeutische Leistungen oder

b. Brachytherapie.

Definiert sind somit ambulant zu behandelnde Krankheiten und deren schwere Verläufe. Dabei gilt der Grundsatz „ambulant vor stationär“. In § 9 der ASV-RL wurde eine Vorschrift aufgenommen, unter welchen Bedingungen die voll- und teilstationäre Behandlung im Krankenhaus erfolgen kann. Es gelten die G-AEP in der gültigen Fassung. Daraus kann die Schlussfolgerung abgeleitet werden, dass die Krankenhäuser, die Leistungen nach den gültigen Richtlinien des G-BA stationär oder teilstationär erbringen, bereits bei der Rechnungslegung, in Analogie zu ambulanten stationsersetzenden Maßnahmen nach § 115b SGB V, zur Begründung aufgefordert werden. „Die Behandlung einer akuten Erkrankung muss stationär erfolgen, wenn sie wegen Gefährdung von Gesundheit und Leben des Patienten nicht oder nicht rechtzeitig ambulant erfolgen kann. Das schließt die Notwendigkeit einer kontinuierlichen Überwachung der Vitalparameter des Patienten ein.“[97]

Wesentliche Neuerung ist die Möglichkeit für Vertragsärzte und Krankenhäuser, die betroffenen Patienten unter gleichen Bedingungen und Anforderungen zu behandeln, auch unter den gleichen Mindestmengenregelungen, soweit diese in den jeweiligen Richtlinien getroffen werden. Am 21.03.2013 beschloss der G-BA die neue „Richtlinie ambulante spezialfachärztliche Behandlung § 116b SGB V ASV-RL“. Diese neue Richtlinie, der allgemeine Rechtsrahmen, regelt alle Anforderungen, welche für alle Leistungserbringer (gemeint sind hier Fachärztinnen und Fachärzte, Psychotherapeutinnen und Psychotherapeuten sowie Zahnärztinnen und Zahnärzte) gleichermaßen gelten, hat aber noch keine leistungsrechtlichen Konsequenzen. Alle Leistungserbringer sind zur regelmäßigen Zusam-

97 Richtlinie des Bundesausschusses der Ärzte und Krankenkassen über die Verordnung von Krankenhausbehandlung (Krankenhausbehandlungs-Richtlinie) i.d.F. vom 24.03.2003, BAnz 188 vom 09.10.2003

menarbeit mit den entsprechenden Selbsthilfegruppen und weiteren Patientenorganisationen verpflichtet. Wie bisher werden in den Anlagen „die Erkrankungen und Leistungen, die Gegenstand der ASV sind, konkretisiert.“[98]

Für alle Krankenhäuser, die eine Zulassung zur Behandlung nach der alten Richtlinien des G-BA ABK-RL haben, gilt eine Übergangsfrist von zwei Jahren. Diese beginnt mit dem Inkrafttreten des entsprechenden Richtlinienbeschlusses. Spätestens zum Fristablauf muss das Krankenhaus eine Berechtigung nach den neuen Regelungen nachweisen oder das Land hat diese durch Aufhebung des Beschlusses zu beenden. Die erste Richtlinie betrifft Anlage 2a Tuberkulose und atypische Mykobakteriose. Sie wurde am 19.12.2013 beschlossen und ist mit ihrer Veröffentlichung am 23.04.2014 in Kraft getreten. Die zweite Richtlinie betrifft Anlage 1a gastrointestinale Tumore und Tumore der Bauchhöhle, welche am 26.07.2014 in Kraft getreten ist. Die allgemeinen Regelungen der ASV-RL werden erst wirksam, wenn eine Richtlinie gemäß den Anlagen 1 bis 3 ihre Gültigkeit erlangt. Alte Bestimmungen, die die Länder vor dem 31.12.2012 erließen, können noch zwei Jahre nach Inkrafttreten einer neuen Richtlinie ihre Gültigkeit behalten. Krankenhäuser, die eine Zulassung nach den alten Regelungen des § 116b SGB V gemäß Anlage 2a für die Behandlung von Tuberkulose und atypischen Mykobakteriosen haben, können diese noch bis maximal 22.04.2016 nach den alten Vorschriften durchführen. Für die Zulassungen bezüglich der gastrointestinalen Tumore und Tumore der Bauchhöhle endet die Übergangsfrist am 25.07.2016.

4.3.1 ASV-RL

Wie bisher werden die spezifischen Regelungen zur Durchführung der ASV in den Richtlinien aufgeführt. Die Konkretisierung für die einzelnen Erkrankungen und die hochspezialisierten Leistungen erfolgt durch den G-BA jeweils gemäß den jeweiligen Anlagen zur ASV-RL für

1. schweren Verlaufsformen von Erkrankungen mit besonderen Krankheitsverläufen
2. seltenen Erkrankungen und Erkrankungszustände mit entsprechend geringen Fallzahlen
3. hochspezialisierten Leistungen.

---

98 Tragende Gründe zum Beschluss des gemeinsamen Bundesausschusses über die Richtlinie des Gemeinsamen Bundesausschusses über die ambulante spezialfachärztliche Versorgung nach § 116b SGB V (ASV-RL) vom 21.03.2013

Die ASV-RL definiert den Personenkreis abschließend, welcher zur Teilnahme an der ASV berechtigt ist. Dies sind Vertragsärzte und zugelassene Krankenhäuser, wenn alle sächlichen und personellen Anforderungen der Richtlinie erfüllt werden. Das Krankenhaus darf insoweit im Rahmen der ASV tätig werden, wie es nach § 108 SGB V, und der Vertragsarzt in dem Fachgebiet und/oder Schwerpunkt, in dem er zur vertragsärztlichen Versorgung tatsächlich zugelassen ist. „Damit soll sichergestellt werden, dass Krankenhäuser bzw. Vertragsärztinnen und Vertragsärzte jeweils nur in den Bereichen ASV-Leistungen erbringen, in denen sie durch die ambulante bzw. stationäre Versorgung gesetzlich versicherter Patientinnen und Patienten auch Erfahrungen haben. Es ist damit z.B. ausgeschlossen, das eine Fachärztin bzw. ein Facharzt für Innere Medizin und Hämatologie und Onkologie, der ausschließlich zur hausärztlichen Versorgung vertragsärztlich zugelassen ist, in einem ASV-Team die Facharztkompetenz Innere Medizin und Hämatologie und Onkologie ausfüllt. Ebenso soll damit sichergestellt werden, dass z.B. für die Versorgung schwerer Verlaufsformen zerebraler Anfallsleiden das erforderliche Teammitglied mit einer Facharztqualifikation im Gebiet Neurologie nur dann von einem Krankenhaus gestellt werden kann, wenn dieses Krankenhaus selbst eine vollstationäre neurologische Versorgung vorhält.“[99]

4.3.2 Anzeige zur Teilnahme

Das ASV-Team muss mittels eines Anzeigeverfahrens an den erweiterten Landesausschuss die Erfüllung der Voraussetzungen nachweisen. Neu geordnet wurde die Anforderung an die Zusammenarbeit im interdisziplinären Team. Soweit Kooperationen eingegangen werden, sollen diese sich in einer gemeinsamen Anzeige beim erweiterten Landesausschuss widerspiegeln. Geregelt ist auch die Struktur des ASV-Teams. „Das interdisziplinäre Team besteht aus einer Teamleiterin oder einem Teamleiter (Teamleitung), dem Kernteam und bei medizinischer Notwendigkeit zeitnah hinzuzuziehenden Fachärztinnen und Fachärzte. Die Teamleitung hat die Aufgabe, die spezialfachärztliche Versorgung der Patientinnen und Patienten fachlich und organisatorisch zu koordinieren und gehört dem Kernteam an. Die Mitglieder des Kernteams sind Fachärztinnen und Fachärzte, deren Kenntnisse und Erfahrungen zur Behandlung in der Regel eingebunden werden müssen.“[100] Die Teamleitung und das Kernteam sind gegenüber den Landesverbänden der gesetzlichen Krankenkassen, der zuständigen KV und der Landeskrankenhausgesellschaft namentlich zu benennen, die Hin-

99 Tragende Gründe zum Beschluss des Gemeinsamen Bundesausschusses über die Richtlinie des Gemeinsamen Bundesausschusses über die ambulante spezialfachärztliche Versorgung nach § 116b (ASV-RL) vom 21.03.2013

100 § 3 Abs. 2 Satz 3 ASV-RL

zugezogenen können auch institutionell gemeldet werden. Die persönliche Leistungserbringung für das ASV-Team ist für alle maßgebenden Entscheidungen bezüglich Diagnostik und Therapie verbindlich. Ärzte in Weiterbildung können gemäß dem Weiterbildungstand (es gilt Facharztstandard) einbezogen werden, nicht aber Therapieentscheidungen treffen. Es gilt eine allgemeine Fortbildungsverpflichtung in den spezifischen Leistungen des ASV-Teams. Dazu gehört auch die Teilnahme an Studien.

Nach erfolgter Bestimmung zur ASV muss der Teamleiter die Anmeldung bei der ASV-Servicestelle zur Erlangung der Teamnummer vornehmen. Jedes Team muss bei der ASV-Servicestelle von DKG, KBV und GKV-SV einen Antrag auf Vergabe einer Teamnummer stellen und sich gemäß Anlage 1 zur ASV-AV anmelden. Die ASV-Servicestelle ist für das elektronische Verzeichnis zur ASV verantwortlich. Bis zu deren Einrichtung, voraussichtlich im I. Quartal 2015, erfolgt die Registrierung über den GKV-SV unter der E-Mail-Adresse Teamnummer@ asv-servicestelle.de. Dort sind auch die entsprechenden Vorlagen für die Registrierung hinterlegt. Die Anmeldung erfordert die Benennung des Leistungsbereiches, den zuständigen erweiterten Landesausschuss und den Meldeanlass. Auch die Angaben zu den Teammitgliedern sind im Antrag gemäß den Regelungen der Anlage 1 zur ASV-AV verbindlich vorgesehen, da alle Teammitglieder unter dieser Teamnummer ihre Leistungen abrechnen. Die Teamnummer wird immer mit „00“ beginnen und besteht insgesamt aus 9 Ziffern. Im Meldeformular muss die Art der Einrichtung (Vertragsarzt/Krankenhaus) je Teammitglied angegeben werden. Eine Beantragung kann frühestens gleichzeitig mit der Anzeige an den erweiterten Landesausschuss gestellt werden. Die Teamleitung ist über den Beginn der Berechtigung nachweispflichtig.

Die Leistungen des Kernteams der ASV sind am Standort des Teamleiters zu erbringen, Ausnahmen können u.a. radiologische, labordiagnostische, histologische und zytologische Untersuchungen sein. Als Entfernung zwischen dem Standort der Teamleitung und dem Standort der Untersuchungen von Untersuchungsmaterial oder mit immobilen Geräten gibt die ASV-RL eine Erreichbarkeit innerhalb von 30 Minuten vor. Gleiches gilt für die hinzuzuziehenden Fachärztinnen und Fachärzte, die 24-Stunden-Notfallbereitschaft, das Notfalllabor und die Intensivstation.

Neu in die ASV-RL wurden Regelungen über Anzeigepflichten bei Beendigung der Zulassungen, über Nachfolgeregelungen und Abwesenheitsanzeigepflichten aufgenommen. Die Berechtigung zur ASV ist durch den erweiterten Landesausschuss zu entziehen, wenn nicht innerhalb von sechs Monaten eine Nachfolge gesichert werden konnte.

4.3.3 Zugang zur ASV

Auch die Zugangsvoraussetzungen werden klar geregelt. Der Erstzugang zur ASV hat immer mittels Überweisung vom Vertragsarzt zu erfolgen, Ausnahme ist die direkte Zuweisung aus dem stationären Krankenhausbereich. Damit wurde bewusst der Umweg über den Vertragsarzt vermieden. Innerhalb des Kernteams der ASV gilt kein Überweisungserfordernis, bei Leistungsanforderungen an die hinzuzuziehenden Fachärztinnen und Fachärzte ist ein Indikations- oder Definitionsauftrag per Überweisungsschein zu erteilen. Bei Aufträgen an weitere Ärzte außerhalb des ASV-Teams gilt immer die Überweisungserfordernis. Alle im Rahmen des ASV möglichen Leistungen werden abschließend in den jeweiligen Richtlinien des G-BA aufgelistet. Soweit dies nicht erfolgt, gilt, dass alle Leistungen erbracht werden können, welche durch den G-BA nicht ausdrücklich ausgeschlossen wurden. Im laufenden Behandlungsfall erfolgt der Nachweis zur Versicherung des Patienten ausschließlich über die eGK. „Endet die Anspruchsberechtigung eines Versicherten bei seiner Krankenkasse im Laufe des Behandlungsfalls im Quartal, hat die am Tag des Zuganges [zur ASV] zuständige Krankenkasse die Vergütung für die erbrachten Leistungen zu entrichten. Dasselbe gilt für den Fall des Kassenwechsels."[101]

4.3.4 Qualitätssicherung

Aufgenommen wurden des Weiteren neben den in den bisherigen Richtlinien bereits enthaltenen Maßnahmen zur Qualitätssicherung die verbindliche Gültigkeit der Qualitätssicherungsvereinbarung nach § 135 Abs. 2 SGB V sowie nach § 135a in Verbindung mit § 137 SGB V. Dem zuzuordnen ist auch die Verpflichtung zur einheitlichen Dokumentation aller an der ASV beteiligten Ärzte. „Die Dokumentation muss eine ergebnisorientierte und qualitative Beurteilung der Behandlung ermöglichen."[102]

4.3.5 Patientenrechte

Mit dem Inkrafttreten des Patientenrechtegesetzes müssen sich die Vorschriften auch im neuen Versorgungsbereich wiederfinden. Der § 15 der ASV-RL regelt die Informationsverpflichtung im Sinne der Stärkung der Selbstbestimmung der Patienten. So wurde verpflichtend festgelegt, dass jeder Patient Anspruch auf eine allgemeinverständliche Aufklärung über den Versorgungsbereich, das

---

101 Entwurf der 12. Fortschreibung vom 10.03.2014 zur Fortschreibung der § 301-Vereinbarung vom 31.03.2012 mit Wirkung zum 01.10.2014; www.dkgev.de/media/file/16003.RS073-14_SGBV_v301_f12_e_A.pdf

102 § 14 Satz 4 ASV-RL

Behandlungsteam und dessen Behandlungsspektrum zu erhalten hat. Für diese Aufklärung besteht Dokumentationspflicht. Nach Beendigung der Behandlungen durch das ASV-Team muss eine analoge Information erfolgen, welche ebenfalls zu dokumentieren ist. Dies kann aber ggf. auch der Arztbrief an den überweisenden Arzt sein, wenn er für den Patienten verständlich formuliert ist. Sollte die Behandlung außerhalb des ASV-Teams aber fortgesetzt werden, ist ein Überleitungsmanagement zu etablieren. Dabei sind dem Weiterbehandler und dem Patienten folgende Informationen zu übergeben:

- patientenverständlicher Überleitungsbrief,
- Angaben zu den Diagnosen,
- Angaben zu den Therapievorschlägen und/oder eingeleiteten Therapiemaßnahmen,
- Informationen zur verordneten Medikation sowie zu deren Fortsetzung,
- Angaben zu verordneten Heil- und Hilfsmitteln und der häuslichen Krankenpflege,
- vereinbarte Wiedervorstellungstermine.

Die Herstellung von Kontakten zu geeigneten Selbsthilfe- und Patientenorganisationen ergibt sich verpflichtend aus § 7 ASV-RL. Die Leistungserbringer „sollen [des Weiteren] geeignete Patientinnen und Patienten über nationale und internationale klinische Studien informieren und ihnen die Teilnahme ermöglichen.“[103]

4.3.6 Kooperationsverpflichtung

Der Gesetzgeber hat in die Neuregelungen des § 116b in Absatz 4 Satz 10 SGB V auch die Verpflichtung zur Kooperation bei der Behandlung von schweren Verläufen onkologischer Erkrankungen aufgenommen und die Begrifflichkeit „ASV-Kooperation“ eingeführt. Diese Kooperationsverpflichtung ist nicht gleichzusetzen mit der Kooperationsmöglichkeit zur Sicherstellung der personellen und/oder sächlichen Anforderungen gemäß einer Richtlinie, sondern steht immer für eine sektorenübergreifende Kooperationsverpflichtung. Sie ist verpflichtender Bestandteil des ASV-Teams gemäß Anlage 1a der ASV-RL und ist mit der Anzeige bei dem erweiterten Landesausschuss nachzuweisen. Ausnahmen, in denen eine ASV-Kooperation nicht erfolgreich vereinbart werden kann, regelt

103 BAnz AT 19.07.2013 B1, Satz 6, § 6 ASV RL

§ 116b Abs. 4 Satz 11 SGB V wie folgt abschließend: „... weil in seinem für die ambulante spezialfachärztliche Versorgung relevantem Einzugsbereich a) kein geeigneter Kooperationspartner vorhanden ist oder b) er dort trotz ernsthaften Bemühens innerhalb eines Zeitraumes von mindestens zwei Monaten keinen zur Kooperation mit ihm bereiten geeigneten Leistungserbringer finden konnte". Auch in diesen Fällen besteht eine glaubhafte Nachweispflicht, allerdings nicht in Form von Erklärungen der möglichen, aber unwilligen Kooperationspartner.

Die ASV-Kooperation muss Aussagen zur gemeinsamen Versorgung der Patienten im Detail enthalten. Nicht geregelt sind Festlegungen zu den Kooperationspartnern. Mögliche Partner sind somit Vertragsärzte, vertragsärztlich tätige Psychotherapeuten, MVZ oder Polikliniken, Berufsausübungsgemeinschaften bzw. Teilberufsausübungsgemeinschaften und Praxiskliniken. Als die neuen gesetzlichen Regelungen verabschiedet wurden, legte man insbesondere in Bezug auf die Kooperationsverpflichtung bei der Behandlung von schweren Verlaufsformen onkologischer Erkrankungen diese Kooperationsverpflichtung als Auftrag zur Zusammenarbeit mit onkologisch verantwortlichen Vertragsärzten aus. Die nunmehr vorliegende Richtlinie nach Anlage 1a) Tumorgruppe 1 gastrointestinale Tumore und Tumore der Bauchhöhle enthält keine über den Gesetzestext hinausgehende Regelung, d.h. das Krankenhaus muss eine Kooperation zur Behandlung der Patienten nachweisen, kann diese aber sowohl mit einem am Krankenhaus angegliederten MVZ als auch mit einer onkologisch ausgerichteten Vertragspsychotherapeutenpraxis eingehen. Der nichtärztliche Bereich stellt keine mögliche Kooperationspartnerschaft dar, da die ASV als Leistungserbringer von vornherein nur fachärztliche Tätigkeit beinhaltet.

Die Kooperation zur Erfüllung der sächlichen und personellen Anforderungen ist eine Option, welche insbesondere zur Teilnahme von Vertragsärzten an der ASV eingeführt wurde und eigentlich schon unter den alten Regelungen des § 116b SGB V galt. Die Interdisziplinarität erforderte auch in der Vergangenheit bereits Kooperation, nur wurde dies nicht ausdrücklich formuliert. Das Krankenhaus kann insoweit auch mit einem anderen Krankenhaus, der Vertragsarzt mit einem anderen Vertragsarzt, kooperieren, insbesondere zur Erbringung spezieller hochkomplexer diagnostischer Untersuchungen. Neu ist lediglich, dass diese zu vereinbaren und, soweit im Beschluss als integraler Bestandteil der Behandlung gefordert, auch gegenüber dem erweiterten Landesausschuss nachzuweisen sind, d.h. bisher bewährte kollegiale Zusammenarbeiten bedürfen ihrer Definition in der Schriftform.

4.3.7 Vergütungs- und Abrechnungsvorschriften

Die erbrachten Leistungen werden in allen Fällen direkt von der jeweils zuständigen Krankenkasse vergütet; dies gilt für Krankenhäuser wie Vertragsärzte. Für die teilnehmenden Vertragsärzte/MVZ/Polikliniken/Berufsausübungsgemeinschaften sind diese Leistungen nicht Bestandteil der vertragsärztlichen Vergütungen und werden nicht über die KVen abgerechnet, allerdings kann die KV gegen eine entsprechende Aufwandsentschädigung für den Leistungserbringer die Direktabrechnung durchführen.

Leistungen der ASV

Die Richtlinien regeln die abrechenbaren Leistungen je ASV-Team abschließend. Der G-BA hat aber ergänzend auch Leistungen aufgenommen, die noch nicht im EBM aufgeführt werden. Der ergänzte Bundesausschuss wird sich mittelfristig mit der Einführung einer eigenständigen Vergütungssystematik für die ASV beschäftigen. Der Gesetzgeber erteilte den Selbstverwaltungspartnern mit den Regelungen des § 116b Abs. 6 SGB V einen entsprechenden Auftrag, allerdings soll diese „vom einheitlichen Bewertungsmaßstab für ärztliche Leistungen unter ergänzender Berücksichtigung der nichtärztlichen Leistungen, der Sachkosten sowie der spezifischen Investitionsbedingungen“[104]. ausgehen und nur dem ASV-Versorgungsbereich vorbehalten sein. Bestimmungen nach den Vorschriften des § 116b SGB V (a.F.) haben keinen Anspruch auf Vergütung nach den neuen Richtlinien (vgl. § 116b Abs. 8 SGB V).

Zum 01.07.2014 wurde durch den ergänzten Bewertungsausschuss nach § 87 Absatz 5a SGB V die Anpassung des EBM mit Wirkung zum 01.07.2014 durch die Neuaufnahme eines Bereiches VII Gebührenordnungspositionen der ambulanten spezialfachärztlichen Versorgung (ASV) in den EBM beschlossen. Alle GOP dieses Kapitels beginnen mit den Ziffern 50. Die Beschlüsse zu den Richtlinien des G-BA beinhalten auch gesonderte und spezielle Leistungen, die ausschließlich der Behandlung im Rahmen der ASV vorbehalten sind. Diese ergeben sich aus den erkrankungs- oder leistungsbezogenen Konkretisierungen der jeweiligen Anlagen. Aufgeführt werden die speziellen Leistungen im Appendix der Konkretisierung. Derzeit gilt noch, dass alle erbrachten Leistungen nach dem EBM mit dem jeweils gültigen regionalen Preis abzurechnen sind. Krankenhäuser müssen diesen um einen Investitionskostenabschlag in Höhe von 5% kürzen. Die KBV soll den jeweiligen Krankenhäusern die regionale Euro-Gebührenordnung in maschinenlesbarer Form quartalsweise zur Verfügung stellen. Leis-

104 § 116b Abs. 6 Satz 3 SGB V

tungen, die im Appendix aufgeführt und noch nicht im EBM Kapitel 50 aufgenommen sind, werden gemäß dem Beschluss des ergänzten erweiterten Bewertungsausschusses nach § 87 Abs. 5a SGB V zur Vergütung von Leistungen der ambulanten spezialfachärztlichen Versorgung gemäß § 116b Abs. 6 Satz 8 SGB V vom 20.06.2014 ab dem 01.07.2014 wie folgt abgerechnet:

- Leistungen, die in der GOÄ dem Kapitels M zuzuordnen sind, sowie die GOP 437 nach der GOÄ mit Faktor 1,0,
- Leistungen, die in der GOÄ in den Kapiteln A, E und O aufgeführt sind, nach der GOÄ mit Faktor 1,2 und
- Leistungen, die in der GOÄ in den übrigen Kapiteln aufgeführt sind, mit dem Faktor 1,5;
- Leistungen aus dem Appendix für onkologische Erkrankungen, die in der Anlage 7 zum BMV-Ä, Onkologie-Vereinbarung, aufgeführt sind, einschließlich den palliativmedizinischen GOP, nach den regional dafür vereinbarten Gebührensätzen.

Wenn das ASV-Team des Krankenhauses Leistungen nach der Onkologie-Vereinbarung zur Abrechnung bringt, muss es auch alle dort genannten Voraussetzungen vollumfänglich erfüllen und über eine neue Zulassung nach der ASV-RL verfügen. Der Appendix des Beschlusses des Gemeinsamen Bundesausschusses über eine Änderung der Richtlinie zur ambulanten spezialfachärztlichen Versorgung § 116b SGB V Anlage 2a) Tuberkulose und atypische Mykobakteriose enthält im Appendix drei Leistungen, die derzeit nicht im EBM abgebildet sind und wie folgt vom erweiterten Bewertungsausschuss in das Kapitel 50 aufgenommen wurden:

- Prüfung des Farbsinnes = GOP 50100
- Molekularbiologische Schnellresistenztestung (MDR-TB) des Mycobacterium-tuberculosis-Complex (MTC) nur bei molekular-biologischem Nachweis von MTC und/oder mikroskopischem Nachweis von Mykobakterien in diesem Direktmaterial = GOP 50110
- Weiterführende Molekularbiologische Schnellresistenztestung (XDR) des Mycobacterium-tuberculosis-Complex (MTC) nur bei Nachweis einer Resistenz entsprechend der Gebührenordnungsposition 50110 in diesem Direktmaterial = GOP 50111

Der Abschnitt 50.1** umfasst derzeit somit alle spezifischen Leistungen im Rahmen der ASV-RL für die Tuberkulose und atypische Mykobakteriose. Ebenfalls neu aufgenommen und damit auch für die Behandlungen im Rahmen der v.g. ASV-Richtlinie bei Kindern berechnungsfähig wurden in den Facharzt-EBM Pädiatrie die GOP für

- das problemorientierte ärztliche Gespräch bei einer lebensverändernden Erkrankung = GOP 04230,
- die Behandlung und Betreuung des Patienten mit einer lebensverändernden chronischen Erkrankung als Zuschlag = GOP 04220,
- die intensive Betreuung und Behandlung des Patienten mit einer lebensverändernden chronischen Erkrankung als Zuschlag = GOP 04221.

Diese GOP können auch von den § 116b-Ambulanzen an Krankenhäusern abgerechnet werden, die noch keine neue Zulassung zur ASV haben. Beschlüsse hinsichtlich der Erweiterung des EBM wurden durch den Bewertungsausschuss für die Umsetzung der Richtlinie zu den gastrointestinalen Tumoren bisher nicht getroffen.

In seiner 324. Sitzung hat der Bewertungsausschuss nach § 87 Abs. 1 Satz 1 SGB V Vorgaben für eine Bereinigung der morbiditätsbedingten Gesamtvergütung aufgrund ambulanter spezialfachärztlicher Versorgung für das II. und III. Quartal 2014 festgelegt. Dabei handelt es sich um eine befristete Festlegung mit Auswirkung auf die jeweiligen Folgequartale des Jahres 2015. Gleichzeitig erging die Verpflichtung, dass der Bewertungsausschuss bis zum 30.06.2014 Festlegungen zu einer entsprechenden Bereinigung treffen wird. Mit Beschluss der 328. Sitzung wurde der Beschluss der 324. Sitzung aufgehoben und die Regelungen zur Bereinigung ab dem 01.07.2014 gültig für das II. bis IV. Quartal 2014 getroffen.

Zusätzlich sind auch die Prozeduren nach dem jeweils gültigen Katalog zu dokumentieren und mit der Abrechnung zu übermitteln. Die Leistungen innerhalb der ASV unterliegen derzeit keinen Budgetierungen, weder arzneimittel- noch vergütungsrechtlichen. Eine Prüfung des wirtschaftlichen Verordnungsverhaltens orientiert sich an den Regelungen für die psychiatrischen Institutsambulanzen gemäß §§ 106 Abs. 2 und 3 und 106a SGB V. Entsprechende Regelungen müssen die beauftragten Prüfungsstellen treffen.

Am 17.03.2014 schlossen der GKV-SV, die DKG sowie die KBV die Vereinbarung gemäß § 116b Abs. 6 Satz 12 SGB V über die Form und den Inhalt des Abrechnungsverfahrens sowie die erforderlichen Vordrucke für die ASV (ASV-AV). Die

Regelungen gelten für alle ASV-Berechtigte und deren Abrechnungsstellen. Die erbrachten Leistungen sind auch weiterhin quartalsweise abzurechnen, allerdings wird neu der Begriff des ASV-Überweisungsfalls und des Abrechnungsfalls eingeführt. Der Abrechnungsfall umfasst alle Leistungen eines Teammitgliedes am gleichen Patienten innerhalb eines Quartals zu Lasten des gleichen Kostenträgers. Der ASV-Überweisungsfall kann mehrere Quartale umfassen. Die spezifische Festlegung findet sich in der jeweiligen Richtlinie des G-BA. Abrechnungszeitraum bleibt aber immer das Quartal.

4.3.8 Datenübermittlung nach § 301 SGB V, 12. Fortschreibung

Die Selbstverwaltungspartner vereinbarten für die Umsetzung der Abrechnung von Leistungen im Rahmen der ASV zwei technische Wege, jedoch mit gleichen Inhalten, die in der Anlage 2a für die Vertragsärzte und in der Anlage 2b für die Krankenhäuser beschrieben werden. Für die Datenübermittlung der ASV-Leistungen im Krankenhaus bleibt § 301 SGB V mit seinen Bestimmungen die Grundlage. Für die Übermittlung der Rechnung und des Zahlsatzes sowie des Rechnungsstornos werden auch zukünftig der AMBO-Datensatz und der ZAAO-Datensatz verwendet. Für die Übermittlung der neuen Anforderungen wurde der Datensatz entsprechend erweitert; allerdings ist in der Datenübermittlung streng zu trennen, ob es sich um eine Bestimmung nach den alten Regelungen des § 116b SGB V handelt oder um eine neue nach den Regelungen der ASV-RL. Für die Übermittlung der Leistungen eines MVZ des Krankenhauses an die Krankenkasse gilt Anlage 2a, da das MVZ vertragsärztlich tätig ist. Eine Datenübermittlung über § 301 SGB V ist für das MVZ somit ausgeschlossen. Im Segment INV – Informationen zum Versicherten – wurde das Vertragskennzeichen um die Teamnummer erweitert. Ab dem 01.10.2014 wollen die Krankenkassen die neuen Datensätze annehmen, d.h. bis dahin müssen die Krankenhäuser, die eine Bestimmung zur ASV haben, diese technischen Anforderungen auch erfüllen können. Dabei gilt, dass für alle Leistungen bis einschließlich III. Quartal 2014 die 11. Fortschreibung anzuwenden ist. Nach der 12. Fortschreibung, somit für alle Fälle mit Aufnahmedatum nach dem 01.10.2014, müssen also erstmals im Januar 2015 Daten versendet werden. Differenziert wird im Vertragskennzeichen zwischen Bestimmungen nach § 116b SGB V alt und neu. Im Segment Rechnung wird das Feld „Honorarsumme“ für den Investitionsabschlag verwendet. Wenn dieser nicht anzusetzen ist, muss 0,00 EUR übermittelt werden. Im Segment RZA ist die Arztnummer des überweisenden Arztes nur bei erstmaliger Überweisung an das ASV-Team zu übermitteln; gleiches gilt für die Betriebsstättennummer. Neu eingeführt wird das Feld „Datum der Überweisung“ in die ASV, der KV-Bezirk des ASV-Teams und die EBM-Version, nach welcher abgerechnet wird. Die Diagnoseart enthält jetzt das Kennzeichen für die Diagnose bei Überweisungen innerhalb des ASV-Teams, ergänzt um die Teammitgliedsidentifikation, hier die Fachgruppennummer. Im ENA-Segment ist der Investitionsabschlag je EBM-Leistung anstelle des pauschalen Zuschlags bei ambulanten Operationen anzugeben. Bei der Abrechnung von Untersuchungen mittels menschlicher DNA sind die Gennummer und ggf. der Multiplikator anzugeben. Das EZV-Segment steht für die Abrechnung von Einzelvergütungen, z.B. besonders berechnungsfähige Kosten unter Hinzuziehung des Investitionskostenabschlages, zur Verfügung. Zu jeder Entgeltart ist die Fachgruppennummer zu übermitteln.

Analoge Anpassungen erfolgten im Zahlungssatz. Dieser ist nur zu übermitteln, wenn der angewiesene Betrag vom Rechnungsbetrag abweicht oder die Kostenübernahme durch die Krankenkasse vollständig abgelehnt wird. Für die automatische Verbuchung von Zahlungseingängen kann das Krankenhaus diesen aber mittels Schlüssel 11 anfordern. Im Verarbeitungskennzeichen Schlüssel 9 wird differenziert, ob es sich um eine Bestimmung nach § 116b SGB V (a.F.) handelt oder um eine neue Bestimmung nach den Regelungen der ASV-AV. Für die ASV-Teams nach der ASV-AV wird der Schlüssel 13 bzw. 43 für das Storno eingeführt. Der Schlüssel 22 für die Kennzeichnung der Leistungsbereiche nach § 116b SGB V wird entsprechend dem Inkrafttreten der einzelnen Richtlinien fortgeschrieben. Der Erkrankungs- und Leistungsbereichsschlüssel wird in der Anlage 4 der ASV-AV geregelt und ist folgendermaßen strukturiert:

Erkrankungs- und Leistungsbereich	Schlüssel
1. Schwere Verlaufsformen von Erkrankungen mit besonderen Krankheitsverläufen	1[A-I]0100ff
1.) a) Onkologische Erkrankungen; gastrointestinale Tumore und Tumore der Bauchhöhle	1A0100
.....	
2. Seltene Erkrankungen und Erkrankungszustände mit entsprechend geringer Fallzahl	2[A-N]0100ff
2.) a) Tuberkulose und atypische Mykobakteriose	2A0100
....	
3.Hochspezialisierte Leistungen	3[A-B]0100ff
....	

Tab. 26 ASV-Schlüssel

Ein ASV-Team mit einer Bestimmung nach altem Recht behält das alte Kennzeichen, für Bestimmungen nach der ASV-RL ist immer das neu eingeführte Leistungsbereichskennzeichen zu verwenden. In diesen Fällen entfällt auch die Angabe des Leistungstages. Für die Ausstellung von Verordnungen steht das Krankenhaus-IK als fiktive Betriebsstättennummer nach wie vor zur Verfügung. Eine Befristung der getrennten Übermittlungsverpflichtungen für § 116b-Berechtigungen nach altem und nach neuem Recht ist nicht vorgesehen und davon abhängig, wann die entsprechenden Richtlinien des G-BA beschlossen werden. In Behandlungsfällen, bei denen die schwere Verlaufsform sich nicht aus der Behandlungsdiagnose ableiten lässt, soll zukünftig eine Ergänzung der Leistungsart mit Schlüssel 24 – A5 –, welcher hier mit Schlüssel 28 korrespondiert, angegeben werden. Entsprechend den Regelungen in der ASV-RL ist die Übermittlung der Teaminformation in den Datensatz aufzunehmen. Dazu führten die Selbstverwaltungspartner den Schlüssel 25 „Teamebene" ein. Ebenfalls neu ist der Schlüssel 26 für den jeweiligen KV-Bezirk. Die neuen Fachgruppenkodes gemäß Anlage 3 der ASV-AV werden im Schlüssel 27 beschrieben. „Der Fachgruppenkode bildet die für die Leistungserbringung [...] geforderte fachärztliche Qualifikation ab, die in der Anzeige an den erweiterten Landesausschuss anzugeben ist. Sind mehrere fachärztliche Qualifikationen anzugeben, für die weitere (sekundäre) Fachgruppenkodes gelten, werden diese sekundären Fachgruppenkodes im ASV-Verzeichnis hinterlegt."[105] Die Zusatzweiterbildungen sind Bestandteil der Anlage 3a zur ASV-AV und sind bei Erstanzeige der Berechtigung oder während einer laufenden Berechtigung der ASV-Servicestelle zu melden. Zum anderen wird diese in den entsprechenden Richtlinien zur Konkretisierung teilweise als indikationsspezifische Vorgabe gefordert und ist somit entsprechend nachweispflichtig. Aktuell ist nur für die Zusatzweiterbildung Infektiologie eine Zuordnung erfolgt.

Die 1. bis 6. Stelle werden durch eine Pseudoarztnummer mit „555555" angegeben. Die 7. Stelle ist der sognannte Krankenhauszähler und wird in der Reihenfolge der Anzeigeneingänge bei der ASV-Servicestelle vergeben. Die 8. und 9. Stelle sind der eigentliche Fachgruppenkode entsprechen der Anlage 3 in ihrer jeweils gültigen Fassung. Die Zuordnung zur Fachgruppe muss vom Teamleiter für jedes Teammitglied in der Meldung an die ASV-Servicestelle vorgenommen werden.

Anpassungen sind auch bei den spezifischen Fehlerkodes erforderlich. Sie bilden die Beanstandungen zu den neu eingeführten Datenfeldern ab. Die Krankenkassen sind berechtigt, technisch fehlerhafte oder unvollständige Datenlie-

105 ASV-AV Anlage 3, Satz 2 und 3

ferungen zeitnah abzuweisen. Diese Abrechnungen entsprechen nicht den Anforderungen des § 301 SGB V. Die Fälligkeit tritt somit nicht ein.

4.3.9 Formulare

In der ASV sind die Formulare der vertragsärztlichen Tätigkeit in der jeweils gültigen Ausgabe gemäß Anlage 2 und 2a zum BMV-Ä auch für die Krankenhäuser zu verwenden. Auf allen Formularen soll in Zeile 6 an der 30. Stelle des Personalienfeldes das Kennzeichen für die ASV mit 1 angegeben werden, die 29. Stelle ist leer zu lassen. In dem Feld Betriebsstättennummer muss die Teamnummer angegeben werden. An der ASV teilnehmende Krankenhausärzte müssen des Weiteren im Feld Arztnummer ihre entsprechende Fachgruppennummer angeben. Bei der Bestellung von Rezeptformularen Muster M16 der Vordruckvereinbarung ist sicherzustellen, dass in der Kodierleiste immer die Ziffer „222222222“ eingedruckt wird. Auch die Vertragsärzte des ASV-Teams dürfen nicht die Formulare M16 der Praxis nutzen, sondern müssen für jede Verordnung von Arzneimitteln die Formulare der ASV verwenden. Unterbleibt dies, werden die Verordnungen dem Arzneimittelbudget zugeordnet und nicht außerbudgetär bewertet. Zur Bedruckung der Formulare wird eine gesonderte Vereinbarung mit entsprechenden Vorgaben noch erstellt und den KIS-Anbietern durch die DKG mitgeteilt. Hier besteht noch abschließender Klärungsbedarf. Die Kosten für die Bereitstellung des Formularsatzes trägt die Krankenkasse, das Krankenhaus die für den Versand.

Für die Abrechnung und für alle Formulare der ASV ist verbindlich ausschließlich die Teamnummer zu verwenden. Für die Krankenhäuser und Vertragsärzte bedeutet dies eine relevante Anpassung der verwendeten EDV-Lösungen.

4.3.10 Zusammenfassung

Der neue Versorgungsbereich ASV stellt insgesamt hohe Anforderungen an die Organisation der Abläufe und der interdisziplinären Zusammenarbeit. Die räumliche Nähe aller Teammitglieder stellt eine ebensolche Herausforderung dar und kann insbesondere in den ländlichen Regionen den guten Ansatz der sektorenübergreifenden Versorgung gefährden. Mindestens an einem Tag in der Woche müssen die Ärzte des Kernteams für die ASV-Patienten in der Sprechstunde zur Verfügung stehen – bei Aufrechterhaltung der vertragsärztlichen bzw. stationären Tätigkeit der Teammitglieder. Viele Fragen sind beantwortet, manche noch offen. Als wesentliches Kriterium steht die Definition der „schweren Verlaufsform“ aus. Der Gesetzgeber will mit diesem Versorgungsbereich auch die Grenzen des Leistungsumfangs im ambulanten Sektor um üblicherweise nur stationär erbrachte Leistungen erweitern.

Die ASV sollte unter Budgetrelevanz betrachtet werden. Sie ermöglicht dem Krankenhaus nicht nur die Teilnahme an der ambulanten Versorgung, sondern dient auch der Vermeidung von Krankenhausbehandlung. Die von den Krankenhausfachärzten im Rahmen dieser Versorgung erbrachten Einzelleistungen sind häufig kaum andere Untersuchungs- und Behandlungsmethoden als im Rahmen der teil- oder vollstationären Krankenhausbehandlung. Es ist deshalb davon auszugehen, dass in Budgetverhandlungen eine entsprechende Fallzahlausgliederung gefordert werden könnte.

Da die ASV einen neuen Versorgungsbereich darstellt und weder die Regelungen der vertragsärztlichen Tätigkeit noch die der Krankenhausbehandlung bezüglich der Prüfung der Abrechnungen zutreffen, besteht hier noch Klärungsbedarf. Für die Prüfung auf Wirtschaftlichkeit und die Einhaltung der Versorgungsqualität gilt die PrüfvV nicht. Die Leistungserbringer müssen aber im Einzelnen Nachweise für eventuelle Prüfungen vorhalten. Der G-BA kann auch festlegen, dass insbesondere zur Prüfung der Qualitätsvoraussetzungen abweichendes Vorgehen ermöglicht wird. Derzeit liegen diese nicht vor.

4.3.11 ASV für Unfallversicherungsträger

Die ambulante spezialfachärztliche Versorgung ist eine Vorschrift, welche ausschließlich für die gesetzliche Krankenversicherung geregelt ist. Im berufsgenossenschaftlichen Heilverfahren – insbesondere bei der Behandlung von Berufserkrankungen – finden diese Vorschriften keine Anwendung. Die Behandlung ist im Rahmen der leistungsrechtlichen Vorschriften der Unfallversicherungsträger durch den Krankenhausarzt möglich. Formen der intersektoralen Zusammenarbeit finden dabei keine abweichende Anwendung. Soweit der Krankenhausarzt berechtigt ist, Berufserkrankungen zu behandeln, erfolgen Überweisungen formlos. Für die Verordnung von Arznei- und Hilfsmitteln gelten die Vorschriften der Unfallversicherungsträger.

4.3.12 ASV zu Lasten der Privaten Krankenversicherungen

Auch für die PKV gelten die besonderen Vorschriften der ASV nicht. Der Krankenhausarzt darf privat krankenversicherte Patienten behandeln. Die Abrechnungsgrundlage richtet sich nach dem Rechtsverhältnis der Vertragsbeziehung. Kommt der Behandlungsvertrag mit dem Chefarzt zustande, erfolgt die Abrechnung nach der Gebührenordnung für Ärzte (GOÄ). Schließt das Krankenhaus den Behandlungsvertrag mit dem Patienten, ist formal die GOÄ nicht anzuwenden. Allerdings ist es in Deutschland üblich, wenn auch nicht rechtsverbindlich geregelt, dass die Krankenhäuser nach der GOÄ abrechnen. Leistungseinschränkungen ergeben sich nicht aus Vorschriften der PKV, höchstens aus dem Versicherungsvertrag des Patienten. Die Aufklärung des Patienten zu den voraussichtlichen Behandlungen und deren Kosten sollte in jedem Fall aktenkundig erfolgen. Verordnungen können auf den entsprechenden freien Formularen ausgestellt werden. Überweisungen erfolgen formlos. Die Vordrucke der ASV finden keine Anwendung.

4.4 Ambulante Notfallversorgung im Krankenhaus

Die Krankenhäuser sind zur ambulanten Notfallbehandlung entsprechend ihrem Versorgungauftrag verpflichtet und zugelassen. Die Zulassung der Krankenhäuser ergibt sich aus §§ 75 Abs. 1 Satz 2 und 76 Abs. 1 Satz 2 SGB V: „Andere Ärzte dürfen nur in Notfällen in Anspruch genommen werden" in Verbindung mit § 2 Abs. 2 Satz 4 BMV-Ä: „Zur ärztlichen Behandlung im Rahmen der vertragsärztlichen Versorgung gehören auch die in Notfällen ambulant ausgeführten ärztlichen Leistungen durch nicht an der vertragsärztlichen Versorgung teilnehmende Ärzte". Die Unterlassung der ärztliche Hilfeleistung in Notfällen kann nach § 323c StGB strafrechtlich verfolgt werden. Die Notfallversorgung umfasst diejenigen ärztlichen Leistungen, welche den Rahmen des sofort Notwendigen nicht überschreiten soll. „Ein Notfall liegt nach höchstrichterlicher Rechtsprechung (u.a. BVerWG Urteil vom 23.06.1995 8C 14.93 USK 95138) vor, wenn eine dringende Behandlungsbedürftigkeit besteht; insoweit ist der Notfall dem dringenden Fall gleichgestellt und nicht nur als Fall der „Ersten Hilfe" zu werten, wenn Gefahr für Leib und Leben besteht. So ist z.B. ein Patient, der am Wochenende heftige Zahnschmerzen bekommt, dass es ihm nicht zuzumuten ist, bis zur Montagssprechstunde seines Vertragszahnarztes zu warten, ein dringender Fall, der im Rahmen des Sicherstellungspflicht vom zahnärztlichen Notdienst zu versorgen ist."[106] In der Notfallversorgung findet keine Arztwahl durch den Patienten statt. Die Notfallbehandlungen können somit sowohl im Rahmen der vertragsärztlichen Notfallversorgung als auch der Erstversorgung Arbeitsunfallverletzter oder für privat Krankenversicherte und Selbstzahler einschließlich ausländischer Patienten ohne Versicherungsschutz in Deutschland durchgeführt werden. Alle durchgeführten Behandlungen werden deshalb vom Krankenhaus erbracht, von diesem nach den jeweils geltenden Rechtsvorschriften abgerechnet und liquidiert.

Ambulante Notfallbehandlung mit nachfolgender vollstationärer Aufnahme in dem gleichen Krankenhaus kann nicht gesondert abgerechnet werden, da alle Leistungen des Krankenhauses mit der Vergütung gemäß KHG abgegolten sind.

106 Haufe SGB Office Online Professional, Stand Produktdatenbank: 23.04.2014, Sommer SGB V § 75 Inhalt und Umfang der Sicherstellung (HI531248), S. 6

Zwar ist es nach Ansicht der Autoren strittig, inwieweit Leistungen, welche im Rahmen des Sicherstellungauftrages der KVen erbracht werden, dem Leistungsbereich des Krankenhauses zuzuordnen sind, aber das LSG Berlin hat in seinem Urteil vom 12.03.2010 (L 24 KA 11017) eine solche Verkettung erkannt. Dem wäre insoweit zu widersprechen, da jeder Vertragsarzt und jeder Notarzt, auch im Rettungsdienst, für die erbrachten Leistungen inklusive der Wartezeiten auf den nächsten Patientenkontakt, in deren Ergebnis eine sofortige Einweisung in das Krankenhaus erfolgt, Anspruch auf Vergütung hat. Der Unterschied zwischen dem Vertragsarzt und der Notfallambulanz des Krankenhauses ist die institutionelle Trennung. Dass den Krankenhäusern in der Notfallversorgung eine Sonderstellung bezüglich des Vergütungsanspruches zugeordnet wird, wäre zu prüfen. Die Vorhaltekosten in Krankenhausnotfallambulanzen dürften nicht niedriger sein als in den Notfallambulanzen der KVen.

4.4.1 Notfallversorgung nach § 75 SGB V

Die Krankenhäuser sind ein zentraler Anlaufpunkt für alle Patienten in Notfallsituationen, auch wenn mancher Patient diese nutzt, weil er Wartezeiten in der Vertragsarztpraxen nicht hinnehmen will oder diese aus persönlichen Gründen nicht aufgesucht hat. Gleichwohl ist aber die Notfallversorgung dem Sicherstellungauftrag der KV zugeordnet und soll nur in Zeiten, zu denen kein Vertragsarzt zur Verfügung steht, in Anspruch genommen werden können. „In den KV-Bezirken wird unterschiedlich mal vom „Notdienst“, vom „(organisierten) Notfalldienst“ oder vom „Bereitschaftsdienst“ gesprochen, wobei alle Begriffe dasselbe meinen, nämlich die Organisation eines Bereitschaftsdienstes in den typischerweise sprechstundenfreien Zeiten durch die KV. Abs. 1 Satz 2 verwendet für sprechstundenfreie Zeiten den Begriff Notdienst, während die KBV bei der Einführung der bundesweiten Telefonnummer 116117 wiederum vom ärztlichen Bereitschaftsdienst spricht. Das Instrument für die Organisation des Notdienstes (Bereitschaftsdienstes) ist die Notfalldienstordnung, die die einzelnen KVen entweder allein oder gemeinsam mit der örtlichen Ärztekammer/Landesärztekammer beschließt.“[107] Dieser kassenärztliche Notfalldienst ist streng abzugrenzen vom Rettungsdienst. Der Rettungsdienst obliegt der landesrechtlichen und in deren Folge kommunalen Verantwortung, soweit auf Bundesebene nichts anderes bestimmt ist. Die Teilnahme der Krankenhäuser am Rettungsdienst gehört deshalb nicht zu den gesetzlich bestimmten Mitwirkungspflichten in der Notfallversorgung. Die Notfallzeiten sind den jeweiligen Regelungen der Notfalldienstordnung zu entnehmen und spiegeln sich auch im EBM wider.

107 Ebenda S. 6

Unberücksichtigt ist allerdings der Freitagnachmittag. Die Mehrzahl der Vertragsarztpraxen hat an diesem Tag keine Nachmittagssprechstunde, aber der Notfalldienst beginnt wie an jedem Wochentag erst um 19:00 Uhr. Gerade in dieser Zeit werden die Notfallambulanzen der Krankenhäuser stark frequentiert, obwohl de facto der Notfalldienst noch nicht begonnen hat. Dass die zuständigen KVen versuchen, dieses Problem mittels Verpflichtung zur Freitagnachmittagssprechstunde zu lösen, kann nur als wenig erfolgversprechend eingeschätzt werden, da hinzuzuziehende Vertragsärzte trotzdem keine Sprechstunde haben. Insofern ist es Aufgabe der Notfallambulanzen, um eine angemessene Vergütung der zu erbringenden Leistungen zu kämpfen. Häufig genug übernehmen die Notfallambulanzen gerade auch an sogenannten Brückentagen große Teile der vertragsärztlichen Versorgung und damit die Sicherstellung der Versorgung; aber auch überlange Wartezeiten auf fachärztliche Termine werden teilweise von den Notfallambulanzen abgefangen. Dass die Krankenkassen über die Gesamtvergütung, deren Höhe sich u.a. auch durch das Kriterium der Arbeitszeit bestimmt, Gestaltungsräume erhalten haben, wird zur Lösung dieser Probleme im Interesse der teilnehmenden Krankenhäuser häufig ebenso wenig genutzt wie die Kooperationsmöglichkeiten der KVen mit den Krankenhäusern. Kooperationen nach § 75 Abs. 1 Satz 3 SGB V würden die Notfallambulanzen zur Teilnahme am sogenannten organisierten Bereitschaftsdienst berechtigen. Dadurch können auch eine bessere Vergütung der erbrachten Leistungen und eine Lastenverteilung sowie Zentralisation erreicht werden.

Im Rahmen der Notfallversorgung können alle medizinisch notwendigen Leistungen erbracht werden. Es gelten keine Einschränkungen bezüglich des Leistungsumfangs, d.h. auch alle radiologischen und labormedizinischen Untersuchungen können durchgeführt und entsprechend abgerechnet werden.

Anwendung des BMV-Ä und seiner ergänzenden Vorschriften

Mit der Aufnahme der Notfallversorgung in den BMV-Ä wurde gleichzeitig geregelt, dass diese Leistungen Bestandteil der vertragsärztlichen Versorgung sind. Damit gelten aber auch für die Notfallbehandlungen alle Regelungen der vertragsärztlichen Versorgung. Um entsprechend den Vorschriften vertragsärztlich tätig werden und abrechnen zu können, muss der Notfallambulanz durch die zuständige KV eine Arztnummer zugeordnet werden. Die Vergabe richtet sich nach der Richtlinie der KBV zur Vergabe von Arztnummern, wobei die ersten beiden Stellen immer die Zuordnung zum LKV-Landes- und Bezirksstellenschlüssel bilden und die dritte und vierte Stelle den Fachgruppenkode angeben, wobei in der Nummerierungssystematik die Ziffern 70 bis 98 u.a. für die Notfallversorgung vorgesehen sind. Die Arztnummer besteht immer aus 9 Ziffern.

Zusätzlich zur Arztnummer wird die Betriebsstättennummer vergeben. Die Betriebsstätte ist dem Standort der Leistungserbringung eindeutig zugeordnet. Erbringt ein Krankenhaus an mehreren Standorten unter verschiedenen ärztlichen Leitungen Notfallbehandlungen, sind auch mehrere Arzt- und Betriebsstättennummern zu beantragen. Wenn die ärztliche Leitung für mehrere Standorte durch eine Person erfolgt, kann dies mit einer Arztnummer und einer Betriebsstätte sowie Nebenbetriebstätten korrekt abgebildet werden. Es gelten für die Notfallversorgung die Regelungen der Vordruckvereinbarung, die Richtlinien zum Sprechstundenbedarf, die Regelungen zur Verordnung von Arznei- und Verbandmitteln und zum Krankentransport sowie zur Krankenhausbehandlung. Die vertragsärztliche Versorgung umfasst auch im Notfall, neben der ärztliche Behandlung und Diagnostik, die Feststellung der Arbeitsunfähigkeit, die Verordnung von Arzneimitteln und Verbandsstoffen, die Verordnungen von Krankenhausbehandlung, Krankentransporten, häuslicher Krankenpflege und die Ausstellung von Bescheinigungen.

Für die Notfallversorgung gilt die Definition des Behandlungsfalls, d.h. alle Leistungen an demselben Patienten innerhalb eines Quartals zu Lasten der gleichen gesetzlichen Krankenversicherung sind als ein Fall abzurechnen. Behandlungen an unterschiedlichen Betriebsstätten sind mehrere Behandlungsfälle, d.h. wenn das Krankenhaus für die Notfallversorgung eine Betriebsstätte und eine Nebenbetriebsstätte vorhält und derselbe Patient in beiden behandelt wird, handelt es sich um zwei Behandlungsfälle. Notfallambulanzen können nicht an regionalen Selektivverträgen und Behandlungsprogrammen mitwirken, soweit diese nicht gesondert vereinbart wurde.

Sprechstundenbedarf

Der Sprechstundenbedarf für die Notfallambulanz ist gemäß der Sprechstundenbedarfsvereinbarung in der jeweils gültigen Fassung zu verordnen. Dabei sind die Vorräte für die Behandlung von Arbeitsunfallverletzten und privat Krankenversicherten/Selbstzahlern getrennt vorzuhalten, da die Aufwandserstattung für diese Kostenträger gesonderten Regelungen unterliegt. Die Abrechnung des Sprechstundenbedarfes erfolgt gemäß § 44 Abs. 8 BMV-Ä. Die KVen haben dazu auf Landesebene entsprechende Vereinbarungen mit den Verbänden der GKV geschlossen. Diese sind jeweils zu beachten und gelten auch für die Notfallambulanzen. Sprechstundenbedarf zulasten der GKV ist immer auf einem Rezept Muster M16 zu verordnen. Die Vorschriften für die Ausstellung der Verordnung gelten auch für Sprechstundenbedarf, d.h. maximal drei Verordnungen je Rezept. Die Ausfüllanleitungen der KBV sind zu beachten.

Leistungsabrechnung mit den zuständigen KVen

Die Leistungsabrechnung erfolgt nach den Vorschriften des EBM in seiner jeweils gültigen Fassung. Es ist zu berücksichtigen, dass durch die Bewertungskommission quartalsweise Änderungen und/oder Ergänzungen vorgenommen werden, welche zu beachten sind. Vereinbarungen zu regionalen Gebührenziffern (insbesondere Impfleistungen) sind der jeweiligen Euro-Gebührenordnung der zuständigen KV zu entnehmen und auch quartalsweise zu aktualisieren. Auch für die Notfallambulanzen gelten alle Ein- und Ausschlussregelungen sowie Höchstwertbestimmungen des EBM.

Seit der EBM-Novellierung 2008 wird in der Abrechnung der notfallmäßig erbrachten Leistungen nicht mehr zwischen Vertragsarzt und Krankenhausnotfallambulanz unterschieden. Dies ist dem konsequenten Kampf der Krankenhäuser unter Hinzuziehung der Gerichte zu verdanken. Maßgebend waren hier sicher die Urteile des Sozialgerichtes für das Saarland, entscheidend die BSG-Urteile B 6 KA 46/07 und B 6 KA 47/07.

In Kap. II Pkt. 1.2 des EBM sind die Gebühren für die Notfallversorgung (s. Tab. 27) aufgeführt:

GOP	Regel	Text	Ausschluss	Berichtspflicht
01210	1x pro Quartal	Notfallpauschale im organisierten Not(-fall)dienst und Notfallpauschale für nicht an der vertragsärztlichen Versorgung teilnehmende Ärzte, Institute und Krankenhäuser	Berechnung der jeweiligen arztgruppenspezifischen Versicherten-, Grund- oder Konsiliarpauschalen und derselben Sitzung 01100, 01101, 01102, 01214, 01215, 01216, 01217, 01218, 01219, 01412, 01414, 01415, 01950, 01951, 03030, 03373, 04030, 04355, 04373, 14220, 14221, 16220, 21220, 21221, 22220, 22221, 22222, 23220, 27310, 30930, 30931, 30932, 30933 am Behandlungstag 01955, 01956	nein

GOP	Regel	Text	Ausschluss	Berichtspflicht
01214	Weiterer persönlicher oder anderer Arzt-Patienten-Kontakt je Arzt-Patienten-Kontakt	Notfallkonsultationspauschale I im organisierten Not(-fall)dienst und für nicht an der vertragsärztlichen Versorgung teilnehmende Ärzte, Institute und Krankenhäuser	In derselben Sitzung 01100, 01101, 01102, 01214, 01215, 01216, 01217, 01218, 01219, 01412, 01414, 01415, 01950, 01951, 03030, 03373, 04030, 04355, 04373, 14220, 14221, 16220, 21220, 21221, 22220, 22221, 22222, 23220, 27310, 30930, 30931, 30932, 30933 Am Behandlungstag 01955, 01956	nein
01216	Weiterer persönlicher oder anderer Arzt-Patienten-Kontakt je Arzt-Patienten-Kontakt	Notfallkonsultationspauschale II im organisierten Not(-fall)dienst und für nicht an der vertragsärztlichen Versorgung teilnehmende Ärzte, Institute und Krankenhäuser bei Inanspruchnahme zwischen 19:00 und 22:00 Uhr und an Samstagen, Sonntagen und gesetzlichen Feiertagen, am 24.12. und 31.12. zwischen 07:00 und 19:00 Uhr		
01218	Weiterer persönlicher oder anderer Arzt-Patienten-Kontakt je Arzt-Patienten-Kontakt	Notfallkonsultationspauschale III im organisierten Not(-fall)dienst und für nicht an der vertragsärztlichen Versorgung teilnehmende Ärzte, Institute und Krankenhäuser bei Inanspruchnahme zwischen 22:00 und 7:00 Uhr und an Samstagen, Sonntagen und gesetzlichen Feiertagen, am 24.12. und 31.12. zwischen 19:00 und 7:00 Uhr		

Tab. 27 EBM-Ziffern für die Notfallversorgung

Neben den GOP 01210 bis 01219 sind nur solche Leistungen berechnungsfähig, welche im unmittelbaren diagnostischen und therapeutischen Zusammenhang mit der Notfallbehandlung stehen.[108] Die arztgruppenspezifischen Gebührenpositionen können aber abgerechnet werden, soweit sich ihre Abrechnung nicht aufgrund anderer Regelungen des EBM ausschließt. Ausgeschlossen sind

108 Vgl. EBM Kapitel 1.2 Pkt. 1

neben den Notfall-GOP alle weiteren Beratungs- und Gesprächsleistungen. Die Abrechnung der Mehrfachinanspruchnahme der Notfallambulanz im Krankenhaus an einem Kalendertag bedarf immer der Angabe der Uhrzeit der Behandlung. Daneben weist der EBM aber auch Zuschläge für die Vorhaltung der Besuchsbereitschaft aus (s. Tab. 28).

GOP	Regel	Text	Ausschluss	Berichtspflicht
01211	1x pro Quartal	Zusatzpauschale zu der Gebührenordnungsposition 01210 für die Besuchsbereitschaft im Notfall bzw. im organisierten Not(-fall)dienst	Genehmigungspflicht vor Leistungserbringung durch die zuständige KV	nein
01215	Weiterer persönlicher oder anderer Arzt-Patienten-Kontakt je Arzt-Patienten-Kontakt	Zusatzpauschale zu der Gebührenordnungsposition 01214 für die Besuchsbereitschaft im Notfall bzw. im organisierten Not(-fall)dienst		
01217	Weiterer persönlicher oder anderer Arzt-Patienten-Kontakt je Arzt-Patienten-Kontakt	Zusatzpauschale zu der Gebührenordnungsposition 01216 für die Besuchsbereitschaft im Notfall bzw. im organisierten Not(-fall)dienst		
01219	Weiterer persönlicher oder anderer Arzt-Patienten-Kontakt je Arzt-Patienten-Kontakt	Zusatzpauschale zu der Gebührenordnungsposition 01218 für die Besuchsbereitschaft im Notfall bzw. im organisierten Not(-fall)dienst		

Tab. 28 EBM-Ziffern für Zuschläge Besuchsbereitschaft

Diese Ziffern können regelmäßig von den Krankenhäusern nach wie vor nicht abgerechnet werden, da in den obligatorischen Leistungsinhalten die Vorhaltung der ständigen ärztlichen Besuchsbereitschaft für die aufsuchende Tätigkeit im Not(-fall)dienst enthalten ist, die Notfallambulanz aber keine Hausbesuche durchführt. Der Zuschlag wird somit für das Warten auf einen Patientenkontakt vergütet. Die vorgenannten Urteile des Sozialgerichtes für das Saarland sehen auch hier keinen Unterschied. „Die Zusatzpauschalen nach den Gebührenordnungspositionen 01211, 01215, 01217, 01219 für die Vorhaltung der Besuchsbereitschaft sind nur berechnungsfähig, wenn die zuständige KV die jeweilige Besuchsbereitschaft für Notfallbehandlungen durch nicht an der vertragsärztlichen Versorgung teilnehmende Ärzte, Institute und Krankenhäuser bzw. im Rahmen des organisierten Not(-fall)dienstes festgestellt hat."[109] Ob allerdings einem Krankenhaus der Antrag auf Anerkennung der Notfallzuschläge im Sinne der Regelungen des EBM bestätigt wird, ist offen. Somit bleibt es bei der bestehenden Untervergütung für die im Rahmen des Sicherstellungsauftrages erbrachten notfallmäßigen Leistungen, auch wenn eine Verbesserung erzielt wurde.

Fester weiterer Bestandteil der Notfallversorgung sind die Leistungen der Reanimation mit den GOP 01220 bis 1222 für die künstliche Beatmung, die extrathorakale Herzmassage, die Koniotomie, die endotracheale Intubation sowie die Elektrodefibrillation und Elektrostimulation des Herzens. Die Notfallambulanzen führen auch kleine chirurgische Eingriffe durch. Diese sind entsprechend den jeweiligen EBM-Ziffern abrechenbar. Wesentlich ist aber die Abgrenzung zwischen Notfallversorgung und ambulanten stationsersetzenden Maßnahmen nach § 115b SGB V. Das Krankenhaus ist in dem Umfang berechtigt, diese Maßnahmen durchzuführen, wie es diese den Verbänden der GKV, der Krankenhausgesellschaft und der KV angezeigt hat. Im Rahmen der Notfallversorgung ist das Krankenhaus berechtigt, alle zur Versorgung erforderlichen Maßnahmen durchzuführen. Damit hat die Notfallambulanz aber die Verpflichtung, diese zu erbringen, soweit die personellen und sächlichen Voraussetzungen vorliegen. Im Katalog der ambulanten Operationen des Anhangs 2 zum EBM sind wesentlich mehr Eingriffe als ambulante Operationen klassifiziert, als sie Bestandteil der Vereinbarungen zu § 115b SGB V sind. Im Rahmen der Notfallversorgung kann das Krankenhaus diese erbringen und entsprechend über die KV, nicht aber als ambulante Operation im Sinne von § 115b SGB V abrechnen. Die Notfallambulanz des Krankenhauses kann aber nicht zur Durchführung einer ambulanten Operation nach § 115b SGB V an das Krankenhaus mittels Muster M6 überweisen, wenn deren Durchführung nicht zwingend zeitnah geboten ist, vgl. Kapitel 2.1.9.

Datenübermittlungsverpflichtungen mit den zuständigen KVen

Die Abrechnung der im Rahmen der vertragsärztlichen Versorgung erbrachten Notfallbehandlungen muss gemäß BMV-Ä in maschinenlesbarer Form oder auf maschinell verwertbaren Datenträgern übermittelt werden. Es gelten die Vorschriften des § 303 SGB V. Alle an der vertragsärztlichen Versorgung teilnehmen-

109 EBM Kapitel II 1.2 Präambel Pkt. 3

den Ärzte sind gemäß § 295 Abs. 4 SGB V in Verbindung mit der Richtlinie der KBV für den Einsatz von IT-Systemen in der Arztpraxis zum Zweck der Abrechnung verpflichtet, die abrechnungsrelevanten Daten in elektronischer Form an die jeweils zuständige KV zu übermitteln. Allerdings ist es gemäß § 295a Abs. 3 SGB V Krankenhäusern gestattet, mit der Datenbereitstellung einen Dritten zu beauftragen, soweit der Patient diesem zugestimmt hat. Für die Übermittlung kann nur eine von der KBV zertifizierte Software verwendet werden. Die Abrechnungsdaten der Notfallambulanz müssen aus Sicherungsgründen in Kopie 16 Quartale im Krankenhaus aufbewahrt werden. „Die Übermittlung der Gebührennummern der Leistungen und die Höhe der Kosten in Euro [...] erfolgt mittels der von der Prüfstelle der Kassenärztlichen Bundesvereinigung auf Basis der LDT-Datensatzbeschreibung zertifizierten Software.“[110] Ausgeschlossen von der Online-Abrechnung sind alle sonstigen Kostenträger, wie Sozialämter, Bundesgrenzschutz, Bundesamt für den Zivilschutz, Freie Heilfürsorge und Bundeswehr. Für diese Kostenträger müssen die jeweiligen Originalabrechnungsunterlagen bei der zuständigen KV ergänzend eingereicht werden. Auch wenn an Versicherte der sonstigen Kostenträger Krankenversicherungskarten ausgegeben wurden, muss der Notfallschein Muster M19 maschinell bedruckt und von diesen Versicherten unterzeichnet werden. Die Abrechnung der Behandlungsleistungen ist auf dem Notfallschein vollständig vorzunehmen und dieser bei der zuständigen KV einzureichen. Sollte der Nachweis der bestehenden Versicherung über einen sonstigen Kostenträger nicht innerhalb des Behandlungsquartals erfolgen, muss der Patient für die Behandlungskosten selbst aufkommen. Gemäß der Vereinbarung der KBV mit dem Bundesministerium des Inneren (Vereinbarung zur Ausgabe von Krankenversichertenkarten durch Kostenträger außerhalb der gesetzlichen Krankenversicherung, § 5 Abs. 5) kann das Krankenhaus bereits nach 10 Kalendertagen eine Selbstzahlerrechnung an den Patienten erstellen, wenn dieser seinen zuständigen Kostenträger gegenüber dem behandelnden Krankenhaus nicht nachweist. Allerdings besteht Rückzahlungspflicht bis zum Ende des Behandlungsquartales, wenn der Nachweis erbracht wird. Mit den abrechnungsbegründenden Unterlagen ist stets auch die Erklärung zur Abrechnungsabgabe verpflichtend einzureichen. Mit dieser wird bestätigt, dass nur ärztliche Leistungen abgerechnet wurden, welche auch tatsächlich erbracht wurden.

---

110 Richtlinien der Kassenärztlichen Bundesvereinigung für den Einsatz von IT-Systemen in der Arztpraxis zum Zweck der Abrechnung gemäß § 295 Abs. 4 SGB V in der Fassung vom 23.05.2005, Stand 14.02.2012, § 1 Pkt. 7

Honorarbescheid der KV

Die Abrechnung der Vergütungen erfolgt immer entsprechend dem regional gültigen Honorarverteilungsmaßstab (HVM). Die KVen prüfen die eingereichten Abrechnungen auf sachliche und rechnerische Richtigkeit sowie die Einhaltung aller einschlägigen Vorschriften, insbesondere hinsichtlich der Abrechnungsvorschriften des EBM. Der Leistungserbringer erhält im Ergebnis dessen jeweils zum Ende des ersten Monats des der Abgabe der abrechnungsbegründenden Unterlagen folgenden Quartals einen Honorarbescheid. Die Leistungen z.B. des ersten Quartals eines Jahres werden am Anfang des zweiten bei der zuständigen KV zur Abrechnung eingereicht und im Juli erfolgt die Schlussrechnung. Die Darstellung und der Aufbau des Honorarbescheides sind deshalb auch regional unterschiedlich. In jedem Fall dient der Honorarbescheid nicht der Ablage, sondern muss quartalsweise exakt, nicht nur hinsichtlich der überwiesenen Honorare und anerkannten Fallzahlen, geprüft werden.

Bei der Übermittlung der Abrechnung erhält das Krankenhaus genauso eine Bestätigung der korrekt übermittelten Fallzahlen wie der Vertragsarzt, allerdings unterliegen die Notfallambulanzen keinen RLV und QZV. Wenn der Honorarbescheid eingeht, sind zuerst diese zu prüfen. Innerhalb der laufenden Quartale werden durch die KVen Abschlagszahlungen entsprechend dem jeweils gültigen Honorarverteilungsmaßstab ggfs. ausgezahlt. Es obliegt dem Träger des Krankenhauses zu prüfen, ob er für die Notfallambulanz Anspruch auf entsprechende monatliche Abschlagszahlungen hat und diese auch erhält. Wenn Abschlagszahlungen erfolgten, werden diese ebenfalls auf dem Honorarbescheid ausgewiesen und sind zu prüfen.

Wenn Krankenhäuser Träger weiterer vertragsärztlicher Ambulanzen sind, kann die KV Überzahlungen aus diesen mit fälligen Zahlungen für andere Ambulanzen verrechnen. Die Rechtmäßigkeit solcher Verrechnungen ist immer zu prüfen, ebenso die Höhe. Dies gilt insbesondere, wenn das Krankenhaus für Rückforderungen aus beendeten Ermächtigungen in die Haftung genommen wird. Zu den im Honorarbescheid umgesetzten Rückforderungen gehören auch die Regresse aus fehlerhaften ärztlichen Verordnungen. Die in den Notfallambulanzen der Krankenhäuser eingesetzten Ärzte kennen häufig die Vorschriften zur Verordnung von Arznei- und Verbandmitteln oder Sprechstundenbedarf nicht so gut wie erforderlich. Die Kostenträger können entsprechende Rückforderungen gegenüber der zuständigen KV geltend machen, wenn diese im Einzelfall 30,00 EUR übersteigen. Dort erfolgt die Prüfung und Mitteilung an den Leistungserbringer. Wenn dieser keinen Widerspruch einlegt, erfolgt im nächsten möglichen Quartal die Verrechnung der Forderung.

Die Honorarzusammenstellung je Kostenträger ist auch für die Notfallambulanz mehr als informativ, denn die abgerechneten Fallzahlen sind zu prüfen. Sollten diese nicht dem Bestätigungsbeleg der Abrechnung entsprechen, kann anhand der Einzelaufstellung die Differenz je Kostenträger ermittelt und abgeklärt werden. Die sogenannten „Rückschicker" sind im Laufe des Prüfungsquartales von der KV an den Leistungserbringer zur Korrektur oder Ablage, wenn die Abrechnung ausgeschlossen ist, gesandt worden. Der Abgleich sollte also möglich sein.

Die ebenfalls hier ausgewiesenen, vom Leistungserbringer zu vereinnahmenden Beträge für Zuzahlungen müssen für die Notfallambulanz mit 0,00 EUR ausgewiesen sein. Auf den folgenden Seiten werden die erbrachten Leistungen im Einzelnen unter Angabe der Punktsummen und Punktwerte unter Berücksichtigung der Fachgruppendurchschnitte, der Vorwegleistungen (das sind Leistungen, welche unbudgetiert vergütet werden), der budgetierten Leistungen sowie deren Über- oder Unterschreitung und die daraus resultierenden Honoraransprüche dargestellt. Die Vergütungen für die sonstigen Kostenträger werden immer gesondert ausgewiesen.

Eine weitere Anlage ist der Nachweis über die erbrachten und angeforderten Laborleistungen nach Kapitel 32 des EBM. Hier wird der Wirtschaftlichkeitsbonus, soweit ein Anspruch besteht, ermittelt. Dieser sollte immer geprüft werden.

Als Anlagen zum Honorarbescheid werden die Aufstellungen der Punktwerte für extrabudgetäre Leistungen sowie für die Grundpauschalen und mengenbegrenzten Leistungen übermittelt. Einige KVen übergeben mit dem Honorarbescheid auch die Auswertungen zum Verordnungsverhalten von Arznei- und Verbandstoffen, Sprechstundenbedarf und von Heil- und Hilfsmitteln. Diese sind immer auf Abweichung und Auffälligkeiten möglichst intern im Vergleich zum Vorquartal und zum Vorjahr zu prüfen. Sollte festgestellt werden, dass die Abrechnung durch die KV nicht korrekt erfolgte oder der Punktwert zu niedrig angesetzt ist, kann gegen den Honorarbescheid Widerspruch eingelegt werden. (zu weiteren Informationen zum Honorarbescheid sowie zu dessen Grundlagen s. Kap. 4.1.5).

4.4.2 Notfallversorgung von Arbeitsunfallverletzten

Die Erstversorgung von Arbeitsunfallverletzten umfasst gemäß § 9 in Verbindung mit § 15 des Vertrags Ärzte/UV-Träger alle ärztlichen Leistungen, welche das Maß des sofort Notwendigen nicht übersteigen. Dies sind gerade auch die Leistungen der Notfallambulanzen. Dazu bedarf es grundsätzlich keiner Bestimmung durch den Landesverband der Unfallversicherungsträger. Problematisch ist in der Praxis die Abgrenzung zwischen den Verantwortlichkeiten des D-Arztes und den Notfallambulanzen, wenn in der Führung der Bereiche keine Personenidentität besteht. Bei einer Arbeitsunfähigkeit ab drei Werktagen ist eine Vorstellung beim Durchgangsarzt verbindlich mittels Überweisung sicherzustellen. Für die im Rahmen der Erstversorgung notwendigen Verordnungen von Arzneimitteln sind die Formulare der vertragsärztlichen Tätigkeit unter Angabe des zuständigen Unfallversicherungsträgers zu verwenden. Es gilt die Berichtspflicht für die Erstversorgung nach den Gebührensätzen der allgemeinen Heilbehandlung der UV-GOÄ. Die Berichte sind mittels DALE-UV in elektronischer Form an den Kostenträger zu übermitteln, ebenso die Rechnungen. Das Krankenhaus als Träger der Notfallambulanz kann die Leistungen der Erstversorgung unabhängig von dem D-ärztlichen Verfahren liquidieren, vgl. Kap.2.2.5 .

4.4.3 Aktuelle Rechtsprechung

Gleichbehandlungsgrundsatz bei der Vergütung der Notfallbehandlungen

Das BSG entschied bezüglich der Vergütung von Notfallbehandlungen in ständiger Rechtsprechung, dass Leistungen von Krankenhäusern im Rahmen der Notfallbehandlung grundsätzlich so zu vergüten sind, als wenn sie von zugelassenen Vertragsärzten erbracht worden wären.[111] Auch mit Urteil vom 06.09.2006[112] hat das BSG im Hinblick auf die ungleiche Vergütung von ambulanten Notfallbehandlungen durch unterschiedliche Punktwerte betont, dass der Vergütungsanspruch der Krankenhäuser für Notfallbehandlungen gegenüber dem Vergütungsniveau der Vertragsärzte nur dann reduziert werden dürfe, wenn dies durch sachliche Gründe gerechtfertigt ist. Eine an die gesetzliche Regelung des § 120 Abs. 3 Satz 2 SGB V anknüpfende pauschale Honorarminderung in Höhe von 10% für Notfallleistungen öffentlich geförderter Krankenhäuser sei allerdings zulässig. Das BSG hatte sich mit Urteil vom 17.07.2013[113] erneut mit Fragen der Vergütung von Notfallleistungen durch Krankenhäuser und Vertragsärzte befasst und eine nach dem Zeitpunkt der Notfallleistung differenzierende Zuordnung der Krankenhäuser zu einem gesonderten Honorarfonds mit niedrigeren Punktwerten für zulässig erachtet. In dem der Entscheidung zugrunde liegenden Fall begehrte ein Krankenhaus von der beklagten KV eine höhere Vergütung für ambulante Notfallbehandlungen. Während der Punktwert für Leistungen während des Bereitschaftsdienstes (19.00 Uhr bis 7.00 Uhr des Folgetages) sowohl

111 BSG Urteil vom 24.09.2003, B 6 KA 51/02 R; Urteil vom 13.03.2002, B 6 KA 4/01 R sowie Urteil vom 19.08.1992, B 6 RKa 6/91

112 BSG Urteil vom 06.09.2006, B 6 KA 31/05 R

113 BSG Urteil vom 17.07.2013, B 6 KA 8/13 B

für Vertragsärzte als auch für Krankenhäuser 3,75 Cent betrug, wurden die außerhalb der Zeiten des kassenärztlichen Bereitschaftsdienstes erbrachten Leistungen der Krankenhäuser nur mit einem Punktwert von 1,76 Cent vergütet. Die geringere Vergütung resultierte aus der Bildung eines gesonderten Honorartopfs für Nichtvertragsärzte, in dem die Leistungen der Ärzte der Krankenhausambulanzen außerhalb der Bereitschaftsdienstzeiten der ermächtigten Ärzte und Psychotherapeuten, der ermächtigten Krankenhäuser und Institutsambulanzen sowie anderer ermächtigter Einrichtungen zusammengefasst waren. Die Bildung eines gesonderten Honorarfonds für Leistungen außerhalb des ärztlichen Notfalldienstes ist nach Auffassung des BSG nicht zu beanstanden. Könnte die Abrechnung ambulanter Behandlungen von Notfällen außerhalb der Notdienstzeiten auf die Ausnahmefälle beschränkt werden, in denen eine vertragsärztliche Versorgung nicht oder jedenfalls nicht unter vertretbaren Umständen zu erlangen sei, folge daraus auch die Zulässigkeit einer Honorarverteilungsmaßstab (HVM)-Regelung, die nach dem Zeitpunkt der Erbringung der Leistung differenziere. Daher sei es zulässig, dass die Abrechnung von Notfallbehandlungen durch Krankenhäuser im HVM auf Fälle beschränkt werde, in denen ein sofortiges Eingreifen erforderlich sei und eine Versorgung durch einen Vertragsarzt ausscheide. Die Anknüpfung der HVM-Regelungen an die Vorgaben des EBM im Hinblick auf Zeiten der typischerweise regulären Sprechstundenangebote von 7.00 bis 19.00 Uhr sei zulässig.

Ungleichbehandlung der Krankenhäuser durch Besuchsbereitschaftspauschale der Vertragsärzte

Im Notfalldienst tätige Vertragsärzte erhalten nach EBM regelhaft auch bei identischer Leistungserbringung eine höhere Vergütung als Krankenhausambulanzen, da die Krankenhäuser nicht am Hausbesuchsdienst teilnehmen können und somit die Zusatzpauschalen nicht abrechnen können. Wird der Arzt in der Praxis aufgesucht, erhält er für den Erstkontakt die Notfallpauschale Nr. 01210 EBM-Ä 2008 bewertet mit 445 Punkten sowie die Zusatzpauschale Nr. 01211 von 280 Punkten, also 725 Punkte. Wird ein Hausbesuch durchgeführt, kommt die Nr. 01411 EBM-Ä 2008 mit 1.325 Punkten hinzu, sodass insgesamt 2.050 Punkte angesetzt werden können. Demgegenüber erhält die von einem Patienten aufgesuchte Notfallambulanz eines Krankenhauses nur die 445 Punkte der Grundpauschale.

Diese Bestimmungen des EBM über die Zusatzpauschalen für die Vorhaltung der Besuchsbereitschaft für Notfallbehandlungen stehen laut den BSG-Entscheidungen vom 12.12.2012[114] mit höherrangigem Recht nicht in Einklang, weil sie eine sachlich nicht gerechtfertigte Ungleichbehandlung des von Vertragsärzten im organisierten Notdienst auf der einen und von Krankenhausambulanzen auf der anderen Seite erbrachten Notfallbehandlungen darstellen. Die Krankenhäuser seien im Gegensatz zu den Vertragsärzten nicht zu einer Besuchstätigkeit berechtigt. Da die Durchführung von Hausbesuchen Teil der ambulanten vertragsärztlichen Versorgung sei, die nach dem System der gesetzlichen Krankenversicherung primär den Vertragsärzten obliege, seien schon vom Grundsatz her nur die Vertragsärzte zu Hausbesuchen berechtigt. Die den Krankenhäusern durch das Gesetz eingeräumte Befugnis, an der ambulanten vertragsärztlichen Versorgung teilzunehmen, führe nicht ohne Weiteres dazu, dass diese auch zu einer Besuchstätigkeit berechtigt wären. Vielmehr müsse hierfür eine eindeutige Ermächtigung vorliegen, an der es jedoch in Bezug auf Krankenhausambulanzen fehle. Nach § 75 Abs. 1 Satz 2 Halbsatz 1 SGB V obliege es den KVen und nicht den Krankenhäusern, die Gewährleistung eines Notdienstes im Rahmen der ambulanten vertragsärztlichen Versorgung außerhalb der Sprechstundenzeiten sicherzustellen. Mit der Zusatzpauschale „Besuchsbereitschaft" werde zudem keine eigenständige ärztliche Leistung abgegolten. Allenfalls der mit der Besuchsbereitschaft verbundene zeitliche Aufwand des Arztes käme als gesondert zu vergütende „Leistung" in Betracht. Die Zusatzpauschalen bewirken eine Ungleichbehandlung, für die es an einer sachlichen Rechtfertigung fehle. Der Gesichtspunkt, dass nur die Vertragsärzte die Kosten für Organisation und Durchführung des ärztlichen Notfalldienstes zu tragen haben, vermag eine privilegierte Vergütung von deren Notfallleistungen nicht zu rechtfertigen. Die mit Hausbesuchen verbundenen besonderen Belastungen rechtfertigen zwar eine erhöhte Besuchsvergütung, nicht jedoch Zusatzpauschalen für eine „Besuchsbereitschaft". Die Verstöße des EBM-Ä 2008 gegen höherrangiges Recht führen nicht automatisch zu einer Neubescheidung über die Honorarforderungen durch die beklagte KV. Zunächst sei der Bewertungsausschuss als Normgeber des EBM-Ä gefordert, eine gesetzeskonforme Neuregelung zu schaffen. Erst nach der Neuregelung habe die beklagte KV erneut über die Vergütung der Krankenhausambulanzen im Quartal I/2008 sowie II/2008 zu entscheiden. Es bleibt abzuwarten, wie der Bewertungsausschuss die Neureglung umsetzen wird. Da die gleichlautende Bestimmung auch im aktuellen EBM enthalten ist, hat eine rückwirkende und eine zukünftige Neubewertung zu erfolgen. Die Krankenhausgesellschaften empfehlen, zur Wahrung ggf. entstehender Ansprüche die Besuchsbereitschaftspauschale vorsorglich abzurechnen und gegen ableh-

114 BSG Urteil vom 12.12.2012, B 6 KA 3/12 R und B 6 KA 4/12 R

nende Bescheide der KV Widerspruch einzulegen. Eine Entscheidung des Bewertungsausschusses steht noch aus.

Abrechenbarkeit der ambulanten Notfallbehandlung bei nachfolgender stationärer Behandlung in einem anderen Krankenhaus

Zwischen Krankenhäusern und KVen ist es umstritten, ob ambulante Notfallbehandlungen im Zusammenhang mit einer nachfolgenden stationären Behandlung durch Krankenhäuser gesondert abgerechnet werden können. Die KVen lehnen eine Vergütung mit dem Hinweis ab, dass die Notfallbehandlung als Teil der stationären Behandlung anzusehen sei. Für Krankenhäuser ist dies insbesondere in Fällen problematisch, in denen die stationäre Behandlung des Patienten in einem anderen Krankenhaus stattfindet. Das LSG Berlin-Brandenburg hat sich in seinem Urteil vom 12.03.2010[115] mit dieser Frage befasst und ist zu dem Ergebnis gekommen, dass stets eine einheitliche stationäre Behandlung vorliege, wenn auf eine Notfallbehandlung eine stationäre Aufnahme des Patienten erfolge. Das LSG Berlin-Brandenburg verkennt an dieser Stelle, dass dem ambulant aufnehmenden Krankenhaus damit keinerlei Abrechnungsmöglichkeiten zur Verfügung stehen. Das Krankenhaus hätte z.B. keine Möglichkeit, die Leistung gegenüber der zuständigen Krankenkasse abzurechnen, da diese unter Zugrundelegung der Rechtsprechung des BSG eine Vergütung als stationären Fall unter Hinweis auf das Vorliegen einer ambulanten Behandlung ablehnen würde. Es kann mangels Vorliegen einer Rechtsgrundlage auch keine Vergütung vom nachfolgend stationär behandelnden Krankenhaus verlangen. Niedergelassene Vertragsärzte erhalten im Gegensatz dazu auch dann eine Vergütung für Notfallbehandlungen, wenn sich hieran eine stationäre Krankenhausbehandlung des Patienten anschließt. Da Krankenhäuser im Rahmen der ambulanten Notfallbehandlung wie Vertragsärzte tätig werden, führt somit die pauschale Nichtvergütung von ambulanten Notfallbehandlungen mit nachfolgender stationärer Behandlung zu einer ungerechtfertigten Ungleichbehandlung von Krankenhäusern. Ein sachlicher Grund für eine solche Ungleichbehandlung ist nicht ersichtlich. Dies widerspricht der vorgenannten Rechtsprechung des BSG, die eine Ungleichbehandlung nur bei einem sachlichen Grund für gerechtfertigt hält.[116] Im Ergebnis ist das Urteil des LSG Berlin-Brandenburg abzulehnen. In Krankenhäusern muss die gesonderte Abrechnung ambulanter Notfallbehandlungen gegenüber den KVen möglich sein, wenn sich eine stationäre Behandlung in einem anderen Krankenhaus angeschlossen hat.

115 LSG Berlin-Brandenburg Urteil vom 12.03.2010 L 24 KA 1017/05, rechtskräftig

116 BSG Urteil vom 24.09.2003, B 6 KA 51/02 R; Urteil vom 13.03.2002, B 6 KA 4/01 R sowie Urteil vom 19.08.1992, B 6 RKa 6/91

In Fällen, in denen Notfallbehandlung und anschließende stationäre Behandlung in einem Krankenhaus stattfinden, hat das BSG bereits mit Urteil vom 19.11.1985[117] entschieden, dass die Notfallbehandlung nicht separat abgerechnet werden kann, sondern als Teil eines einheitlichen Behandlungsfalles nach den Vergütungsregelungen für die stationäre Behandlung zu vergüten ist. Danach können in solchen Fällen ambulante Notfallleistungen nicht gesondert gegenüber den KVen abgerechnet werden, sofern nicht landesrechtliche Regelungen im Einzelfall etwas anderes vorsehen.

4.5 Hochschulambulanzen auf der Grundlage einer Zulassung nach § 117 Abs. 1 SGB V

Die Vorschriften des § 117 SGB V regeln den Rechtsanspruch von Hochschulen und Hochschulkliniken auf Erteilung einer Ermächtigung. Diese ist grundsätzlich bei der zuständigen KV zu beantragen und von dieser dem Grunde nach zu genehmigen, soweit dies zur Sicherstellung von Forschung und Lehre unter Einhaltung des mit der verfassungsrechtlich garantierten Wissenschaftsfreiheit einer Hochschulambulanz nach Art. 5 Abs. 3 des Grundgesetzes (GG) erforderlich ist. Der Zugang der Patienten darf durch die KV nicht beschränkt werden, da dies dem Sicherstellungsauftrag von Forschung und Lehre widerspricht. Wohl aber lässt sich aus § 24 Abs. 2 Satz 4 BMV-Ä die Unzulässigkeit der Überweisungen aus der Hochschulambulanz an einen Vertragsarzt herleiten. Das BSG entschied 2014, dass die Überweisungsbefugnis der Hochschulambulanzen nicht dem Grunde nach, wohl aber der Höhe nach begrenzt werden könnte. Dies lässt sich auch nicht mit Artikel 5 GG abwehren, da üblicherweise Universitätskliniken alle Fachbereiche eines Krankenhauses vorhalten und somit die Leistungserbringung innerhalb der Hochschulambulanz möglich sein sollte. Zu den weiteren umstrittenen Tatbeständen gehört die Zugänglichkeit der Hochschulambulanz. Einige KVen beschränken diese mit Verweis auf § 31 Ärzte-ZV auf die Überweisungsverpflichtung durch den Vertragsarzt. Das stellt nach Auffassung der ad hoc Kommission Hochschulambulanzen „Heutiger Stand und zukünftige Perspektiven vom 29.09.2011“ ein unzulässiges Nadelöhr dar, da es nicht den Vertragsärzten überlassen bleiben darf, welche Behandlungen in einer Hochschulambulanz geführt werden.

Die Rolle der Hochschulambulanzen im Spektrum der ambulanten Versorgung wird nicht unwesentlich durch die Verlagerung von stationären Leistungen in den

117 BSG Urteil vom 19.11.1985, 6 RKa 38/83

ambulanten Sektor beeinflusst. Damit steigen die Inanspruchnahme der ambulanten Leistungsangebote und die Nachfrage nach spezialisierten Behandlungen. Die häufig vereinbarten Fallzahlbegrenzungen werden zu einer wirtschaftlichen Belastung der Universitätskliniken. Die Vergütung für die erbrachten Leistungen nach § 117 SGB V soll nach dem Gesetzeswillen auf Landesebene zwischen der KV, den Landesverbänden der gesetzlichen Krankenkassen und der Hochschule vereinbart werden. Daraus abgeleitet werden muss, dass der EBM gerade nicht die Abrechnungsgrundlage für die Behandlungen darstellen soll. Die Universitätskliniken unterliegen zwar einem dualen Finanzierungskonzept, aber die medizinisch notwendige Versorgung der Versicherten ist von den Krankenkassen zu finanzieren. In den wirtschaftlich angespannten Situationen der Universitätskliniken steht deshalb die Frage nach einer adäquaten Vergütung der Leistungen der ambulanten Hochschulmedizin im Verhandlungsmittelpunkt.

Den Hochschulambulanzen an psychologischen Universitätsinstituten ist im Rahmen des für Forschung und Lehre erforderlichen Umfangs ebenfalls eine Ermächtigung im Sinne der Hochschulambulanz gemäß § 117 Abs. 2 SGB V zu erteilen, wenn diese durch Personen geleitet werden, die die Anforderungen zur Ausübung der vertragsärztlichen psychotherapeutischen Tätigkeit erfüllen.

4.5.1 Durchführung der Ermächtigung

Die Ermächtigungen der Hochschulambulanzen dürfen nicht, wie die von ermächtigten Ärzten an Krankenhäusern gemäß § 31 Ärzte-ZV, fachlich eingeschränkt sein. Somit können alle medizinisch notwendigen Leistungen erbracht werden. Leistungen im Rahmen der Forschung sind nicht Bestandteil der Vergütungen der Hochschulambulanzen nach § 117 SGB V, wohl aber ihres Behandlungsspektrums. Somit können alle ambulanten Behandlungs- und Diagnostikmethoden innerhalb der Hochschulambulanz durchgeführt werden, ohne dass es dazu persönlicher Ermächtigungen von Ärzten bedarf. Allerdings wurden in den letzten Jahren aufgrund der unzureichenden Finanzierung der Hochschulambulanz Einzelermächtigungen nach § 116a SGB V in Verbindung mit § 31 Ärzte-ZV beantragt und genehmigt. Daneben bestehen auch sozialpädiatrische Zentren, psychiatrische Institutsambulanzen und Hochschulambulanzen nach § 117 Abs. 2 SGB V. Damit sind auch an Universitätskliniken die exakte Trennung der Behandler und somit die daraus resultierenden Verpflichtungen zu beachten. In der Hochschulambulanz gilt keine Pflicht zu irgendeiner Form der persönlichen Leistungserbringung durch bestimmte Ärzte. Die Hochschulambulanz ist ein zentraler Anlaufpunkt für Patienten mit hochkomplexen Erkrankungen, interdisziplinären Behandlungserfordernissen und schweren Krankheitsverläufen, aber auch für Notfälle. Die erbrachten Leistungen werden überwiegend mit

Quartalspauschalen je Behandlungsfall vergütet. Diese beinhalten zumeist auch einen Anteil für den Sprechstundenbedarf und sind in der Gesamtfallzahl gedeckelt. Die bis zur Einführung der DRG mögliche Vereinbarung einer Querfinanzierung aus dem stationären Budget steht nicht mehr zur Verfügung. Die Hochschulambulanzen nehmen aber einen wichtigen Versorgungsauftrag im Rahmen der Sicherstellung der ambulanten vertragsärztlichen Versorgung wahr, welcher derzeit durch die Quartalspauschalen überwiegend nicht gedeckt ist. Dass sich die Universitätsklinika alle rechtlichen Möglichkeiten der ambulanten Behandlungen mit adäquater, wenigstens marktüblicher Vergütungen erschließen, ist deshalb die logische Konsequenz aus dem Konflikt zwischen Versorgungauftrag und Lehre und Forschung. „Bei der Vergütung der Leistungen der Hochschulambulanzen soll eine Abstimmung mit Entgelten für vergleichbare Leistungen erfolgen. Bei Hochschulambulanzen an öffentlich geförderten Krankenhäusern ist ein Investitionskostenabschlag zu berücksichtigen."[118] Die Leistungen können pauschaliert vergütet werden.

Für die Hochschulambulanzen nach § 117 Abs. 2 SGB V gelten die gleichen Rechte und Pflichten, Vorschriften und Konflikte. Fallzahlbegrenzungen sind aber grundsätzlich zu vereinbaren.

4.5.2 Anwendung des BMV-Ä einschließlich seiner Anlagen und Richtlinien

Gemäß § 2 Abs. 3 BMV-Ä gehören die Leistungen der Hochschulambulanzen nach § 117 SGB V zur vertragsärztlichen Versorgung. Weitere Ausführungen für Hochschulambulanzen finden sich im BMV-Ä nicht. Alle Inhalte zur Ausübung der vertragsärztlichen Versorgung sind im Landesvertrag für die entsprechende Hochschulambulanz geregelt. Die Hochschulambulanz erhält für die Abrechnung ihrer Leistungen von der ermächtigenden KV eine Arzt- und Betriebsstättennummer. Sie verwendet alle Formulare der vertragsärztlichen Tätigkeit. Die Vorschriften zur Verordnung und Veranlassung von Arznei- und Verbandsstoffen, Heil- und Hilfsmitteln und sonstigen Leistungen Dritter wie Krankentransporte gelten vollumfänglich. Die Sprechstundenbedarfsvereinbarung gilt nicht. Die Hochschulambulanz ist von einer Teilnahme an den Selektivverträgen der KVen wie DMP oder Onkologie-Vereinbarung ausgeschlossen. Zusammenfassend kann man sagen, dass alle vergütungsrelevanten Regelungen des BMV-Ä und seiner Anlagen nicht gelten, dafür aber die Richtlinien zur Durchführung der ärztlichen Behandlung.

118 § 120 Abs. 2 SGB V

4.5.3 Leistungsabrechnung und Datenübermittlungsverpflichtungen

Die Leistungsabrechnung der Hochschulambulanz erfolgt nicht über die KV, sondern direkt mit den zuständigen Kostenträgern auf der Basis eines Datensatzes nach §§ 301 und 120 Abs. 3 SGB V. Dazu erfolgte der Abschluss einer Vereinbarung zwischen der DKG und dem GKV-SV – entsprechend Beschluss des Vorstands und Zustimmung des Verbandes der Universitätsklinika Deutschlands (VUD) nach § 120 Abs. 3 SGB V. Für die Übermittlung ist der AMBO-Datensatz zu verwenden. Es sind alle Datensatzbestandteile des AMBO-Datensatzes zu übermitteln, wobei die Behandlungsdiagnose um das Feld Diagnosesicherheit erweitert ist. Die Abrechnung erfolgt quartals- und fallweise mit der jeweils zuständigen Krankenkasse. Die Prüfung der Abrechnungen erfolgt durch die Krankenkassen. Fehlerhafte Abrechnungen können entsprechend zurückgewiesen werden, ebenso Rechnungen mit nicht zutreffendem Kostenträger. Die vereinbarten Leistungen sind mit dem gültigen Entgeltschlüssel abzurechnen. Die erste Stelle des Entgeltschlüssels kennzeichnet die Hochschulambulanzen und ist eine „2“. Für die Unterscheidung, welcher Einrichtungsart die jeweilige AMBO-Nachricht zugeordnet ist, wird das Verarbeitungskennzeichen „17“ für die Rechnung und „37“ für das Fallstorno im FKT-Segment verwendet.

Für die Hochschulambulanzen nach § 117 Abs. 2 SGB V ist die erste Stelle des Entgeltschlüssels eine „8“. Für die Unterscheidung, welcher Einrichtungsart die jeweilige AMBO- Nachricht zugeordnet ist, wird im FKT-Segment das Verarbeitungskennzeichen „07“ für die Rechnungen und „47“ für das Fallstorno verwendet. Die Unterscheidung der Leistungen der Hochschulambulanzen nach § 117 Abs. 1 und Abs. 2 SGB V erfolgt im DTA über den Entgeltschlüssel.

Die Fälligkeit der Rechnung und der Zahlungen durch die zuständigen Kostenträger ist Bestandteil des Hochschulambulanzvertrages; üblich ist für den Rechnungsversand vier Wochen nach Quartalsschluss (Fälligkeit analog). Die ab 01.01.2015 gültige PrüfvV gilt nicht.

4.6 Psychiatrische Institutsambulanzen auf der Grundlage einer Zulassung nach § 118 SGB V

Psychiatrische Institutsambulanzen (PIA) an psychiatrischen und psychotherapeutischen Fachrankenhäusern oder Abteilungen einschließlich kinder- und jugendpsychiatrischen Einrichtungen mit einem entsprechenden Versorgungsauftrag im Landeskrankenhausplan sind per Gesetzesbeschluss im § 118 SGB V zur ambulanten Versorgung zu ermächtigen. Allerdings hat das Leistungsspektrum der PIAs in den letzten Jahren eine erhebliche Einschränkung erfahren. Heute sind die Behandlungen beschränkt auf die Patienten, welche wegen der Art, Schwere oder Dauer sowie der Entfernung zur nächstgelegenen Praxis der Behandlung im Krankenhaus bedürfen. Eine Unterscheidung im Behandlungsspektrum ergibt sich aus dem Status der Klinik. Selbständige Fachabteilungen an allgemeinen Krankenhäusern dürfen nur eingeschränkt tätig werden. Die DKG hat dazu mit der KBV und dem GKV-SV eine Vereinbarung geschlossen, welche die Gruppen der psychisch Kranken festlegt, welche in diesen Einrichtungen behandelt werden dürfen. Die PIAs sind dabei integraler Bestandteil einer Versorgungskette von stationär, teilstationär und ambulant. Allerdings liegt auch in der Psychiatrie der ambulante Versorgungsauftrag grundsätzlich bei der KV. Aus diesem Konflikt resultiert u.a. die Beschränkung der Ermächtigung, welche sich aus der Vereinbarung zu psychiatrischen Institutsambulanzen nach § 118 Abs. 2 SGB V zwischen der DKG, der KBV und dem GKV-SV, Stand 01.07.2010, ergeben und bundesweit gültig sind. In dieser Beziehung stellen die PIAs auch eine besondere Form der Versorgung dar, da der Gesetzgeber zwar ermächtigt, aber den Selbstverwaltungspartnern die inhaltlichen Beschränkungen auferlegt.

Die Praxis zeigt hier keine einheitliche Verfahrensweise bei der Erteilung und den Bedingungen der Leistungserbringung. Grundlage können somit sowohl einzelvertragliche Regelungen der Einrichtung mit den Landesverbänden der Krankenkassen als auch Kollektivverträge auf Landesebene sein. Damit verbunden sind unterschiedlichste Formen der Vergütung der erbrachten Leistungen: Die möglichen Vereinbarungen reichen von Quartalspauschalen bis zu vereinbarten Einzelleistungen. Durch gesetzliche Vorgaben oder verpflichtende Regelungen auf Landesebene gibt es keine verbindlichen Vorgaben über anzuwendende Tarife oder Gebührenwerke. Das ist auch damit begründet, dass diese Ambulanzen eben gerade nicht nur ärztliche Leistungen erbringen, sondern auch psychologische, sozialpädagogische, physio- und ergotherapeutische Leistungen zur Erreichung des Behandlungszieles einbeziehen müssen. Die PIAs sind zur ambulanten Notfallversorgung verpflichtet, allerdings ergeht diese in Form einer Delegationsverpflichtung an die Klinik. Insofern halten die psychiatrischen Kliniken die Notfallambulanz vor, aber abrechnungstechnisch sind die erbrachten Leistungen der PIA zuzuordnen und nach deren Vergütungsvereinbarung durch die Krankenkassen zu honorieren. Damit sind diese Notfallbehandlungen aus der vertragsärztlichen Gesamtvergütung ausgeschlossen.

Eine weitere Besonderheit der PIA ist die Verpflichtung zur Zusammenarbeit mit den sonstigen Versorgungseinrichtungen und Vertragsärzten bis hin zu Selbsthilfegruppen bei der Behandlung der Kranken. Die Vereinbarung nach § 118 Abs.

2 SGB V sieht diese sogar vertraglich gebunden vor. Gerade die Zusammenarbeit mit Dritten ist in allen anderen ambulanten Leistungsbereichen des Krankenhauses streitbelastet, u.a. bei ambulanten Operationen oder der ASV. In der Psychiatrie ist sie gewollt und sogar gefordert.

Mit der Anlage 1 zur Vereinbarung nach § 118 Abs. 2 SGB V wurde eine Positivliste erstellt, welche um vergleichbare weitere Kriterien auf der Grundlage der G-AEP ergänzt wurde. Die Kriterien der Gruppen B (Schwere der Erkrankung) und C (Dauer der Behandlung) ergänzen zum einen die Positivliste, sind aber zum anderen auch die Behandlungsbegründung, wenn Patienten mit weiteren als in der Positivliste genannten psychiatrischen Erkrankungen aus der Gruppe der „F-Diagnosen" des ICD behandelt werden. Für Kinder und Jugendliche gelten die Gruppen D (Art der Erkrankung) und E (Schwere der Erkrankung) sowie F (Dauer der Erkrankung) abweichend von den Kriterien nach B und C. In letzterem Fall begründen sie den Anspruch auf Vergütung und bedürfen deshalb einer gesonderten, korrekten Dokumentation. Die Dokumentationen können durch den MDK geprüft werden. Neben den Einschlusskriterien wurden aber auch Ausschlusskriterien festgelegt. Dies sind zum einen die gesicherte Versorgung im vertragsärztlichen Bereich einschließlich eines stabilen sozialen Netzwerkes und zum anderen die parallele Teilnahme an einer Soziotherapie.

Bisher wohl ohne Umsetzung in der Praxis sind die psychosomatischen Institutsambulanzen (PsIA) geblieben. Die Selbstverwaltungspartner sind aufgefordert, entsprechende Richtlinien bezüglich der Art, Schwere und Dauer, der Zugänglichkeit und der Abrechnung zu vereinbaren. Eine solche Vereinbarung konnte bisher nicht in Kraft treten.

4.6.1 Durchführung der Ermächtigung

In den PIAs können alle fachgebundenen Leistungen wie psychiatrische und psychotherapeutische Leistungen, Soziotherapie, psychiatrische häusliche Krankenpflege oder Laborleistungen erbracht werden. Die Behandlungsleitung obliegt dem Arzt, aber er muss nicht alle Leistungen persönlich erbringen. Die Behandlung muss durch die Institutsambulanz nach dem Facharztstandard, d.h. Facharzt für Nervenheilkunde, Psychiatrie, Psychiatrie und Psychotherapie, psychosomatische Medizin und Psychotherapie, psychotherapeutische Medizin und vergleichbare Fachärzte der Kinder- und Jugendmedizin in den PIAs der Kinder- und Jugendpsychiatrie, erbracht werden. Der Behandlungsvertrag für eine Behandlung in der PIA kommt zwischen dem Krankenhaus bzw. dem Krankenhausträger und dem Patienten und nicht mit einem einzelnen Arzt oder Psychologen zustande.

Der Patientenzugang sollte mittels Überweisung erfolgen. Diese Kann-Bestimmung zeigt, dass gerade in diesem Fachgebiet eine Einschränkung der Zugänglichkeit die Behandlung behindern, wenn nicht gar verhindern könnte, da für die Patienten häufig eine besondere Bindung zum Behandler Grundlage für den Behandlungserfolg und deren -kontinuität ist und weitere Ärzte gescheut oder gar abgelehnt werden. Die einzige Ausnahme ist die Hausbesuchstätigkeit in Alten- und Pflegeheimen bzw. Einrichtungen der Kinder- und Jugendhilfe. Hier ist die Überweisung vom Haus- und/oder Heimarzt verpflichtend vor Behandlungsbeginn einzuholen.

4.6.2 Anwendung des BMV-Ä und seiner ergänzenden Vorschriften

Für die Behandlungen in den PIAs gilt die Richtlinie des G-BA über die Durchführung der Psychotherapie vom 19.02.2009, denn der Versorgungsauftrag umfasst auch die Psychotherapie. Über diese Vorschrift wird auch die Anlage 1 zum BMV-Ä (Psychotherapie-Vereinbarung) für die PIAs gültig und erzeugt eine Verknüpfung zum BMV-Ä, welche in seinen sonstigen Regelungen keine Auswirkungen auf die Tätigkeiten der PIAs hat.

Eine weitere Verbindung zum BMV-Ä wird über die Qualifikationsvoraussetzungen des § 135 Abs. 2 SGB V hergestellt. Insoweit gelten die Vorschriften für die speziellen Anforderungen an die Leistungserbringung. Dies kann u.a. Laborleistungen und radiologische Diagnostik betreffen. Sollten im Rahmen der PIA-Behandlungen z.B. MRT-Untersuchungen durchgeführt werden, sind die erforderlichen Qualifikationsnachweise dafür zu erbringen. Allerdings ist die PIA nicht gegenüber der KV nachweispflichtig oder die Leistungserbringung durch diese genehmigungspflichtig.

Auch die psychiatrischen Ambulanzen unterliegen der Wirtschaftlichkeitsprüfung nach §§ 106 und 106a SGB V. Allerdings stehen dafür nicht die Organe der KVen zur Verfügung, da diese nur die Prüfungsverpflichtungen für Leistungserbringer übernehmen, für die sie auch die Abrechnung aus der Gesamtvergütung realisieren. Die Regelungen des § 113 Abs. 4 SGB V sehen eine analoge Anwendung der Vorschriften vor. Die Landesverbände der Krankenkassen müssen deshalb mit den zuständigen Krankenhausgesellschaften entsprechende Prüfungsausschüsse bilden, Vereinbarungen zur Abwicklung der Prüfungen abschließen und diese umsetzen. Soweit die Ausschüsse gebildet wurden, haben sie auch den Prüfauftrag übernommen.

4.6.3 Sprechstundenbedarf

Der Sprechstundenbedarf ist nicht gesondert abrechenbar, wenn dies nicht ausnahmsweise einrichtungsindividuell vereinbart wurde. Überwiegend enthalten die pauschalen oder leistungsbezogenen Vergütungen einen Anteil, welcher zur Deckung dieser Kosten eingeplant wurde.

4.6.4 Leistungsabrechnung und Datenübermittlungsverpflichtungen

Mit der Einführung eines pauschalierten Entgeltsystems für die stationären und teilstationären Leistungen in psychiatrischen und psychosomatischen Einrichtungen, verbindlich ab 2017 und 2018 als budgetneutrale Phase und mit einer Konvergenzphase bis 2023, vgl. GKV-Finanzstruktur- und Qualitäts-Weiterentwicklungsgesetz (GKV-FQWG), wurde ein Prüfauftrag nach § 17d KHG verbunden, wonach eine bundeseinheitliche Dokumentation der Leistungen der PIA ab dem 01.01.2013 erfolgen muss (§ 295 Abs. 1b SGB V). Bereits in der Einführungsphase wurde klargestellt, dass es gesetzgeberischer Wille ist, die psychiatrische und psychosomatische Behandlungskette in einem durchgängigen Fallpauschalenkatalog zusammenzuführen. Das bedeutet, dass auch die Leistungen der PIAs einbezogen werden sollen. Die Durchführung der bundeseinheitlichen Dokumentation der erbrachten Leistungen der PIAs erfolgt mittels Datenträgeraustausch nach § 301 SGB V in Verbindung mit der Vereinbarung nach § 120 Abs. 3 SGB V und der Erweiterung der Diagnosenangabe um die Diagnosesicherheit. Die länder- und ggf. einrichtungsspezifischen Vergütungsvereinbarungen bleiben davon unberührt. Mit der PIA-Doku-Vereinbarung wird gleichzeitig klargestellt, dass diese Dokumentation keine Vorwegnahme einer möglichen Einbeziehung in das neue Entgeltsystem der Psychiatrie darstellt. Die Dokumentation hat patienten- und tagesbezogen für jeden unmittelbaren Patientenkontakt zu erfolgen. Von der zusätzlichen Dokumentationspflicht freigestellt sind die Einrichtungen, welche den Landesvereinbarungen für Bayern, Mecklenburg-Vorpommern, Sachsen oder Thüringen beigetreten sind. Für diese erfolgt durch das InEK ein Mapping der Einzelleistungen auf die bundeseinheitlichen Leistungen, da diese eineindeutig ableitbar sind, wobei pro Kalendertag nur ein Leistungsschlüssel übermittelt werden darf (s. Abb. 8):

- PIA-001 = PIA-Leistung ohne Arzt- bzw. Psychologenkontakt ohne aufsuchende Behandlung
- PIA-002 = PIA-Leistung mit Arzt- bzw. Psychologenkontakt ohne aufsuchende Behandlung

- PIA-003 = PIA-Leistung mit Arzt- bzw. Psychologenkontakt mit aufsuchender Behandlung
- PIA-004 = PIA-Leistung ohne Arzt- bzw. Psychologenkontakt mit aufsuchender Behandlung

wie folgt:

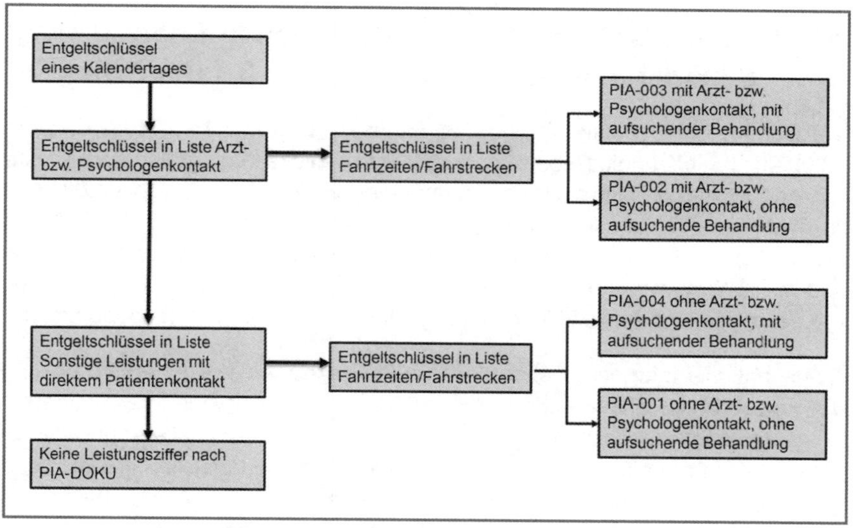

Abb. 8 Mapping-Tabelle[119]

Die Leistungen entsprechen den Entgeltschlüsseln nach Schlüssel 23 in Verbindung mit der Leistungsart „A1" nach Schlüssel 24. Die vereinbarten Leistungen sind mit dem gültigen Entgeltschlüssel abzurechnen. Die erste Stelle des Entgeltschlüssels kennzeichnet die PIA und ist eine „3". Für die Unterscheidung, welcher Einrichtungsart die jeweilige AMBO-Nachricht zugeordnet ist, wird das Verarbeitungskennzeichen „18" für die Rechnung und „38" für das Fallstorno im FKT-Segment verwendet.

Die Übermittlung sowohl der Dokumentation als auch der Abrechnungsdaten erfolgt über den AMBO-Datensatz. Die Abrechnung erfolgt quartalsweise. Die Fälligkeit der Rechnungen sowie der Zahlungen ist Gegenstand der jeweils gültigen Vereinbarung nach § 118 SGB V. Die Abrechnung von Leistungen der PIA

119 Eigene Darstellung, vergleiche PIA-Doku-Vereinbarung vom 16.03.2012, Anlage 2

neben vor- und nachstationären sowie voll- und teilstationären Behandlungen ist ausgeschlossen. Die Übermittlung von Zwischen- oder Nachtragsrechnungen ist ausgeschlossen. Vor der Korrektur einer Rechnung muss ein Fallstorno erfolgen. Es gelten die Vorschriften zur Erstellung und Übermittlung sowie zum Fehlerverfahren des AMBO-Datensatzes analog. Damit ist die Übermittlung von medizinischen Begründungen mittels DTA ausgeschlossen.

4.7 Geriatrische Institutsambulanzen auf der Grundlage einer Zulassung nach § 118a SGB V

Die Bundesinitiative des Freistaates Sachsen (Drucksache 456/3711) vom 20.09.2011 initiierte die Debatte über die Notwendigkeit von geriatrischen Institutsambulanzen, welche mit dem „Omnibusgesetz" PsychEntgG vom 01.08.2012 zu einer Aufnahme des § 118a in das SGB V führte. Der neue § 118a SGB V sieht die Ermächtigung geriatrischer Institutsambulanzen (GIA) „zu einer strukturierten und koordinierten ambulanten geriatrischen Versorgung der Versicherten"[120] vor. Die GIA muss eine fachärztliche Leitung mit geriatrischer Weiterbildung haben.

Krankenhäuser mit geriatrischen Abteilungen begrüßten in einer ersten Lesung der Vorschrift die Erweiterung der Behandlungsmöglichkeiten ihrer Patienten. Bei genauerem Hinsehen erwies sich aber die Regelung als äußerst unbefriedigend. Die erste große Hürde stellt die Vorschrift der Bedarfsprüfung durch den zuständigen Zulassungsausschuss der KVen dar. Bedingt durch die hierarchische Einordnung der Gesetzesregelung lag nahe, dass eine bedarfsunabhängige Zulassung in Analogie zu den psychiatrischen Institutsambulanzen nach § 118 SGB V etabliert wird. Dass dem der Gesetzgeber nicht folgte, lässt die Wahrscheinlichkeit einer solchen Ermächtigung in vielen Regionen als außerordentlich gering erscheinen. Die Versorgung der geriatrischen Patienten liegt koordinierend und therapierend bei den Hausärzten. Zum 01.10.2013 wurde durch die KBV ein neuer Abschnitt in den hausärztlichen Teil des EBM eingeführt, welcher das hausärztlich-geriatrische Basisassessment und den hausärztlich-geriatrischen Betreuungskomplex zum Inhalt hat. Damit wurde durch die KBV nachhaltig die Zuordnung der Versorgung manifestiert.

Aber die Gesetzesregelung enthält noch mehr Hürden für ein Krankenhaus, eine solche Ermächtigung erfolgreich beantragen zu können. Im Folgenden wird ausgeführt, dass Fachabteilungen oder Krankenhausärzte ermächtigt werden können. Aufgrund des Vorranges der persönlichen Ermächtigung gegenüber der

120 § 118a Abs. 1 SGB V

Institutsermächtigung wird die eigentlich geplante Einbringung eines multiprofessionellen Behandlungsteams de facto ad absurdum geführt. Auch die Definition der geriatrischen Fachabteilung erscheint aus heutiger Sicht streitbefangen, da manche Länder im Krankenhausplan geriatrische Fachabteilungen gar nicht ausweisen. Die Einzelermächtigung ist bereits über die vorhandenen Regelungen des § 116b SGB V i.V.m. § 31 Ärzte-ZV derzeit möglich, unterliegt aber ebenso der Bedarfsprüfung, welche in vielen Fällen durch die KVen nicht bestätigt wird, sodass auf diesem Weg eigentlich keine Neuerung möglich erscheint. Auch die Frage der Vergütung der zu erbringenden Leistungen kann aus heutiger Sicht nicht als geregelt bezeichnet werden. Grundlage der Leistungsabrechnung soll der EBM sein, die Abrechnung über die KVen erfolgen und somit aus der Gesamtvergütung erwirtschaftet werden. Das war nicht das Ziel der Bundesinitiative, sondern angestrebt wurde eine direkte Vergütung in Analogie zu den PIAs durch die zuständigen Krankenkassen. Aber auch das Leistungsspektrum und die Zugänglichkeiten sind nicht geregelt und unterliegen wie die vorgenannten Punkte dem Vereinbarungsbedarf durch den GKV-SV und die KBV. Die DKG hat nur ein Zustimmungsrecht. Dieses hat aber auch bei ablehnendem Votum keine verhindernde Wirkung, weil selbst bei der Schiedsstelle die einfache Mehrheit für das Inkrafttreten genügt. Der Leistungsinhalt soll sich auf eine differenzierte und spezialisierte geriatrische Diagnostik und die daraus folgende Ableitung eines Behandlungsplanes für schwere geriatrische Fälle beschränken.

Die Definition der „schweren geriatrischen Fälle“ obliegt der zweiseitigen Vereinbarung zwischen GKV-SV und KBV. Dies ist für die PIA erfolgreich umgesetzt worden, stellt aber in der Geriatrie ein Problem dar, da die ICD, die als Grundlage der Definition für die PIAs dienen konnte, keine vergleichbare Hauptdiagnosengruppe für die Geriatrie enthält. Eine Einschränkung einer möglichen Ermächtigung auf ausgewählte Diagnosen und/oder Diagnosengruppen scheidet deshalb für die Geriatrie ebenfalls aus. Gleiches gilt für die abrechenbaren Leistungen des EBM. Auch hier ist die bei Einzelermächtigungen übliche Einschränkung auf ausgewählte Leistungen kaum möglich, da tatsächlich geriatrische Leistungen nur im hausärztlichen Kapitel, nicht aber in den fachärztlichen Kapiteln aufgenommen und die vom Gesetzgeber vorgesehenen komplexen Leistungen nicht enthalten sind. Angebunden ist die Erteilung einer Ermächtigung an sächliche und personelle Voraussetzungen. Auch diese sind erst mit dem zweiseitigen Vertrag zu vereinbaren. Der GKV-SV fordert die stringente Umsetzung der Einschränkungen, da eine weitere Versorgungsebene nicht angestrebt wird und nach dessen Auffassung die Mehrzahl der geriatrischen Patienten eher über- als untertherapiert ist. Die DKG vertritt die Auffassung, dass mit der gegenwärtigen Gesetzes- und Regelungslage die Potenziale der Krankenhäuser mit ihren interdisziplinären geriatrischen Fachteams nicht genutzt werden können. Für die vielleicht notwendigen sächlichen und vor allem personellen Investitionen zur Vorhaltung einer GIA fehlt die planerische Sicherheit der Finanzierung. Bei bedarfsgerechten Ermächtigungen ist deren Beendigung bei Wegfall des Bedarfes logische Konsequenz. Die zeitlich befristete Ermächtigung wurde besonders vom GKV-SV begrüßt, da dieser die Verantwortung der GIA in der Vermittlung geriatrischer Kompetenzen und den möglichen Versorgungsauftrag auch nur ergänzend zur bestehenden Versorgung durch die Vertragsärzte sieht. Spezielle Vorschriften für die Abrechnungs- und Datenübermittlungspflichten der GIA sind nicht vereinbart. Damit wäre die Etablierung einer GIA unter den heutigen Rahmenbedingungen in einem Krankenhaus schwierig umsetzbar.

Zusammenfassend ist festzustellen, dass die heutigen Rahmenbedingungen dieser Neuregelung über die bisherigen Möglichkeiten der ambulanten Behandlung geriatrischer Patienten nicht hinausgehen und mehr Fragen offen sind, als Klarheiten bestehen. Die Leistungserbringung innerhalb der Regelungen des § 118a SGB V ist zum heutigen Zeitpunkt kaum möglich, wohl aber im Rahmen der bekannten ambulanten Zugänglichkeiten nach § 116 SGB V.

4.8 Sozialpädiatrische Zentren mit einer Zulassung nach § 119 SGB V

Die sozialpädiatrischen Zentren nehmen in der ambulanten Versorgung einen Sonderstatus ein. Gemäß der geltenden Rechtsvorschrift können sie zur ambulanten Versorgung durch den Zulassungsausschuss ermächtigt werden. Der Gesetzgeber sieht die befristete Ermächtigung als ausreichend an, solange der Versorgungsauftrag nicht durch Vertragsärzte sichergestellt wird. Damit wird die Ermächtigung durch den Zulassungsausschuss der KV unter Bedarfsprüfung erteilt, obwohl diese entsprechend höchstrichterlicher Rechtsprechung überwiegend unzulässig ist. Allerdings ist bei Erteilung der Ermächtigung die Leistungsfähigkeit für die spezielle sozialpädiatrische Versorgung, wie sie § 4 der Frühförderungsverordnung fordert, nachzuweisen. Der Behandlungsauftrag ist auf die frühzeitige Erkennung, Diagnostik und Behandlung von Kindern, welche wegen Art, Dauer und Schwere ihrer Behinderung oder ihrer drohenden Behinderung der Behandlung in einer spezialisierten Einrichtung bedürfen, ausgerichtet und soll durch entsprechend qualifizierte Fachärzte erfolgen. Damit unterliegen die SPZ den Regelungen für Vertragsärzte bezüglich ihrer Zulassung, nicht aber auch zwangsläufig denen derer Abrechnung. Das SPZ ist ein interdisziplinäres multiprofessionelles Behandlungsteam unter fachärztlicher Leitung unter Hinzuziehung von Psychologen, Therapeuten, Ernährungsberatern, Sozialdiensten und Kinderkrankenpflegern mit den Behandlungsschwerpunkten

- Nachsorge von ehemaligen Frühgeborenen und von Kindern, die vor, während oder nach der Geburt einem erhöhtem Risiko ausgesetzt waren;
- chronische Erkrankungen, wie z.B. HIV/AIDS, Diabetes, Mukoviszidose;
- neurologische Erkrankungen, wie z.B. Epilepsie, Hirnschädigungen, angeborene Behinderungen;
- Interaktionsstörungen zwischen Eltern und Kind;
- Störungen der Intelligenz, Sprachentwicklungsstörungen, Autismus sowie
- Entwicklungsauffälligkeiten.

Das SPZ ist somit zuständig für die Prävention, Diagnostik, Behandlung und soziale Eingliederung von Kindern und Jugendlichen mit Behinderungen, Verhaltensauffälligkeiten, Entwicklungsstörungen oder psychischen Erkrankungen einschließlich der Beratung und Anleitung der Eltern oder Betreuer. Die Ermächtigungen für ein SPZ werden unter Berücksichtigung der Empfehlungen der KBV und der Bundesverbände der Krankenkassen vom 16.10.1989 erteilt.

4.8.1 Anwendung des BMV-Ä und seiner ergänzenden Vorschriften

In ihrer ärztlichen Tätigkeit unterliegen die SPZ den vertragsärztlichen Regelungen hinsichtlich der Verordnungstätigkeit, der Betriebsstätte, der Verwendung von Formularen und der ärztlichen Tätigkeit. Die Regelungen des BMV-Ä bezüglich der persönlichen Leistungserbringung der behandelnden Ärzte sind nicht zutreffend. Die Behandlungsdiagnosen sind ebenso zu dokumentieren wie Behandlungstage und durchgeführte Leistungen, soweit einzelvertraglich nichts anderes vereinbart wurde. Die SPZ unterliegen keinen Honorarbegrenzungen im Sinne von RLV, QZV oder Laborbudgets. Ausnahmen bestehen nur soweit dies von den Vertragspartnern zur Qualitätssicherung vereinbart wurde.

Auch die SPZ unterliegen der Wirtschaftlichkeitsprüfung nach §§ 106 und 106a SGB V. Allerdings stehen dafür nicht die Organe der KVen zur Verfügung, da diese nur für die Prüfungsverpflichtungen für Leistungserbringer übernehmen, für welche sie auch die Abrechnung aus der Gesamtvergütung realisieren. Die Regelungen des § 113 Abs. 4 SGB V sehen eine analoge Anwendung der Vorschriften vor. Die Landesverbände der Krankenkassen müssen deshalb mit den zuständigen Krankenhausgesellschaften entsprechende Prüfungsausschüsse bilden, Vereinbarungen zur Abwicklung der Prüfungen abschließen und diese umsetzen.

4.8.2 Sprechstundenbedarf

Der Sprechstundenbedarf des SPZ ist überwiegend Bestandteil der vereinbarten Vergütungen und somit zumeist nicht nach den für Vertragsärzte gültigen Vorschriften für Sprechstundenbedarf abrechenbar. Es gelten die einzelvertraglichen Regelungen.

4.8.3 Leistungsabrechnung und Datenübermittlungsverpflichtungen

Die Vergütung der im SPZ erbrachten Leistungen wird von den Landesverbänden der gesetzlichen Krankenkassen mit Hochschulen oder Hochschulkliniken, den Krankenhäusern oder den sie vertretenden Vereinigungen im Land vereinbart. Diese Vergütungen müssen bei wirtschaftlicher Führung der Einrichtung auskömmlich sein. Die Vergütungen können nach dem EBM oder pauschaliert vereinbart werden. Die Abrechnung der erbrachten Behandlungsleistungen erfolgt direkt mit der jeweils zuständigen gesetzlichen Krankenkasse auf der Grundlage der Vorschriften des § 120 Abs. 3 SGB V i.V.m. der Vereinbarung nach § 120 Abs. 3 SGB V über Form und Inhalt der Abrechnungsunterlagen für die Einrichtungen nach §§ 117 bis 119 SGB V gemäß § 301 SGB V mittels AMBO-Datensatz mit dem Leistungsschlüssel A4 in Verbindung mit dem entsprechenden Länderkennzeichen nach Schlüssel 24. Die vereinbarten Leistungen sind mit dem gültigen Entgeltschlüssel abzurechnen. Die erste Stelle des Entgeltschlüssels kennzeichnet das SPZ und ist eine „4“. Für die Unterscheidung, welcher Einrichtungsart die jeweilige AMBO-Nachricht zugeordnet ist, wird das Verarbeitungskennzeichen „19“ für die Rechnung und „39“ für das Fallstorno im FKT-Segment verwendet.

Für die vereinbarten Leistungen stehen entsprechende Entgeltschlüssel gemäß Anhang B der Anlage 2 zur Verfügung. Die Krankenkassen können den Zahlungssatz mittels Nachrichtentyp ZAAO und eine Fehlernachricht mittels „FEHL“ übermitteln.

Die Abrechnung der erbrachten Leistungen erfolgt nach Abschluss des Behandlungsquartals. Die vorliegenden Abrechnungs- und Überweisungsscheine sind vom SPZ vorzuhalten und auf Anforderung der Krankenkasse zur Verfügung zu stellen. Es können nur Schlussrechnungen oder Gutschriften übermittelt werden; Zwischenabrechnungen sind nicht zulässig. Auch die Übermittlung einer medizinischen Begründung ist ausgeschlossen. Sollten diese angefordert werden, müssen sie in Papierform erstellt und gesendet werden. Das Recht der Krankenkassen auf Prüfung der Abrechnung im Einzelnen ist über § 275 SGB V gewahrt. Eine Aufwandspauschale bei erfolgloser Prüfung wie bei stationären/teilstationären Krankenhausfällen oder ambulanten Operationen ist nicht vorgesehen. Die ab 01.01.2015 gültige PrüfvV gilt nicht.

4.9 Ambulante Behandlung in stationären Pflegeeinrichtungen nach § 119b SGB V und in Einrichtungen der Behindertenhilfe nach § 119a SGB V

§ 119a SGB V regelt die Ermächtigung zur Behandlung von geistig Behinderten für ärztlich geleitete Einrichtungen in Einrichtungen der Behindertenhilfe. Diese ärztlich geleiteten Einrichtungen sind in dem Umfang zu ermächtigen, wie die Behandlung das spezielle Wissen der Einrichtung bedarf. Die Ermächtigung ist auf die Menschen in der Einrichtung mit dem besonderen Behandlungsbedarf zu beschränken. Die Zugänglichkeit soll vom Zulassungsausschuss dahingehend eingeschränkt werden, dass die freie Zugänglichkeit nur in solchen Fällen zulässig ist, die aufgrund ihrer Erkrankung auf die Vor-Ort-Behandlungen angewiesen sind.

§ 119b SGB V wiederum ist Rechtsvorschrift für die ärztliche Versorgung in stationären Einrichtungen der Pflege und wurde mit dem Pflege-Neuausrichtungsgesetz (PNG) 2012 in das SGB V aufgenommen. „Die Notwendigkeit einer besseren Versorgung in stationären Pflegeeinrichtungen wurde nicht nur aus demografischen Gründen, sondern auch bei zunehmend Schwerstpflegebedürftigen und auch jüngeren Patienten mit komplexen Krankheitsbildern, der steigenden Zahl von Demenzkranken und Palliativpatienten gesehen."[121] Grundlage sollen Kooperationsverträge mit Vertragsärzten und somit auch angestellten Vertragsärzten aus MVZ oder ermächtigten Krankenhausärzten sein. Die Pflegeeinrichtung beantragt bei der KV den Kooperationsvertrag und die KVen sind zur Sicherstellung der vertragsärztlichen Versorgung der Bewohner verpflichtet, dies stringent umzusetzen. Sollte innerhalb von sechs Monaten kein Vertragspartner zustande kommen, ist die Pflegeeinrichtung mit angestellten Ärzten zu ermächtigen. Die angestellten Ärzte müssen in das Arztregister eingetragen sein und

121 Gemeinsame Stellungnahme der KBV und der BÄK zum Referentenentwurf eines Gesetzes zur Neuausrichtung der Pflegeversicherung (Pflege-Neuausrichtungsgesetz – PNG) in der Fassung vom 20.01.2012

sollten über eine geriatrische Weiterbildung verfügen. Die Ermächtigung ist auf die ärztliche Versorgung der Heimbewohner zu beschränken. Wenn aber mehrere Pflegeeinrichtungen zu betreuen sind, ist der Arzt für alle Einrichtungen zu ermächtigen. Trotz der Tatsache, dass die Pflegeeinrichtung ermächtigt wird, hat diese kein Recht, in die ärztliche Entscheidungskompetenz einzugreifen; der Arzt ist insoweit weisungsfrei. Die KBV und der GKV-SV haben dazu im Benehmen mit den Trägern der Pflegeeinrichtungen sowie den Verbänden der Pflegeberufe auf Bundesebene als Anlage 27 zum BMV-Ä die Vereinbarung nach § 119b Abs. 2 SGB V zur Förderung der kooperativen und koordinierten ärztlichen und pflegerischen Versorgung in stationären Pflegeheimen mit Wirkung zum 01.01.2014 geschlossen. Gegenstand der Richtlinie ist die Ausgestaltung der Zusammenarbeit von Hausärzten, Fachärzten und Pflegepersonal in den Pflegeeinrichtungen, aber auch die Vergütung für kooperierende Vertragsärzte außerhalb der RLV in Form von Zuschlägen auf den Orientierungspunktwert. Die Vereinbarung dieser obliegt den regionalen KVen. Auch die KZV hat mit dem GKV-SV eine analoge Vereinbarung zur Umsetzung von § 119b SGB V geschlossen. Beiden Vereinbarungen ist gemeinsam, dass die Verbesserung der Versorgungsqualität im Mittelpunkt steht und Maßnahmen zu dieser Zielerreichung festgelegt wurden.

Inwieweit diese Erweiterungen der ambulanten Versorgungsangebote allerdings für Krankenhausträger oder Träger von MVZ interessant oder anzustreben sind, wird wesentlich durch die regionalen Versorgungsstrukturen bestimmt.

4.10 Spezialambulanzen an Kinderkliniken nach § 120 Abs. 1a SGB V

Diese Vorschrift wurde zur finanziellen Sicherung der Spezialambulanzen für die Behandlung der schwerkranken Kindern und Jugendlichen in der Kinder- und Jugendmedizin in das SGB V mit dem KHRG 2009 zum 01.01.2010 aufgenommen, da deren erbrachten Leistungen eine ungenügende Abbildung im EBM fanden. Motor dieser Initiative war die Gesellschaft der Kinderkrankenhäuser und Kinderabteilungen in Deutschland (GKinD), welche die Unterfinanzierung nachweisen konnte. Es ist eine „Kann-Bestimmung" auf regionaler Ebene und eine Anerkennung des Mehraufwandes bei der Versorgung von Kindern, insbesondere im diagnostischen Bereich. Im eigentlichen Wortsinn sind somit die Vorschriften des § 120 Abs. 1a SGB V sehr offene Regelungen, denn sie entfalten keine Auswirkungen auf Inhalte, Zugänglichkeiten oder Umfang der Ermächtigung.

4.10.1 Die Vereinbarung nach § 120 Abs. 1a SGB V

Die Nachweispflicht der Unterdeckung liegt beim beantragenden Krankenhaus (träger), wobei nur die Kosten für die Sicherstellung und den Betrieb der Kinderspezialambulanz(en), auch der pädaudiologischen und kinderradiologischen Fachabteilungen, erhoben und gegen die Vergütungen für die vertragsärztliche Tätigkeit gerechnet werden dürfen. In den meisten Bundesländern gibt es keine landesvertraglichen Vereinbarungen zur Umsetzung, sondern es wurden Einzelverträge mit den entsprechenden Krankenhäusern auf sehr unterschiedlichen Grundlagen abgeschlossen. Entscheidend für eine erfolgreiche Verhandlung ist der Beleg der Unterdeckung. Dazu sollten die erbrachten Leistungen auch auf der Grundlage des EBM, aber exklusive der im Anhang 1 genannten Leistungen, sondern in Darstellung der nicht vergüteten Inhalte und Zeitvolumina analysiert werden. Ursprünglich war es Ziel des Gesetzgebers, die Leistungslegenden und -beschreibungen im EBM entsprechend zu ergänzen. Dies hätte aber Auswirkungen auf die Gesamtvergütung aller kinderärztlich tätigen Ärzte, sodass die Ergänzung bisher unterblieb. Da die speziellen Leistungen nur in den Ambulanzen in Krankenhäusern erbracht werden, ist mit einer Erweiterung des EBM nicht zu rechnen. Allerdings wurden zum 01.07.2014 in den Facharzt-EBM Pädiatrie die folgende GOP aufgenommen, die den besonderen Aufwand bei der Behandlung chronisch erkrankter Kinder finanzieren sollen:

- Für das problemorientierte ärztliche Gespräch bei einer lebensverändernden Erkrankung = GOP 04230
- Für die Behandlung und Betreuung des Patienten mit einer lebensverändernden chronischen Erkrankung als Zuschlag = GOP 04220
- Für die intensive Betreuung und Behandlung des Patienten mit einer lebensverändernden chronischen Erkrankung als Zuschlag = GOP 04221

Welche Auswirkungen diese neuen GOP für die einzelnen Vereinbarungen der Krankenhäuser haben, dürfte sich nur im Einzelfall bewerten lassen und ist abhängig vom Inhalt der gültigen Vereinbarung.

Die meisten Vereinbarungen beinhalten pauschalierte Vergütungen mit Fallbezug und Fallzahlbegrenzungen. Die Laufzeiten der Vereinbarungen sind zu beachten, ebenso die damit verbundenen Meldepflichten zu den Fallzahlen. Es empfiehlt sich, jährliche Steigerungsraten für die Pauschalen oder Vergütungen als Anlage zum Vertrag zu vereinbaren, damit die notwendigen Fortschreibungen abgebildet werden können. Gegenstand der Vereinbarung ist des Weiteren die Festlegung der Entgeltschlüssel gemäß § 301-Vereinbarung (Anhang B, Teil II). Die erste Stelle des Entgeltschlüssels kennzeichnet die Kinderspezialambulanz und ist eine „6“.

Für die nach § 117 SGB V zugelassenen Hochschulambulanzen können die pauschalen Vergütungen im Sinne von Zuschlägen nach § 120 Abs. 1a SGB V gemäß § 120 Abs. 2 Satz 6 SGB V vereinbart werden. Nicht abgerechnet werden können die Zuschläge für weitere ambulante Krankenhausfälle wie beispielsweise Fälle des ambulanten Operierens nach § 115b SGB V und Notfälle. Auch für die in MVZ oder nach § 311 SGB V zugelassenen Einrichtungen angestellten Ärzte können die Pauschalen nicht vereinbart werden, da es sich um den vertragsärztlichen Versorgungsbereich handelt und nicht um Spezialambulanzen von Krankenhäusern. Gleiches gilt für die PIA und PsIA und das SPZ. Offen ist die Frage, ob die Pauschalen Leistungen im Rahmen der alten und neuen § 116b-Regelungen ergänzen können. Ein Prüfrecht durch den MDK nach § 275 SGB V ist auszuschließen, da die Abrechnungsprüfung für ermächtigte Ärzte der KV obliegt. Gleiches gilt für Wirtschaftlichkeitsprüfungen durch die Vertragspartner unmittelbar. Abweichend zur KV-Abrechnung sollte eine Nachberechnungsmöglichkeit über drei Quartale nach Fallabschluss vereinbart werden. Dies ist insbesondere für die sogenannten Nachreicher aus der KV-Abrechnung erforderlich.

Krankenhausintern streitbehaftet hat sich die Frage des Beteiligungsanspruches von Chefärzten gezeigt. Da Grundlage der zusätzlichen Vergütung zumeist die Einzelermächtigung nach § 116a SGB V i.V.m. § 31 Ärzte-ZV ist und aus dieser ein Honoraranspruch des Arztes hergeleitet wird, kann vermutet werden, dass die Vergütung nach § 120 Abs. 1a SGB V auch deren häufig niedrigen Anteil erhöhen soll. Dem ist aber zu widersprechen, da es sich ausdrücklich um einen Beitrag zur Kostendeckung handelt, welcher bei Kinderkrankenhäusern mit Vereinbarungen nach § 6 Abs. 3 KHEntgG besondere Einrichtungen im ersten Jahr seiner Vereinbarung in Höhe der zu erwartenden Pauschalsumme in der Budgetvereinbarung zu berücksichtigen ist, vgl. § 120 Abs. 1a Satz 4 SGB V. Für alle anderen Einrichtungen erfolgt die Berichtigung ausgabenmindernd einmalig über den Landesbasisfallwert. Damit wird indirekt klargestellt, dass die Finanzierung der Unterdeckung in den Krankenhausbudgets für stationäre und teilstationäre Leistungen enthalten war. Ein Rechtsanspruch des Arztes auf Beteiligung an den zusätzlichen Einnahmen kann eben gerade deshalb nicht hergeleitet werden.

4.10.2 Abrechnung der Vergütungen

Die Pauschalen müssen durch die zuständigen Krankenkassen direkt vergütet werden und gelten ausschließlich für Behandlungsfälle zu Lasten der GKV. Im Zusammenhang mit privatärztlichen Behandlungen oder im berufsgenossenschaftlichen Heilverfahren sind diese nicht ansetzbar, da der Vertrag mit dem Landesverband der gesetzlichen Krankenkassen abgeschlossen wird. Die Abrechnung der Pauschalen erfolgt nach Quartalsabschluss nach den Vorschriften der §§ 301 und 120 Abs. 3 SGB V in Verbindung mit der Vereinbarung zur Umsetzung der Vorschriften nach § 120 Abs. 3 SGB V in der jeweils gültigen Fassung fallbezogen überwiegend je ermächtigten Arzt und nicht je Einrichtung. Sollte ein Patient bei mehreren ermächtigten Ärzten in Behandlung gewesen sein, z.B. nephrologische Spezialsprechstunde und kinderradiologische Diagnostik, so ist die Pauschale je Arzt abzurechnen. Die vertragsärztlichen Leistungen im genehmigten Leistungsumfang nach dem EBM sind entsprechend über die KV gemäß den für diese Tätigkeiten geltenden elektronischen Übermittlungs- und Abrechnungsvorschriften unbenommen der Abrechnung der Zuschläge abzurechnen. Die Beschränkungen der Ermächtigung gelten uneingeschränkt. Für Behandlungsfälle, denen die Abrechnungsgrundlage mit der KV fehlt, können auch die Pauschalen nicht geltend gemacht werden. Aus diesem Tatbestand lässt sich ableiten, dass die Pauschalen nur im Zusammenhang mit Überweisungsfällen abrechenbar sind. Allerdings kann die zuständige Krankenkasse die Vorlage der Originalüberweisungen nicht verlangen, da diese Bestandteil der KV-Abrechnung sind; ein Einsichtsrecht ist wohl zuzugestehen. Somit ist in diesen Fällen die Abrechnung geteilt vorzunehmen, wobei für die vertragsärztliche Tätigkeit der Fallabschluss zu setzen ist und den Krankenkassen mittels AMBO-Datensatz nur eine Schlussrechnung übersandt werden kann. Die Fälligkeiten der Abrechnung und der Zahlungen werden in der Vereinbarung geregelt. Die Krankenkassen können sachliche oder rechnerische Berichtungen geltend machen und die Rechnungen mittels Zahlsatz zurückweisen. Der AMBO-Datensatz muss folgende Angaben enthalten:

- die § 301-konformen Versichertenangaben,
- das IK des Krankenhauses und der die Kosten tragenden Krankenkasse,
- die Leistungserbringerangaben,
- Rechnungsnummer, -datum, -art, -betrag,
- Überweiserinformationen LANR und BSNR,

- Behandlungsdiagnose mit Angabe zur Katalogversion,
- Entgelte mit Entgeltschlüssel, Tag der ersten Behandlung im Quartal und Entgeltbetrag.

Für die Unterscheidung, welcher Einrichtungsart die jeweilige AMBO-Nachricht zugeordnet ist, wird das Verarbeitungskennzeichen „06“ im FKT-Segment für die Rechnung und „46“ für das Fallstorno verwendet. Die erbrachten einrichtungs- oder fallbezogenen Pauschalen müssen mittels des Entgeltschlüssels nach Anhang B, Teil II zu Schlüssel 4 abgerechnet werden, welcher immer durch die führende „6“ gekennzeichnet ist.

4.11 Ambulantes berufsgenossenschaftliches Heilverfahren

Die rechtliche Grundlage für die gesetzliche Unfallversicherung ist das SGB VII, zuletzt geändert durch Art. 6, Gesetz vom 19.10.2013. Versichert sind alle Beschäftigten, Kinder in Kindertagesstätten, Schüler und Studenten, Behinderte in anerkannten Werkstätten, Personen, die in landwirtschaftlichen Betrieben tätig sind, für die die landwirtschaftliche Berufsgenossenschaft zuständig ist, Hausgewerbetreibende, Küstenfischer, Personen, welche ehrenamtlich im Gesundheitswesen, der Wohlfahrtspflege im Auftrag von Körperschaften, Anstalten oder Stiftungen des öffentlichen Rechts tätig sind, zur Hilfe bei Unglücksfällen oder im Zivilschutz, für öffentlich-rechtliche Religionsgemeinschaften und deren Einrichtungen, Pflegepersonen im Sinne des § 19 SGB XI bei der Pflege eines Pflegebedürftigen und Personen, die bei der Schaffung öffentlich geförderten Wohnraums im Rahmen der Selbsthilfe tätig sind (vgl. § 2 SGB VII). Die Unfallversicherungsträger sind nicht zuständig für Unfälle und Berufskrankheiten von

- Zivildienstleistenden,
- Angehörigen von Bundeswehr und Bundesgrenzschutz,
- Angehörigen der Landespolizei und der Bereitschaftspolizei,
- Asylbewerbern sowie
- ausländischen Arbeitnehmern aus einem Land ohne Sachleistungsanspruch.

Das berufsgenossenschaftliche Heilverfahren stellt zum einen auf die Diagnostik und Therapie von Arbeitsunfallverletzten und zum anderen auf die Behandlung und Versorgung von Berufserkrankten ab. Die §§ 201 bis 203 SGB VII regeln insbesondere die Informationspflichten der Leistungserbringer. In § 4 Vertrag Ärzte/UV-Träger in der Fassung vom 01.01.2011 wird dazu die Beteiligung wie folgt definiert: „An den Vertrag sind alle Ärzte gebunden, die an der vertragsärztlichen Versorgung teilnehmen oder von den Unfallversicherungsträgern beteiligt sind. Ärzte, die nicht nach Abs. 1 beteiligt sind, können auf Antrag am Vertrag beteiligt werden." Das Augen- und HNO-Arzt-Verfahren wurde abgeschafft, das H-Arzt-Verfahren wird zum 31.12.2015 beendet. § 8 Vertrag Ärzte/UV-Träger verweist auf die Einhaltung des Wirtschaftlichkeitsgebotes bei der ärztlichen Behandlung.

4.11.1 Zulassungen im berufsgenossenschaftlichen Heilverfahren

Durch den Vertrag Ärzte/UV-Träger sind grundsätzlich alle Vertragsärzte zur Behandlung von Arbeitsunfallverletzten zugelassen. Die Einschränkung der Zulassung erfolgt über die definierten Behandlungsartenverfahren sowie über die zusätzlich erforderliche Bestellung als D-Arzt. In § 24 des Vertrages Ärzte/UV-Träger ist geregelt, dass D-Ärzte von den Landesverbänden der gewerblichen Berufsgenossenschaften zugelassen werden, welche fachlichen Voraussetzungen sie erfüllen müssen und das sie verpflichtet sind, die Tätigkeit persönlich auszuüben. Die Zuweisungspflicht zum D-Arzt verlöre ihren Sinn und verfehlte den Zweck bei Vertretung durch einen Assistenzarzt ohne die gleiche Qualifikation. Der ständige Vertreter des D-Arztes muss Facharzt mit gleicher Qualifikation wie der D-Arzt sein. Der DGUV und der LSV-SpV haben die besonderen Anforderungen an den Durchgangsarzt ergänzend zum Vertrag Ärzte/UV-Träger noch in der Richtlinie „Anforderungen der gesetzlichen Unfallversicherungsträger nach § 34 SGB VII zur Beteiligung am Durchgangsarztverfahren" (in der Fassung vom 01.01.2011) verankert und die Anforderungen unter der Präambel wie folgt definiert: „Am Durchgangsarztverfahren wird ein Arzt beteiligt, der gewährleistet, dass Qualität und Wirksamkeit der Leistungen zur Heilbehandlung und Rehabilitation dem allgemein anerkannten Stand der medizinischen Erkenntnisse entsprechen und den medizinischen Fortschritt berücksichtigen, über die unter 2. bis 4. genannte fachliche Befähigung, personelle und sächliche Ausstattung verfügt, persönlich geeignet ist und zur Übernahme der Pflichten nach 5. bereit ist." Der D-Arzt ist gegenüber dem zuständigen Landesverband verpflichtet, die gemäß dieser Richtlinie festgelegte Mindestfallzahl von 250 Arbeitsunfallverletztenbehandlungen im Kalenderjahr nachzuweisen. Der D-Arzt muss ärztlich weisungsfrei arbeiten und die Facharztbezeichnung „Orthopädie und Unfallchirurgie“ führen. Er muss seine fachliche Expertise nachweisen. An einem Krankenhaus kann nur ein D-Arzt zugelassen werden. Die sächliche Ausstattung muss hinsichtlich der baulichen, apparativ-technischen und hygienischen Ausstattung der Richtlinie der Bundesärztekammer zur Qualitätssicherung ambulanter Operationen in der jeweils gültigen Fassung entsprechen.

Neben dem D-Arzt können Handchirurgen an der besonderen Behandlung Arbeitsunfallverletzter teilnehmen. Sie werden von den jeweiligen Landesverbänden bestellt, wenn sie die in der Richtlinie genannten Anforderungen der gesetzlichen Unfallversicherungsträger nach § 34 SGB VII an Handchirurgen zur handchirurgischen Versorgung Unfallverletzter nach § 37 Abs. 3 des Vertrages Ärzte/UV-Träger im Rahmen des Verletzungsartenverfahrens Fälle der Ziff. 8 des Verletzungsartenverzeichnisses in der Fassung vom 01.07.2006 Pkt. 2 wie folgt erfüllen: „Ärzte, die an der handchirurgischen Versorgung Arbeitsunfallverletzter ... teilnehmen, müssen zum Führen der deutschen Facharztbezeichnung Chirurgie, Orthopädie, Orthopädie und Unfallchirurgie oder plastische Chirurgie berechtigt und als solche niedergelassen oder an einem Krankenhaus oder einer Klinik fachlich und fachlich-organisatorisch weisungsfrei tätig und zum Führen der deutschen Zusatzbezeichnung Handchirurgie berechtigt sein.“ Spezielle Anforderungen an die sächlichen und personellen Voraussetzungen gelten analog dem D-Arzt. Die Beantragung zur Teilnahme erfolgt bei dem zuständigen Landesverband.

4.11.2 Behandlungen von Arbeitsunfallverletzten

§ 8 SGB VII definiert den Arbeitsunfall. Die Anerkennung als Arbeitsunfall setzt i.d.R. voraus, dass die Schädigung bei einer versicherten Tätigkeit eingetreten ist. Die Schädigung muss im inneren Zusammenhang zur versicherten Tätigkeit stehen und dieser wesentlich dienen, d.h. es muss ein ursächlicher innerer Zusammenhang vorliegen. Ein Unfall ist stets ein von außen auf den Körper einwirkendes Ereignis, das zeitlich begrenzt ist und einen Gesundheitsschaden oder den Tod zur Folge hat. Ein allein aus inneren Ursachen kommendes Geschehen ist kein Unfall. Die Einwirkung muss von außen auf den Körper erfolgen, wobei die Stärke der Einwirkung ohne Bedeutung ist, aber die Unfreiwilligkeit der Schädigung vorliegen muss. Es ist unerheblich, ob das Ereignis ein außerhalb der betriebsüblichen Arbeiten liegendes Geschehen ist. Die zeitliche Begrenzung des Ereignisses umfasst einen Zeitraum, der maximal bis zu einer Arbeitsschicht betragen kann. Die Gesamtheit mehrerer äußerer Einwirkungen über einen längeren Zeitraum ist deshalb kein Unfall und kann versicherungsrechtlich eher als Berufskrankheit anerkannt werden. Unfälle, die ursächlich nicht auf die Tätigkeit zurückzuführen sind, aber im Tätigkeitsbereich geschehen, sind keine Arbeitsunfälle im Sinne der Regelungen des SGB VII, ebenso wie Unfälle, die in betrieblichen Räumen im Rahmen einer erlaubten privaten Nutzung geschehen. Als Gesundheitsschaden gilt auch die Beschädigung oder der Verlust eines Hilfsmittels.

Der Unfall ist vom erstbehandelnden Arzt zeitnah dem zuständigen Unfallversicherungsträger zu melden. Sofort nach Eingang einer Unfallmeldung überprüft der Unfallversicherungsträger, ob ein Arbeitsunfall vorliegt, und informiert den behandelnden Arzt. § 34 SGB VII regelt die medizinische Heilbehandlung. Auf dieser Grundlage wurde der Vertrag Ärzte/UV-Träger zwischen den Unfallversicherungsträgern und der KBV geschlossen. § 34 SGB VII regelt aber auch die Verpflichtung der Unfallversicherungsträger, alle Maßnahmen zu treffen, durch die eine möglichst frühzeitige und sachgemäße Heilbehandlung gesichert ist, sowie die Pflicht zur Beteiligung von Krankenhausärzten am berufsgenossenschaftlichen Heilverfahren. Daraus resultiert das korrespondierende Recht der UV-Träger, alle Voraussetzungen für die Leistungserbringer festzulegen, insbesondere sächliche und personelle Ausstattungen, fachliche Befähigung und zu übernehmende Pflichten im Sinne der Organisationshoheit. In § 6 Vertrag Ärzte/UV-Träger werden die Behandlungsarten definiert.

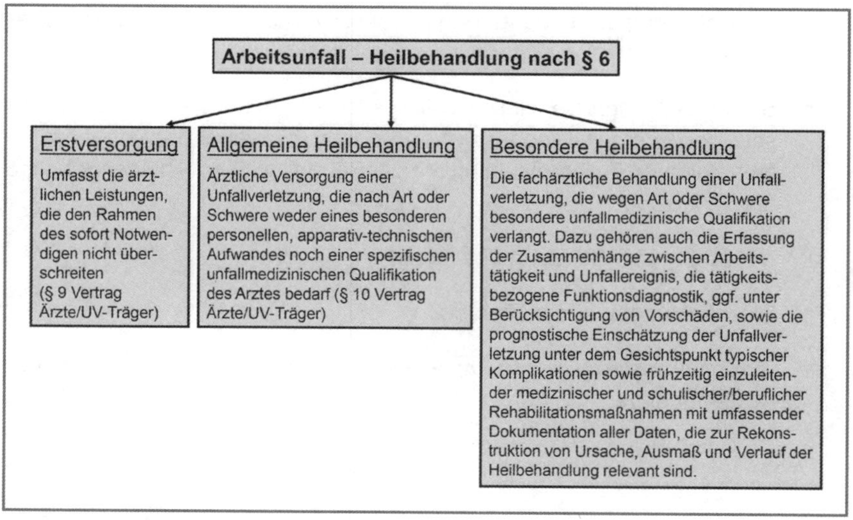

Abb. 9 Behandlungsartenübersicht

Die besondere Heilbehandlung ist dem D-Arzt/Handchirurgen vorbehalten. Er führt diese weisungsfrei durch, d.h. er hat die „freie Entscheidungsmöglichkeit über die anzuwendenden Behandlungsmethoden. [Er hat einen] eigenen Personalpool, über den eine direkte Weisungsbefugnis besteht. Hierfür muss dem Durchgangsarzt Assistenzpersonal in ausreichender Zahl zur Verfügung stehen. Freie Dispositionsmöglichkeiten über notwendige Räume und Sachmittel“[122] müssen gegeben sein. Die Behandlung kann während seiner Abwesenheit durch einen ständigen Vertreter durchgeführt werden. Dieser muss vor Behandlungsbeginn durch den Landesverband der Unfallversicherungsträger anerkannt worden sein; er muss des Weiteren über die gleiche Qualifikation wie der D-Arzt verfügen und darf nur in Bezug auf Entscheidungen über die allgemeine oder besondere Heilbehandlung bzw. im Berichtsverfahren tätig werden. Alle anderen Behandlungsabschnitte, insbesondere die sogenannten Kernaufgaben, kann der D-Arzt nur an nachgeordnete Ärzte gleicher Qualifikation oder Fachärzte für Orthopädie und Unfallchirurgie mit besonderen Kenntnissen und Erfahrungen auf dem Gebiet der Behandlung von Unfallverletzungen delegieren. Dies setzt die Anwesenheit des D-Arztes voraus. „Die Kernaufgaben durchgangsärztlicher Tätigkeit hat der Durchgangsarzt am Krankenhaus persönlich zu erfüllen. Hierzu zählen insbesondere:

- Anamnese und Indikationsstellung,
- Untersuchung des Patienten einschließlich invasiver diagnostischer Leistungen,
- Stellen der Diagnose, einschließlich Auswertung der Befunde beim Einsatz der Röntgen-Diagnostik und anderer bildgebender Verfahren im unmittelbaren Zusammenhang mit der Beurteilung von Art oder Schwere der Verletzung,
- Aufklärung und Beratung des Patienten,
- Entscheidung über die Therapie,
- Durchführung invasiver Therapien einschließlich der Kernleistungen operativer Eingriffe.“[123]

122 Auslegungsgrundsätze zu den Anforderungen der gesetzlichen Unfallversicherungsträger zur Beteiligung am Durchgangsarztverfahren in der Fassung vom 01.01.2011

123 Vgl. Auslegungsgrundsätze zu den Anforderungen der gesetzlichen Unfallversicherungsträger zur Beteiligung am Durchgangsarztverfahren in der Fassung vom 01.01.2011

Somit gelten im Wesentlichen die gleichen Anforderungen an die persönliche Leistungserbringung wie in den vertragsärztlichen oder privatärztlichen Ambulanzen. Ergänzende Aufgaben ergeben sich aus den Informationspflichten.

Berichtspflichten

Folgende Berichte sind im Zusammenhang mit Arbeitsunfällen zu erstellen:

§ 14	Innerhalb von 24 Stunden	Ärztliche Unfallmeldung = Vordruck F1050; ärztliche Unfallmeldung entfällt, wenn Vorstellung beim D-Arzt
§ 15	Innerhalb von 24 Stunden	Bericht Erstversorgung; nur auf Verlangen des UV-Trägers mit Angaben zum Zustand des Verletzten und der Art der geleisteten Versorgung
§ 16	Folgetag	Mitteilung über Besonderheiten im Behandlungsverlauf: ▪ Unerwartete Heilkomplikationen ▪ Fehlender Heilungsfortschritt ▪ Verlegungen ▪ Wesentliche Änderungen der Diagnose ▪ Notwendigkeit der prothetischen Versorgung ▪ Notwendigkeit orthopädischer Schuhversorgung ▪ Notwendige häusliche Krankenpflege (siehe §§ 19 und 32 SGV II) ▪ Abbruch der Heilbehandlung durch den Unfallverletzten ▪ Ungenügende oder fehlende Mitwirkung des Verletzten bei der Heilbehandlung
§ 18	Innerhalb von 3 Kalendertagen	Einleitung oder Veranlassung besondere medizinische Maßnahmen
§ 27(2)	Unverzüglich	D-Arzt-Bericht: ▪ Vordruck F1000 = D-Arzt-Bericht ▪ Bei Kopfverletzungen zusätzlich: F1002 ▪ Bei Knieverletzungen zusätzlich: F1004 ▪ Bei Stromunfällen zusätzlich: F1006 ▪ Bei schweren Verbrennungen zusätzlich: F1008 ▪ Bericht bei Abschluss der besonderen Heilbehandlung = F2222
§ 29	Unverzüglich	Nachschaubericht = F2106

§ 37	Unverzüglich	VAV/SAV – D-Arzt-Bericht = F1000
	Unverzüglich	Behandelnder Arzt/Handchirurg Übernahme, Verlauf und Abschluss der Behandlung
§ 40	Unverzüglich	Augenarztbericht = F1030
	Unverzüglich	HNO-Arzt-Bericht = F1040
§ 49	Innerhalb von 8 Werktage	Berichte, Auskünfte auf Verlangen der UV-Träger
	Innerhalb von 3 Wochen	Anforderung von Gutachten

Tab. 29 Berichtspflichten Arbeitsunfälle

Bei Nichteinhaltung der Berichtsübergabe kann der Vergütungsanspruch dafür verloren gehen.

Verordnung von Arzneimitteln, Krankentransporten, Heil- und Hilfsmitteln sowie zu verwendende Formulare

Für das berufsgenossenschaftliche Heilverfahren wird für die Verordnung von Arzneimitteln das Muster M16 der vertragsärztlichen Versorgung verwendet. Das Kopffeld darf nicht mit den Daten der Krankenversicherung des Patienten bedruckt werden, sondern muss den zuständigen Unfallversicherungsträger enthalten. Es ist grundsätzlich das Datum des Unfalls anzugeben, durch welchen die Verordnung notwendig ist. Leistungen der physikalischen Therapie darf nur der D-Arzt auf Vordrucken der UV-Träger verordnen. Notwendige Krankentransporte sind zu verordnen. Die Verordnung von Hilfsmitteln bedarf der Information an den Kostenträger, vgl. Kap. 2.2.8. Der Unfallverletzte ist zuzahlungsbefreit.

4.11.3 Behandlungen von Berufserkrankten

Gemäß § 9 SGB VII sind Berufskrankheiten Erkrankungen, die die Bundesregierung durch Rechtsverordnung mit Zustimmung des Bundesrates in einer Liste als Berufskrankheit bezeichnet und die Versicherte infolge ihrer versicherten Tätigkeit erleiden. Ein kausaler Zusammenhang zwischen dem Auftreten der Erkrankung und der versicherten Tätigkeit muss gegeben sein. Eine als Berufskrankheit anerkannte Krankheit muss in der sogenannten Berufskrankheiten-Liste (BK-Liste), der Anlage 1 zur Berufskrankheitenverordnung (BKV), aufgeführt sein. Eine Berufskrankheit ist ein eigenständiger Versicherungsfall. Grundlage ist § 9 SGB VII und die Berufskrankheiten-Verordnung (BKV) mit ihren ergänzenden Vorschriften. Eine Berufskrankheit liegt dann vor, wenn diese eine in der BKV genannte Erkrankung ist und durch die versicherte Tätigkeit verursacht wurde. Eine Krankheit ist auch dann als Berufskrankheit anzuerkennen, wenn diese nach den neuen medizinischen Erkenntnissen die Voraussetzungen einer Berufskrankheit erfüllt und noch nicht in der BKV aufgeführt ist. Allerdings muss belegt sein, dass für eine bestimmte Personengruppe arbeitsbedingt ein deutlich erhöhtes Risiko vorliegt. Die weitverbreiteten Erkrankungen des Rückens und der Muskulatur können somit nur unter ganz besonderen Bedingungen eine Berufskrankheit sein. Für die Versicherten der Seefahrt erstreckt sich die Versicherung gegen Tropenkrankheiten und Fleckfieber auch auf die Zeit des Landurlaubs. „Die für den medizinischen Arbeitsschutz zuständigen Stellen wirken bei der Feststellung von Berufskrankheiten und von Krankheiten, die nach § 9 Abs. 2 SGB VII wie Berufskrankheiten anzuerkennen sind"[124], mit und sind durch die UV-Träger unverzüglich einzubeziehen, sobald eine betriebliche und/oder ärztliche Meldung über das Vorliegen einer Berufskrankheit eingeht. Sie sind auch im weiteren Feststellungsverfahren einzubeziehen. Bei der Erstellung des Zusammenhangsgutachtens können sie den Patienten untersuchen und weitere Leistungen bei Dritten anfordern. Die bei Dritten angeforderten Untersuchungen werden vom arbeitsmedizinischen Dienst, zumeist gemäß GOÄ-Einfachsatz, vergütet, soweit keine gesonderte Kostenübernahme vom Unfallversicherungsträger vorliegt. Wird eine Berufskrankheit vermutet, ist der behandelnde Arzt zur Ausstellung des Vordrucks F6000 „Ärztliche Anzeige bei Verdacht auf eine Berufskrankheit" und zur Information des Betroffenen verpflichtet. Betroffene Arbeitnehmer können aber auch selbst dem UV-Träger eine Anzeige über eine mögliche Berufskrankheit übergeben. Die Aufstellung der Berufskrankheiten nach BKV enthält folgende Gebiete:

- durch chemische Einwirkungen verursachte Krankheiten,
- durch physikalische Einwirkungen verursachte Krankheiten,
- durch Infektionserreger oder Parasiten verursachte Krankheiten sowie Tropenkrankheiten,
- Erkrankungen der Atemwege und der Lungen, des Rippenfells und Bauchfells,
- Hautkrankheiten,
- Krankheiten sonstiger Ursache.

Die Liste der anerkannten Berufskrankheiten umfasst aktuell 73 Erkrankungen, wurde allerdings 2009 letztmalig aktualisiert.

---

124 § 4 Abs. 1 S. 1 Berufskrankheiten-Verordnung (BKV)

Ziffer	Bezeichnung
1	**Durch chemische Einwirkungen verursachte Krankheiten**
11	Metalle und Metalloide
12	Erstickungsgase
13	Lösemittel, Schädlingsbekämpfungsmittel (Pestizide) und sonstige chemische Stoffe
2	**Durch physikalische Einwirkungen verursachte Krankheiten**
21	Mechanische Einwirkungen
22	Druckluft
23	Lärm
24	Strahlen
3	**Durch Infektionserreger oder Parasiten verursachte Krankheiten sowie Tropenkrankheiten**
4	**Erkrankungen der Atemwege und der Lungen, des Rippenfells und Bauchfells**
41	Erkrankungen durch anorganische Stäube
42	Erkrankungen durch organische Stäube
43	Obstruktive Atemwegserkrankungen
5	**Hautkrankheiten**
6	**Krankheiten sonstiger Ursache**

Tab. 30 Auszug aus der Liste der anerkannten Berufskrankheiten (BKV, Anlage 1)[125]

Zur Klärung der Anerkennung ermittelt der UV-Träger die Krankheitshistorie sowie die Arbeitsvorgeschichte mit dem Betroffenen. Bei der Wahl der Gutachter hat der Patient das Entscheidungsrecht. Der UV-Träger unterbreitet zumeist drei Vorschläge, die freie Arztwahl wird aber gesichert. Der Versicherte wird vom UV-Träger über das Ergebnis informiert. Der UV-Träger leitet bei Anerkennung alle medizinisch notwendigen Maßnahmen mit dem vorrangigen Ziel ein, mit allen geeigneten Mitteln die Folgen der Berufskrankheit zu mildern und eine Verschlimmerung zu vermeiden. Der Versicherte ist zur aktiven Mitwirkung verpflichtet. Er kann bei Ablehnung der Anerkennung Widerspruch einlegen und bei dessen erneuter Ablehnung den Klageweg beschreiten. In der Behandlung von Berufskrankheiten ist die permanente Abgrenzung zu anderen Erkrankungen zu beachten.

125 Die vollständige Liste ist in Anhang 2 abgedruckt.

Berichtspflichten

„Qualifizierte medizinische Gutachten sind Voraussetzung für die sachgerechte Ausführung des Gesetzesauftrags der Unfallversicherungsträger, die Voraussetzungen für die Entschädigung von Berufskrankheiten zu klären (Sachverständigenbeweis nach § 21 SGB X)."[126] Aufgrund der weitreichenden Konsequenzen für den Betroffenen sind an die Erstellung von Begutachtungen im Zusammenhang mit Berufskrankheiten und ggf. in deren Folge mit dem Rentenanspruch besondere Anforderungen durch den Kostenträger, hier die UV-Träger, gestellt worden. Diese wurden in den Empfehlungen der Unfallversicherungsträger zur Begutachtung bei Berufskrankheiten, HVBG, BUK, BLB, von 2004 veröffentlicht und können auf der Internetseite der Deutschen Gesetzlichen Unfallversicherung[127] nachgelesen werden. Somit besteht für die Begutachtung ein hoher Qualitätsanspruch, welcher durch die UV-Träger wie folgt formuliert wird:

„Gutachtenqualität ist untrennbar mit Gutachterqualität verbunden. Qualitätssicherung muss daher beide Bereiche umfassen; sie muss insbesondere bei der Gewinnung kompetenter Ärzte, der Bereitstellung geeigneter Hilfen, der sorgfältigen Vorbereitung der Begutachtung durch die Unfallversicherungsträger, der Systematisierung des Verfahrensablaufs (z.B. vollständige Erhebung der Arbeitsanamnese) und der Einzelprüfung der Gutachten ansetzen. Qualitätsmaßstäbe für Gutachten sind inhaltliche Richtigkeit, insbesondere Beachtung der Kausalitätsgrundsätze der gesetzlichen Unfallversicherung, Beachtung formaler Kriterien und Einhaltung einer angemessenen Zeit für die Begutachtung."[128]

Daneben bestehen die Berichtspflichten aus dem Vertrag Ärzte/UV-Träger gemäß § 34 Abs. 3 SGB VII wie folgt:

Regel	Frist	Bericht
§ 41	Unverzüglich	Verdacht BK 5101 Hauterkrankung = F2900
§ 41	Unverzüglich	Hautarztbericht = F6050
§ 42	Unverzüglich	Behandlungsverlauf Hautarzt = F6052
§ 44	Unverzüglich	Anzeige Berufskrankheit gemäß § 202 SGB VII

Tab. 31 Berichtspflichten Berufserkrankung/Prävention

126 Empfehlungen der Unfallversicherungsträger zur Begutachtung bei Berufskrankheiten, HVBG, BUK, BLB, 2004, S. 9

127 Http://www.dguv.de/de/Versicherung/Berufskrankheiten/Begutachtungsempfehlungen/index.jsp

128 Ebenda

Die mit der Fortführung der Behandlung beauftragten Ärzte werden vom UV-Träger zur Berichterstattung gesondert aufgefordert.

Verordnung von Arzneimitteln, Krankentransporten, Heil- und Hilfsmitteln sowie zu verwendende Formulare

Für die Behandlung von Berufserkrankten gelten die gleichen Vorschriften wie für Arbeitsunfallverletzte. Die Verordnung von Heilmitteln der physikalischen und rehabilitativen Therapie, der Ergotherapie und der Logopädie bedürfen der vorherigen Kostenübernahme durch den zuständigen Unfallversicherungsträger. Die Abgrenzung zu anderen, nicht mit der Berufserkrankung im Zusammenhang stehenden Erkrankungen, ist bei der Ausstellung aller Verordnungen zu beachten.

4.11.4 Leistungsabrechnung

Die Abrechnung der erbrachten ärztlichen Leistungen erfolgt nach der UV-GOÄ. Sie ist ein numerisches Gebührenwerk und folgt in der Einzelleistungsdarstellung der GOÄ. Ergänzt wird diese um die Kapitel B.VI „Besondere Regelungen" mit den GOP 110 bis 155 für die Berichte, GOP 160 bis 165 für die Gutachten, GOP 190 bis 196 für besondere Auslagen wie Schreibgebühren, Kopien oder Kostenerstattungen für Foto-CDs und Kapitel S „Krankenhaussachleistungen" mit den GOP 9101 bis 9910. Leistungen, die Teil einer anderen Leistung sind, können grundsätzlich nicht nebeneinander abgerechnet werden. Abgerechnet werden dürfen nur selbständige Leistungen, die vom Arzt oder unter seiner Aufsicht erbracht wurden. Mit den Gebühren für die ärztliche Leistung ist der Sprechstundenbedarf abgegolten, soweit dieser nicht als besondere Kosten abrechenbar ist, vgl. Kapitel 2.2.5.

„Als Behandlungsfall gilt die gesamte ambulante Versorgung, die von demselben Arzt nach der ersten Inanspruchnahme innerhalb von drei Monaten an demselben Patienten zu Lasten desselben gesetzlichen UV-Trägers vorgenommen worden ist."[129] Sollte die Behandlung den Zeitraum von drei Monaten übersteigen, ist eine Zwischenabrechnung zu erstellen. Die Ausschlussregeln für das Nebeneinanderberechnen von Leistungen gelten entweder für den Behandlungsfall oder die Sitzung/den Behandlungstag. Nach drei Monaten beginnt abrechnungstechnisch ein neuer Fall.

129 UV-GOÄ, Kapitel B Allgemeine Bestimmungen, Pkt. 1

GOP	Ausschluss neben	Regel
1	Kapitel C–O	Nur 1x im Behandlungsfall neben Leistungen aus Kapitel C bis O
1	6	Immer
6	1	Immer
1–15		Am gleichen Tag nicht nebeneinander
	1–5	Bei Ausnahme Uhrzeitangabe
	11–15	Bei Ausnahme Uhrzeitangabe
	6–10	Begründung erforderlich
1	804–812, 817, 835–849, 861–864, 870, 871, 886, 887	Am Behandlungstag
1–15	45, 46	Am Behandlungstag, auch nicht anstelle
6–10	600, 601, 1203, 1204, 1228, 1240, 1400, 1414	Am Behandlungstag
6		Nicht mehr als 3x im Behandlungsfall abrechenbar
18	45, 46	Am Behandlungstag, auch nicht anstelle
19		Einmal im Kalenderjahr
45, 46		Mehr als zwei Visiten am Behandlungstag erfordern eine Begründung (Uhrzeitangabe)
48, 50, 51		Nicht im Krankenhaus berechnungsfähig

Tab. 32 Ausschlüsse UV-GOÄ

Der Arzt hat neben dem Anspruch auf die Vergütung seiner erbrachten Leistungen auch Anspruch auf Aufwandserstattung. Die GOP 71 bis 91 bilden die Aufwandserstattungen für Wegegeld und Reiseentschädigungen ab.

Hinweise zur Einzelleistungsabrechnung sowie zur Rechnungsprüfung durch die UV-Träger können den „Arbeitshinweisen der Unfallversicherungsträger zur Bearbeitung von Arztrechnungen (Arb. Hinweise Arztrechnungen) unter Berücksichtigung der Neufassung des Vertrages Ärzte/UV-Träger vom 1. Januar 2011, Stand: Dezember 2013“ entnommen werden. Die durch den D-Arzt zu erstellenden Berichte sind in elektronischer Form zu übermitteln, vgl. Kapitel 2.2.6 .

4.12 Für privat Krankenversicherte oder Selbstzahler

Der privat Krankenversicherte hat gemäß den Musterbedingungen Krankheitskosten und Krankenhaustagegeldversicherung (MB/KK) Anspruch auf die medizinisch notwendige Heilbehandlung im Krankheitsfall oder aufgrund eines Unfallgeschehens. Der Behandlungsfall beginnt mit der Erstkonsultation und endet, wenn keine weitere Behandlungsbedürftigkeit mehr besteht. Jeder approbierte Arzt kann ambulant Privatversicherte und Selbstzahler behandeln.

Mit dem GKV-WSG wurde mit den Regelungen des § 75 Abs. 3a eine Rechtsvorschrift in das SGB V aufgenommen, die die privaten Krankenversicherungen verpflichtet, einen PKV-Basistarif anzubieten, der in seinem Leistungsumfang dem der Leistungspflicht der gesetzlichen Krankenversicherung entspricht und dem Sicherstellungsauftrag der KV zugeordnet wird: „Versicherungsunternehmen mit Sitz im Inland, welche die substitutive Krankenversicherung betreiben, haben einen branchenweit einheitlichen Basistarif anzubieten, dessen Vertragsleistungen in Art, Umfang und Höhe den Leistungen nach dem Dritten Kapitel des Fünften Buches Sozialgesetzbuch, auf die ein Anspruch besteht, jeweils vergleichbar sind. Der Basistarif muss Varianten vorsehen für 1. Kinder und Jugendliche; bei dieser Variante werden bis zum 21. Lebensjahr keine Alterungsrückstellungen gebildet; 2. Personen, die nach beamtenrechtlichen Vorschriften oder Grundsätzen bei Krankheit Anspruch auf Beihilfe haben sowie deren berücksichtigungsfähige Angehörige; bei dieser Variante sind die Vertragsleistungen auf die Ergänzung der Beihilfe beschränkt.“[130] Damit bestand die Verpflichtung für KBV und PKV, eine entsprechende Vereinbarung zur Abrechnung und Vergütung der an im Rahmen des Basistarifes versicherten Patienten erbrachten Leistungen zu vereinbaren. Dies erfolgte nach Schiedsstellenempfehlung mit dem Abschluss der Vereinbarung zur Honorierung ambulanter ärztlicher Leistungen für PKV-Basistarif-Versicherte. Daneben besteht der alte PKV-Standardtarif im Bestandschutz vom 31.12.2008. Damit die behandelnden Ärzte wissen, wie die erbrachten Leistungen abzurechnen sind, ist der Patient vor Beginn der Behandlung verpflichtet, den Behandler über seinen PKV-Tarif aufzuklären. Unterlässt er dies, können die erbrachten Leistungen ohne Einschränkungen nach der GOÄ abgerechnet werden. Bei der ambulanten Behandlung entsteht das Rechtsverhältnis immer zwischen Arzt/Krankenhaus und Patient. Einen Abtritt der Forderungen des Arztes/Krankenhauses direkt an den Versicherer kann der Patient nicht vornehmen. Somit bleibt er Rechnungsempfänger. Ob und in welcher Höhe die Abrechnung des Arztes dem Patienten durch

---

130 § 12 Abs. 1a Versicherungsaufsichtsgesetz (VAG)

einen Dritten, hier den privaten Krankenversicherer, erstattet wird, ist nicht Gegenstand des Rechtsverhältnisses, wenn der Patient seinen Aufklärungspflichten nachgekommen ist. Für den Standard- und den Basistarifversicherten gelten folgende Regelungen bei der verbindlichen Anwendung der GOÄ:

Leistung	Mindestwert	Schwellenwert	Steigerungssatz Standardversicherte	Steigerungssatz Basistarifversicherte
Kapitel A, E, O	1,00	1,80	1,38	1,00
Kapitel M und GOP 437	1,00	1,15	1,16	0,90
Kapitel B, C, D, F, G, H, I, J, K, L, N, P	1,00	2,30	1,80	1,20

Tab. 33 Steigerungssätze der GOÄ nach § 5 GOÄ und Sondervereinbarungen PKV-Versicherte

Die Steigerungsfaktoren sollen den unterschiedlichen Aufwand für die individuellen Behandlungsaufwände abbilden. Der Faktor für die Privatkrankenversicherten im Basistarif liegt für Laboratoriumsdiagnostik unter dem gemäß § 5 GOÄ anzuwendenden Gebührenrahmen. Für den Ansatz eines Faktors über dem Regelsatz bedarf es einer patientenverständlichen Begründung für jede einzelne Leistung, welche mit einem entsprechend höheren Faktor bewertet wird. Unabhängig von diesen Vorschriften ist die individuelle Vereinbarung von darüber hinausgehenden Faktoren mittels Abdingung möglich.

4.12.1 Vertragspartner Chefarzt

Jeder liquidationsberechtigte Chefarzt darf auch ohne Vertragsarztstatus ambulante Privatpatienten behandeln, weitere ärztliche Leistungen für diese veranlassen und die erbrachten Behandlungen nach den Vorschriften der GOÄ abrechnen, vgl. Kapitel 2.3. Für den liquidierenden Chefarzt gilt die Pflicht zur persönlichen Leistungserbringung und die Möglichkeit einer Vergütungsvereinbarung auf Basis einer Abdingung. Eine Abdingung muss grundsätzlich vor Beginn der Behandlung leistungsbezogen mit dem Patienten vereinbart werden. Der Patient ist darüber aufzuklären, dass diese Abrechnung in der Regel durch einen Dritten nicht erstattet wird. Die Kenntnisnahme dieser Aufklärung ist aktenkundig sowohl für den Arzt als auch für den Patienten zu dokumentieren. Abdingungen bedürfen immer der individuellen Schriftform und können zum Schutz der Patienten nur mit einer entsprechenden Begründung vereinbart werden, z.B. in der ästhetischen Chirurgie oder bei Verwendung von besonderen Materialien.

Abdingungsinhalte:

- muss vor der Behandlung geschlossen werden,
- muss individuell und schriftlich erfolgen,
- erfordert die persönliche Absprache zwischen Arzt und Patient,
- muss einen genauen Kostenvoranschlag mit GOP, Leistungsbeschreibung, Steigerungsfaktor und den Betrag in EUR enthalten,
- muss den Hinweis enthalten, dass die Kosten durch einen Dritten eventuell nicht erstattet werden.
- Der Patient muss ein Exemplar erhalten und den Erhalt bestätigen.
- Unterschriften von Patient und Arzt dürfen nicht fehlen.

Formularabdingungen sind rechtlich unwirksam. Abdingungen sind für den nicht rechtswidrigen Schwangerschaftsabbruch, Leistungen aus den Kapiteln A (Gebühren in besonderen Fällen), E (Physikalische Therapie), M (Labor), O (Strahlendiagnostik und -therapie, CT, MRT), für alle vollstationären, teilstationären, vor- und nachstationären Leistungen, die nicht höchstpersönlich vom Wahlarzt erbracht werden, Veränderungen der Punktzahl und des Punktwertes, Notfall- und/oder akute Schmerzbehandlungen sowie für alle analog gebildeten Gebührenpositionen ausgeschlossen. Alle Zuschläge der GOÄ zu anderen Leistungen sind grundsätzlich nur mit dem Faktor 1,0 anzusetzen und ebenfalls von der Abdingung ausgeschlossen. Der Behandlungsfall in der GOÄ definiert sich als die gesamten ärztlichen Leistungen zu einer Erkrankung innerhalb eines Monats, d.h. in vier Wochen seit Behandlungsbeginn. Die Behandlung einer neuen Erkrankung begründet unabhängig davon immer einen neuen Behandlungsfall.

Die GOÄ ist ein einzelleistungsbasierter Tarif. Das Kapitel B enthält die folgenden Beratungs- und Untersuchungsleistungen:

GOP	Leistungstext	Bemerkung
1	Beratung, auch telefonisch	1x im Behandlungsfall neben Leistungen aus den Kapiteln C bis O
2	Information, durch Personal	Auch für RR-Messungen möglich
	Wiederholungsrezept	Nicht neben anderen ärztlichen Leistungen am gleichen Behandlungstag
3	Eingehende Beratung	Mindestens 10 min
		Nur neben 5, 7, 8, 800 oder 801 anrechenbar
		1x im Behandlungsfall
		Mehrfach mit Begründung
4	Fremdanamnese, Beratung Angehöriger	1x im Behandlungsfall
		Nicht neben 2, 3, 15, 21, 25, 26, 30, 31, 45, 46, 435, 448, 449, 801, 806, 807, 816, 817, 835
		Kann auch telefonisch erbracht
22	Schwangerenberatung	Nicht neben 1, 3, 21, 34, 435, 804, 806 bis 808, 812, 817 835, 849, 861 bis 864, 870, 871, 886, 887
34	Erörterung lebensverändernder oder lebensbedrohliche Erkrankungen	2x im Halbjahr
		Nicht neben 1, 3, 4, 15, 30
812	Therapeutisches Gespräch bei Suizidversuch oder anderer psych. Dekompensation	Nicht neben 1, 3, 22, 30, 34
		Bei mehreren Notfällen am Tag – Uhrzeit mit angeben

Tab. 34 GOÄ-Ziffern für Beratungsleistungen

Es gilt die Faustregel, dass, wenn der Patient nicht allein kommt, die Gebührenziffer 4 anzusetzen ist.

GOP	Leistungstext	Bemerkung
5	Symptombezogen	1x im Behandlungsfall neben Leistungen aus den Kapiteln C bis O
6	Fachbezogen – kleines Organsystem	HNO, Augenheilkunde, MKG, Urologie, Angiologie
7	Fachbezogen – großes Organsystem	Chirurgie, Dermatologie, Orthopädie, Gynäkologie, Innere Medizin
8	Ganzkörperstatus	Nicht neben 800, GOP 11 kann zusätzlich abgerechnet werden
11	Rektale Untersuchung	Zusätzlich möglich neben 5, 6, 7, 8

Tab. 35 GOÄ-Ziffern für Untersuchungsleistungen

Alle Untersuchungsleistungen sind nicht nebeneinander abrechenbar sowie nicht neben den GOP 600, 601, 1203, 1204, 1228, 1240, 1400, 1401, 1414. Wundverbände nach GOP 200 im Zusammenhang mit operativen Leistungen sind bei Ätzungen, Fremdkörperentfernungen, Punktionen, Transfusionen oder Injektionen Bestandteil der Leistung, während die Kompressionsverbände abgerechnet werden können. Die Wundverbände als notwendige Folge einer Wundversorgung sind nach den GOP 2000 bis 2006 abrechenbar. Für alle Verbände, Verbandsmaterialien, Schienen, Gipsbinden etc. gilt, dass diese nach § 10 Abs. 1 GOÄ oder für Krankenhäuser nach Spalte 6 als besondere Kosten abgerechnet werden können. Mehrere Verbände können nebeneinander berechnet werden, jede medizinisch notwendige Bedeckung einer Körperstelle zu therapeutischen Zwecken ist ein abrechnungsfähiger Verband, wenn er einzeln angelegt wird, d.h. bei einer Verletzung von 3 Fingern einer Hand sind 3 Verbände abrechenbar, wenn diese getrennt angelegt werden. Die GOP 209 – großflächiges Auftragen von Externa zur Behandlung von Hautkrankheiten – kann entsprechend zur Wundbehandlung je Sitzung und Körperregion bei großflächigen Wunden herangezogen werden.

Besondere Vorschriften gelten für die Abrechnung von Laborleistungen. Das Kapitel M ist in drei Teile gegliedert. Diese Gliederung erfolgte, um die Leistungserbringung qualitativ zu differenzieren.

Kapitel	M I	M II	M III
Inhalt	Praxislabor	Basislabor	Speziallabor
GOP	3500–3532	3541–3621	3630–4787
Leistungserbringer	Direkt beim Patienten oder nach Rückkehr in eigene Praxis maximal 4 Stunden nach dem Probenerhalt Nicht im Krankenhauslabor abrechenbar Nicht in Laborgemeinschaften berechenbar Nicht in Laborarztpraxis berechenbar	Laborgemeinschaft oder Krankenhauslabor ohne eigene Liquidationsberechtigung	Höchstpersönliche Erbringung oder unter fachlicher Weisung und unter Aufsicht des Liquidationsberechtigten

Tab. 36 Leistungserbringer für Laborleistungen[131]

131 Vgl. Kolb/Offermann, Ambulante Abrechnung, 20. Ergänzungslieferung 2012

Daneben wurde in der GOÄ das Prinzip des Höchstwertes eingeführt, d.h. wenn mehrere Leistungen aus einer Leistungsgruppe erbracht werden, können nicht alle Einzelleistungen abgerechnet werden, sondern nur der jeweils als Höchstwert eingeführte Betrag unter der diesem zugeordneten GOP. Die Einzelleistungen, die den Ansatz des Höchstwertes begründen, sind allerdings in der Rechnung jeweils einzeln anzugeben. Für Laboratoriumsdiagnostik wurden folgende Höchstwerte aufgenommen:

H 1	3541	M II	Max. 480 Pkt.	3562 bis 3565, 3570, 3573, 3580, 3581, 3583 bis 3598
H 2	3630	M III 8	Max. 870 Pkt.	3805 bis 3827
H 3	3631	M III 10	Max. 1400 Pkt.	3900 bis 3911
H 4	3632	M III 14	Max. 550 Pkt.	4022, 4023, 4029 bis 4032

Tab. 37 Höchstwerte Laboratoriumsdiagnostik

Höchstwerte wurden des Weiteren in das Kapitel O aufgenommen. Aufgrund dieser fachlichen Differenzierung ist die Abrechnung von Leistungen des Spezilabors durch einen (Chef-)Arzt für Chirurgie üblicherweise ausgeschlossen, es sei denn, er verfügt über die entsprechende Fachkunde und die Weisungsbefugnis gegenüber den Mitarbeitern im Laboratorium.

Für die Abrechnung von Leistungen der physikalischen Medizin gilt, dass es sich um delegierbare Leistungen handelt, aber der abrechnende (Chef-)Arzt das Weisungsrecht gegenüber den erbringenden Therapeuten haben muss.

Bezüglich weiterer Kommentierungen zur Anwendung der GOÄ wird auf die entsprechenden zahlreichen Veröffentlichungen verwiesen.

Die Rechnung für die privatärztliche Behandlung muss folgende Inhalte haben:

- Datum der Leistungserbringung,
- Gebührenziffer und Text, ggf. einschließlich der in der Leistungsbeschreibung genannten Mindestdauer,
- Steigerungssatz,
- bei mehrfachem Ansatz einer Beratungs- und/oder Untersuchungsleistung an einem Tag die Uhrzeit,

- bei Überschreitung des Schwellenwertes – verständliche, leistungsbezogene, nachvollziehbare Begründung (bei Abdingungen nicht erforderlich!),
- ggf. Wegegeld bzw. Reisentschädigung,
- Kostenerstattungen, bei Überschreitung des Einzelbetrages von 25,56 EUR ein Nachweis,
- Leistungen, die auf Wunsch des Patienten erbracht wurden, sind als solche zu kennzeichnen (z.B. „auf Verlangen"),
- bei stationären Patienten die Minderungen nach § 6a GOÄ.

Die Angabe der Behandlungsdiagnose sieht der Gesetzgeber im § 12 der GOÄ nicht vor. Deshalb bedarf deren Angabe immer der unmittelbaren Zustimmung des Patienten. Gleiches gilt, wenn eine Abrechnungsstelle mit der Erstellung der Rechnung beauftragt wird. Hier kann insoweit differenziert werden, dass diese Zustimmung vorbehaltlich eines Widerrufes erteilt wird oder je Behandlungsfall einzuholen ist. Bei beamtenrechtlich versicherten Patienten fordern, abweichend von der Vorschrift der GOÄ, die Beihilfestellen für die Abrechnung von Leistungen für Beamte die Angabe der Diagnose. Zusätzlich wird für diese Patientengruppe ein zweites Original der Rechnung für die private Zusatzversicherung benötigt und sollte deshalb von jedem behandelnden Arzt bereitgestellt werden. Für den Versand der Rechnung darf kein Porto berechnet werden, wohl aber für Arztbriefe. Auch die Mehrfachausfertigung darf nicht als Kopie zusätzlich angesetzt werden. Die Umsatzsteuerpflicht ist bei nicht medizinisch notwendigen Leistungen im Einzelfall zu prüfen.

4.12.2 Vertragspartner Krankenhaus

Das Krankenhaus kann als Institutsambulanz die Behandlung von privat Versicherten und Selbstzahlern anbieten. In diesen Fällen ist die Pflicht zur persönlichen Leistungserbringung durch einen gewählten (Chef-)Arzt aufgehoben. Der Patient hat Anspruch auf die Behandlung nach dem Facharztstandard. Der Behandlungsvertrag wird zwischen dem Krankenhaus und dem Patienten geschlossen. Der Vertragspartner muss vor Behandlungsbeginn für den Patienten und den Behandler klar geregelt sein, denn danach richten sich der Behandlungsanspruch sowie die Abrechnung der erbrachten Leistungen. Am häufigsten kommt der ambulante Behandlungsvertrag mit dem Krankenhaus wohl auch heute noch in der Notfallversorgung, bei ambulanten stationsersetzenden Eingriffen, in den sonstigen Institutsambulanzen des Krankenhauses sowie für

IGeL-Leistungen zustande, seltener in den Ermächtigungsambulanzen, da in diesen der Inhaber der Ermächtigung häufig auch über ein Liquidationsrecht für die Behandlung von Privatpatienten verfügt.

Das Krankenhaus als Vertragspartner für Selbstzahler muss vor Behandlungsbeginn die Abrechnungsmodalitäten mit dem Patienten klarstellen. Üblicherweise wird für die Leistungen die GOÄ als Abrechnungstaxe verwendet. Dann gelten die Abrechnungsbestimmungen der GOÄ in vollem Umfang.

4.12.3 Individuelle Gesundheitsleistungen

Einen besonderen Leistungsbereich stellen die IGeL (individuellen Gesundheitsleistungen) dar, welche von liquidationsberechtigten Ärzten und dem Krankenhaus erbracht werden dürfen. „Nach ihrem Verhältnis zu GKV-Leistungen kann es sich zum einen um Leistungen handeln, die aus dem Leistungsumfang der GKV ausgeschlossen sind, die sich aber im Einzelfalle als sinnvolle Diagnostik oder Therapie anbieten können. Angesichts komplexer Verfahren zur Aufnahme neuer Methoden in den Leistungsumfang der GKV und hoher, insbesondere bei seltenen Erkrankungen schwierig zu erfüllender Anforderungen an eine evidenzbasierte Aufnahmeentscheidung können bei neuen Methoden Situationen auftreten, in denen eine Behandlung außerhalb des Leistungsumfangs der GKV nach dem Stand der medizinischen Erkenntnisse zu empfehlen ist. Hinzu kommen empfehlenswerte ärztliche Leistungen, wie z.B. reise- oder sportmedizinische Untersuchungen oder ein jährlicher Check-up, die nie zum Leistungsumfang der GKV gehört haben und auch in Zukunft kaum zum Leistungsumfang einer solidarisch finanzierten Krankenversicherung zählen werden. Schließlich können Leistungen je nach Lage des einzelnen Falles vom Leistungsumfang der GKV gedeckt sein oder eine individuelle Gesundheitsleistung darstellen, letzteres beispielsweise, wenn ohne Indikation eine Diagnostik gewünscht wird, die auch nicht als Präventionsleistung zum Leistungsumfang der GKV zählt. Vor diesem Hintergrund lassen sich individuelle Gesundheitsleistungen unterscheiden in

- erforderliche Leistungen, die von der GKV nicht gezahlt werden,
- ärztlich empfehlenswerte Leistungen außerhalb des GKV-Systems und
- von Patientinnen und Patienten initiativ gewünschte, ärztlich vertretbare Leistungen.“[132]

132 Beschlussprotokolle ab 1996, 109. DÄT 2006, Punkt VII, IGeL 1

Die Bundesärztekammer hat damit sowohl die Begrifflichkeiten als auch den möglichen Inhalt der IGeL klargestellt. Aus Sicht der Kammer handelt es sich keineswegs um aus ärztlicher Sicht nicht erforderliche Leistungen; es sind somit in keinem Fall gewerbliche Leistungen für Kunden. Zu einem IGeL-Angebot gehören, bis auf die wenigen formularmäßigen IGeL, die korrekte und transparente Indikationsstellung, eine seriöse Beratung sowie Aufklärung auch zu den tatsächlichen Kosten, eine ausreichende Bedenkzeit für die Leistungswahl für den Patienten sowie die schriftliche Vereinbarung zur Durchführung und Abrechnung einschließlich des Hinweises zur sehr eingeschränkten Kostenerstattung oder -beteiligung durch Dritte. Die Bundesärztekammer hat gemeinsam mit der KBV und in Zusammenarbeit mit dem Deutschen Netzwerk Evidenzbasierte Medizin e.V. einen „Ratgeber zu Individuellen Gesundheitsleistungen (IGeL) für Patientinnen und Patienten sowie Ärztinnen und Ärzte", 2. Auflage November 2012, zuletzt geändert im Januar 2014, mit einem Musterbehandlungsvertrag veröffentlicht, der auf der Homepage der Bundesärztekammer zum Download zur Verfügung steht.[133] Ziel dieser Veröffentlichung ist zum einen die Klarstellung zum Leistungsangebot und zum anderen ein Beitrag zur Versachlichung öffentlicher Diskussionen. Bei IGeL ohne medizinische Behandlungsbedürftigkeit muss das Krankenhaus auch die Umsatzsteuerpflicht prüfen.

4.13 Leistungen für stationäre oder teilstationäre Patienten anderer Krankenhäuser oder Rehabilitationskliniken

Bei diesen Leistungen handelt es sich um konsiliarische Beratungen und Untersuchungen, die im Auftrag des behandelnden Krankenhauses erbracht werden. Der Versicherungsstatus ist insoweit unerheblich. Wenn der Patient mit dem behandelnden Krankenhaus eine Wahlarztvereinbarung abgeschlossen hat, dies vor Behandlungsbeginn angezeigt ist und der liquidationsberechtigte (Chef-)Arzt die Behandlung persönlich erbringt, sind die Leistungen nach der GOÄ unter Berücksichtigung des Abschlags nach § 6a der GOÄ mit dem Patienten abzurechnen. In allen anderen Fällen erfolgt die Abrechnung der erbrachten Leistungen durch das Krankenhaus mit dem auftraggebenden Krankenhaus üblicherweise nach dem DKG-NT analog ambulanten Operationen, vgl. Kapitel 2.4.1.

133 Http://www.bundesaerztekammer.de/downloads/Igelcheck2Aufl201401.pdf

4.14 Rechtsprechung

4.14.1 Vertragsärztliche Leistungserbringung der Krankenhäuser in Rahmen von Institutsermächtigungen

Krankenhäuser erbringen ambulante Leistungen im Rahmen von vertragsärztlichen Institutsambulanzen bzw. -ermächtigungen. Dabei handelt es sich um Institutsermächtigungen bei Unterversorgung (§ 116a SGB V), Hochschulambulanzen (§ 117 SGB V), psychiatrische bzw. psychosomatische Institutsambulanzen (§ 118 SGB V) und sozialpädiatrische Zentren (§ 119 SGB V). Da die Bundesvereinbarungen zur psychosomatischen und geriatrischen Institutsambulanz (§ 118a SGB V) noch ausstehen, existieren hierzu noch keine Zulassungen.

Zwischen den Krankenhäusern und den KVen ist bei Institutsambulanzen und -ermächtigungen umstritten, ob behandelnde Ärzte namentlich in die Ermächtigungen bzw. Zulassungen mit aufzunehmen sind oder die Benennung der Krankenhäuser als Leistungserbringer in den Bescheiden ausreichend ist. Werden Ärzte in den Zulassungen genannt, liegt der Gedanke nahe, die Berechtigung zur Leistungserbringung auch bei Institutsambulanzen an die Erfüllung persönlicher Voraussetzungen der einzelnen Ärzte zu knüpfen. Vom BSG entschieden ist diese Fragestellung nur bei Institutsambulanzen, bei denen die Leistungserbringung im vertragsärztlichen Bereich vom Nachweis einer besonderen fachlichen Befähigung des behandelnden Arztes abhängig ist, wie z.B. aufgrund § 135 Abs. 2 SGB V. Das BSG vertrat die Auffassung, dass einer radiologischen Klinik eine Institutsermächtigung für strahlentherapeutische Leistungen nach § 5 Abs. 1 BMV-Ä, § 9 Abs. EKV-Ä und § 31 Abs. 1a Ärzte-ZV nicht erteilt werden kann, wenn der die Leistung ausführende Arzt eine spezielle Qualifikation gegenüber seiner KV nicht nachgewiesen hat. Ärztliche Leistungen, die nicht unmittelbar kraft des Zulassungs- oder Ermächtigungsstatus unter Beachtung der Fachgebietsgrenzen erbracht und abgerechnet werden dürfen, sondern bei denen der Leistungserbringung eine Qualifikationsprüfung vorausgehen muss, könnten von vornherein nicht Gegenstand einer Institutsermächtigung sein. Bei der Leistungserbringung im Rahmen einer Institutsermächtigung könne nicht sichergestellt werden, dass die jeweiligen Qualifikationsanforderungen in jedem einzelnen Leistungsfall eingehalten werden.

Erfolgt die Ermächtigung hingegen ohne Bezugnahme auf einzelne Ärzte, dann ist davon auszugehen, dass das Krankenhaus lediglich die Erfüllung des Facharztstandards nachweisen muss. Dies entspricht dem zivilrechtlichen Verständnis, nachdem bei Institutsambulanzen ein Behandlungsvertrag direkt zwischen dem Krankenhaus und dem Patienten zustande kommt. Folgerichtig ist in diesen Fällen das Krankenhaus und nicht der behandelnde Arzt Schuldner der Dienstleistung mit dem Qualitätsniveau Facharztstandard.

4.14.2 Begrenzung der Fallzahlen in Hochschulambulanzen

Gemäß § 117 Abs. 1 SGB V ermächtigt der Zulassungsausschuss Ambulanzen, Institute und Abteilungen der Hochschulkliniken (Hochschulambulanzen) zur ambulanten ärztlichen Behandlung. Die Ermächtigung soll es den Hochschulambulanzen ermöglichen, die Untersuchung und Behandlung der Versicherten in dem für Forschung und Lehre erforderlichen Umfang durchzuführen. Der Umfang der Teilnahme von Hochschulambulanzen an der vertragsärztlichen Versorgung wird von den Zulassungsausschüssen regelmäßig auf eine Fallzahl begrenzt. Mit den vereinbarten Vergütungspauschalen ist oftmals ein wirtschaftlich rentabler Betrieb von Hochschulambulanzen nicht sicherzustellen. Das Sozialgericht Aachen vertrat die Auffassung, dass Fallzahlbegrenzungen unwirksam sind, wenn dadurch die Ausübung der ambulanten universitären Forschung nicht mehr in ausreichendem Maße sicherzustellen ist. Der Zulassungsausschuss müsse prüfen, welchen Umfang die Lehre und Forschung der Hochschule hat und welche Anzahl an Behandlungsfällen für die Realisierung dieser Lehr- und Forschungstätigkeit erforderlich ist. Die Hochschulambulanz eines Universitätsklinikums habe einen verfassungsrechtlich garantierten Anspruch darauf, dass die vom Zulassungsausschuss erteilten Ermächtigungen so gestaltet werden, dass die jeweilige Hochschulambulanz die ambulante ärztliche Behandlung der gesetzlich krankenversicherten Patienten in dem für Forschung und Lehre erforderlichen Umfang durchführen könne. Die Ermittlungen des klageführenden Universitätsklinikums ergaben einen Bedarf von 30.000 Patienten pro Quartal statt der vom Zulassungsausschuss festgestellten 13.000 Patienten. In der Folge einigten sich die Parteien vor dem Landessozialgericht Nordrhein-Westfalen auf eine Vergleichsregelung, wonach dem Universitätsklinikum die Fallzahl in angemessenem Umfang erhöht wurde. Zu beachten hat der Zulassungsausschuss bei der Bestimmung des Behandlungsumfangs die verfassungsrechtlich garantierte Wissenschaftsfreiheit einer Hochschulambulanz gemäß Art. 5 Abs. 3 Satz 1 Grundgesetz. Beschränkungen durch den Zulassungsausschuss erfordern eine verfassungsrechtliche Rechtfertigung. Daraus ergibt sich eine Verpflichtung des Zulassungsausschusses, den für Forschung und Lehre erforderlichen Bedarf an Patienten zu erheben und das Leistungsspektrum wirtschaftlich rentabel auszugestalten. Bei der Zulassung von Hochschulambulanzen ist allerdings zu beachten, dass, falls bestimmte vertragsärztliche Leistungen an den Nachweis einer besonderen fachlichen Befähigung des Behandlers gebunden sind, dies auch für die Institutsermächtigung einer Hochschulambulanz gilt.

4.14.3 Kein generelles Überweisungsverbot für Hochschulambulanzen

Das BSG entschied mit Urteil vom 02.04.2014, dass das Überweisungsverbot des § 24 Abs. 2 Satz 4 BMV-Ä/§ 27 Abs. 2 Satz 4 EKV-Ä nicht für ermächtigte Hochschulambulanzen gilt. Allerdings dürfen die Zulassungsgremien und die Vertragspartner vorgeben, in welchem Umfang Hochschulambulanzen an Leistungserbringer außerhalb der Hochschulklinik überweisen dürfen, und sie dürfen sich dabei auch daran ausrichten, ob die Leistungen der Art nach innerhalb der Hochschulklinik erbracht werden können.

4.14.4 Psychiatrische Institutsambulanzen (PIA)

Das BSG entschied mit Urteil vom 28.01.2009, dass die Aufnahme einer Klinik in den Landeskrankenhausplan einen Anspruch auf Ermächtigung zur Teilnahme an der ambulanten psychiatrischen und psychotherapeutischen Versorgung in Form einer PIA gemäß §§ 107 ff. SGB V in Verbindung mit § 118 Abs. 1 SGB V begründet. Dies gilt auch dann, wenn die Einrichtung laut Krankenhausplan nur teilstationäre Behandlungen durchführt, wie z.B. Tages- und Nachtkliniken. Der Zulassungsausschuss sei an die Entscheidung der Planungsbehörde gebunden. Durch die Aufnahmeentscheidung habe das Krankenhaus, ungeachtet der teilstationären Versorgungsbereitschaft, den Status eines zugelassenen Krankenhauses im Sinne des § 118 Abs. 1 Satz 1 SGB V erlangt. Somit habe auch ein ausschließlich teilstationär tätiges Krankenhaus einen Anspruch auf eine PIA-Ermächtigung.

4.14.5 Sozialpädiatrische Zentren (SPZ) – Bedarfsprüfung

Das BSG entschied mit Urteil vom 29.06.2011, dass der Bedarf an einer Ermächtigung bei einem SPZ unter Verweis auf Versorgungsangebote in einem benachbarten Planbereich verneint werden kann. Das BSG stellte klar, dass bei einem SPZ keine regionale Bedarfsplanung vorgesehen sei. Eine planungsbereichsübergreifende Bedarfsbeurteilung sei bei einem SPZ zulässig. Da das SPZ in dem benachbarten Planbereich noch über größere freie Versorgungskapazitäten verfügte, konnte der Berufungsausschuss von einem ausreichenden Versorgungsangebot ausgehen. Weitere Wegstrecken der Patienten zum SPZ wurden als zumutbar angesehen.

4.14.6 Kreis der zur Überweisung in ein SPZ berechtigten Vertragsärzte

Das LSG Nordrhein-Westfalen entschied im Urteil vom 12.01.2000, dass für die Beurteilung pädiatrischer Krankheitsbilder und des damit verbundenen Behandlungsbedarfs, insbesondere der Frage, ob die Inanspruchnahme der besonderen diagnostischen und therapeutischen Möglichkeiten eines Sozialpädiatrischen

Zentrums erforderlich ist, nicht alle Vertragsärzte qualifiziert seien. Nur der fachkundige Gebietsarzt könne beurteilen, ob Art und Schwere einer Störung eine Behandlung in einem Sozialpädiatrischen Zentrum erforderlich machen. Nach der Weiterbildungsordnung sei von einer besonderen Überweisungskompetenz vor allem der Ärzte für Kinderheilkunde, bei psychiatrischen Krankheitsbildern auch der Ärzte für Neurologie und Psychiatrie bzw. Nervenärzte sowie der Ärzte für Kinder- und Jugendpsychiatrie auszugehen. Dementsprechend sähen auch die gemeinsamen Empfehlungen der KBV und der Bundesverbände der Krankenkassen vom 16.10.1989 zur Ermächtigung von Sozialpädiatrischen Zentren im Rahmen der ambulanten sozialpädiatrischen Betreuung von Kindern vor, dass die Überweisung möglichst durch einen Kinderarzt erfolgen soll.

4.14.7 Medizinisches Versorgungszentrum (MVZ) als Inhaber einer Belegarztanerkennung

Die Krankenhäuser werden als Zulassungsinhaber von Medizinischen Versorgungszentren (MVZ) als vertragsärztliche Leistungserbringer tätig. Das LSG Hessen stellte mit Urteil vom 24.06.2009 klar, dass MVZ grundsätzlich belegärztliche Leistungen erbringen können und zwar insbesondere durch angestellte Ärzte, die insoweit für das MVZ ebenso wie im Bereich der ambulanten Behandlung tätig werden. Inhaber der Belegarztanerkennung sei in diesem Falle das MVZ selbst, wobei aber zur Beurteilung der persönlichen Geeignetheit die Anerkennung auf einen oder mehrere angestellte Ärzte zu beziehen sei, die für das MVZ belegärztlich tätig werden sollen. Das LSG Hessen bestätigte darüber hinaus die persönliche Eignung des angestellten Arztes als Belegarzt im Hinblick auf die Lage seiner Wohnung zum Belegkrankenhaus. Im vorliegenden Fall lag eine Fahrtzeit von 35 Minuten für die einfache Strecke von der Wohnung des Arztes zum Belegkrankenhaus vor. Dies erschien dem LSG Hessen ausreichend, um die unverzügliche und ordnungsgemäße Versorgung der ambulant und stationär zu betreuenden Versicherten zu gewährleisten.

4.14.8 MVZ – Zulassungsentziehung wegen grober Pflichtwidrigkeit

Das BSG hat mit Urteil vom 21.03.2012 bestätigt, dass bei MVZ die korrekte Gestaltung der Leistungsabrechnung nicht nur bürokratische Nebenaufgabe, sondern vielmehr wesentliche Kernpflicht ist. Im entschiedenen Fall war einem MVZ seitens des Zulassungsausschusses die Zulassung wegen Ungereimtheiten bei der Überprüfung der Abrechnung entzogen worden. Es waren Leistungsansätze unter Angabe nicht existenter Arztnummern in Ansatz gebracht sowie Leistungen von Ärzten in Rechnung gestellt worden, für die noch keine Anstellungsgenehmigung erteilt worden war. Das BSG entschied, dass das MVZ gegenüber den Krankenkassen und der KV für die Auswahl und den Einsatz der Ärzte und die Leistungsabrechnung allein verantwortlich sei. Während die Verantwortung für die ordnungsgemäße Behandlung in erster Linie dem einzelnen Arzt obliege, seien grobe Pflichtverletzungen im Zusammenhang mit der Leistungsabrechnung dem MVZ und nicht den einzelnen Ärzten zuzuordnen. Bei einer im vorliegenden Fall derart fehlerhaften Abrechnung sei eine Entziehung der MVZ-Zulassung insofern nicht das letzte, sondern das einzige Mittel, das den Kassen und den KVen zur Verfügung stünde, um ihre Verantwortung für eine korrekte Leistungserbringung und Abrechnung effektiv durchzusetzen. Das betroffene MVZ hätte den Geschehensablauf der Zerstörung des Vertrauens der kassenarztrechtlichen Institutionen allenfalls dadurch aufhalten können, dass es binnen kürzester Frist die Fehlerursache feststellt und das pflichtwidrige Fehlverhalten abstellt sowie die Fehlerursache und -behebung von sich aus den für die Versorgung verantwortlichen Körperschaften offenlegt. Nur unter dieser Voraussetzung könne erwogen werden, dass trotz der schwerwiegenden Pflichtverletzungen keine Zerstörung des Vertrauens dieser Körperschaften auf die Rechtmäßigkeit der Abrechnungen des MVZ eingetreten sei.

Das BSG entschied mit Urteil vom 17.10.2012, dass auch eine „gute Führung“ die Zulassung künftig nicht mehr retten kann. Einem niedergelassenen Arzt war 1999 wegen Abrechnungsbetruges die Zulassung entzogen worden. Der Arzt hatte in den Jahren 1994 bis 1998 Leistungen abgerechnet, die von nicht genehmigten Assistenten oder während seiner Abwesenheit von Weiterbildungsassistenten oder nichtärztlichem Personal erbracht worden waren. Das LSG hatte in zweiter Instanz im Jahr 2011 noch entschieden, dass der Zulassungsentzug zwar anfänglich rechtmäßig war, wegen langjährigem „Wohlverhaltens“ aber nunmehr unverhältnismäßig geworden sei, da von einer Verhaltensänderung und einer positiven Prognose im Hinblick auf ein künftig ordnungsgemäßes Verhalten des Arztes auszugehen sei. Bislang hatte das BSG bei nicht vollzogenen Zulassungsentziehungen von dem Grundsatz, dass sich die Rechtmäßigkeit von Entscheidungen anhand der zum Zeitpunkt der letzten Verwaltungsentscheidung maßgeblichen Sach- und Rechtslage beurteilt, abgesehen. Eine „gute Führung“ des Arztes im Sinne einer ordnungsgemäßen Abrechnung über mehrere Jahre nach der ersten Entscheidung über den Zulassungsentzug konnte diesen daher nachträglich unverhältnismäßig und unwirksam werden lassen. Daran hält das BSG nicht mehr fest, da die Berücksichtigung nachträglichen Wohlverhaltens zu nicht beabsichtigten Fehlentwicklungen geführt habe. Die Gerichte müssen sich an der Sachlage im Zeitpunkt der Entscheidung des Berufungsausschusses orientieren. Bei einer Klage gegen den Entzug einer Zulassung können daher Ärzte und MVZ künftig keinen Vorteil mehr aus einer langen Verfahrensdauer ziehen, selbst wenn sie ab Zugang der Entscheidung zur Zulassungsentziehung im Hinblick auf ihre Abrechnungen völlig unauffällig bleiben. Ein Wohlverhalten kann allenfalls im Rahmen einer Neuzulassung berücksichtigt werden.

4.14.9 Privatärztliche persönliche ambulante Leistungserbringung durch Krankenhausärzte

Umstritten ist der Umfang der abrechenbaren persönlichen Leistungserbringung bei privatärztlichen Leistungen der Chefarztambulanz im Rahmen von Vertretungsleistungen. Nach einem Beschluss des OLG Frankfurt a.M. vom 04.08.2011 entsteht noch keine Abrechnungsbefugnis zwischen leitendem Krankenhausarzt und Privatpatient allein aus dem Zustandekommen eines Behandlungsvertrages. Vielmehr muss das Gebot der persönlichen Leistungserbringung gemäß § 4 Abs. 2 Satz 1, 2 GOÄ erfüllt sein. Eine gebührenrechtlich zulässige Delegation auf einen ständigen ärztlichen Vertreter ist nach § 4 Abs. 2 Satz 1, 2 GOÄ nur zulässig, wenn die delegierte Behandlung als eine eigene Leistung des Delegierenden anzusehen ist. Als eigene Leistungen gelten solche, die vom leitenden Arzt selbst oder unter seiner fachlichen Leitung erbracht wurden. Bei der letzten Variante ist es erforderlich, dass der leitende Arzt erreichbar und in der Lage ist, unverzüglich persönlich einwirken zu können, falls dies notwendig wird. Auch Leistungen eines Speziallabors (Abschnitt M III und MIV des Gebührenverzeichnisses) könnten nur unter den Voraussetzungen des § 4 Abs. 2 Satz 1 GOÄ nach Nr. 3 der Allgemeinen Bestimmungen zum Abschnitt M des Gebührenverzeichnisses liquidiert werden. Die in Abschnitt M II des Gebührenverzeichnisses bezeichneten Basislaborleistungen könnten nach § 4 Abs. 2 Satz 2 GOÄ als eigene Leistung abgerechnet werden, wenn sie in von Ärzten ohne eigene Liquidationsbefugnis geleiteten Krankenhauslabors erbracht werden. Die Laborleistung gilt allerdings auch in diesem Fall als eigene Leistung des Auftrag gebenden Arztes. Die Stellvertretungsmöglichkeit muss außerdem vertraglich zwischen Chefarzt und Patient geregelt sein. Die Delegation privatärztlicher Leistungen wird von der Rechtsprechung anders eingeordnet als der oben dargestellte Vertretungsfall. Zu beachten ist hier ein Beschluss des Bundesgerichtshofs vom 25.01.2012. Der BGH bestätigte eine Verurteilung eines Arztes wegen Abrechnungsbetruges, weil dieser Akupunktur- und Osteopathieleistungen privatärztlich nach GOÄ abrechnete, obwohl diese Leistung von anderen Therapeuten erbracht wurde. Das Gericht legt § 4 Abs. 2 Satz 1 GOÄ einschränkend aus. Nicht selbst erbrachte Therapieleistungen dürfen nur dann abgerechnet werden, wenn sie unter Aufsicht und fachlicher Weisung des liquidierenden Arztes erbracht wurden. Eine Aufsicht oder Weisung fand in dem entschiedenen Fall nicht statt. Hinzu kam, dass der abrechnende Arzt nicht über die für die Aufsicht erforderliche fachliche Qualifikation verfügte.

5 In der physikalischen Therapie – Abgabe von Heilmitteln durch das Krankenhaus

Neben den ärztlichen Behandlungen können Krankenhäuser auch nichtärztliche ambulante Leistungen erbringen. Der Schwerpunkt liegt auf der Abgabe von Heilmitteln in Form von physikalischer, ergotherapeutischer und logopädischer Therapie für Versicherte der gesetzlichen Krankenkassen, der Unfallversicherungsträger und Selbstzahler. Dabei ist die Zusammenarbeit des Therapeuten mit dem Arzt ausschließlich dem therapeutischen Ansatz verpflichtet.

5.1 Leistungen zu Lasten der GKV nach § 124 Abs. 3 SGB V

Über diese Rechtsvorschrift erhalten die Krankenhäuser die Möglichkeit, Heilmittel, physikalische Therapie, Ergotherapie, Logopädie und Podologie als Dienstleistung für Versicherte der gesetzlichen Krankenkassen auf der Grundlage einer ärztlichen Verordnung zu erbringen. Verordnungen dürfen nur nach der jeweils gültigen Heilmittelverordnung ausgestellt werden.

Folgende Formulare sind zu verwenden:

- Muster M13 – physikalische Therapie und podologische Therapie
- Muster M14 – Maßnahmen der Stimm-, Sprech- und Sprachtherapie
- Muster M18 – Maßnahmen der Ergotherapie

Der verordnende Arzt muss die Angaben zum Regelfall ausgefüllt haben. Bei Behandlungen außerhalb des Regelfalls ist die Genehmigung durch die zuständige Krankenkasse vor Behandlungsbeginn einzuholen. Der Verordnungsempfänger ist verpflichtet, die Verordnung zu prüfen. Die Zuzahlung in der jeweils aktuellen Höhe ist von dem Versicherten einzuziehen. Sie beträgt derzeit 10% je Verordnungsposition zuzüglich 10 EUR je Verordnung.

5.1.1 Zulassung nach § 124 Abs. 3 SGB V

Leistungen nach § 124 Abs. 3 SGB V kann ein Krankenhaus erbringen, wenn es dafür durch die Landesverbände der Krankenkassen zugelassen wird. Die Zulassung ist zu erteilen, wenn die Anforderungen:

- für die Leistungserbringung notwendige Ausbildung und die Erlaubnis zur Führung der Berufsbezeichnung,
- eine Praxisausstattung, die eine zweckmäßige und wirtschaftliche Leistungserbringung gewährleistet, und
- die Anerkennung der für die Versorgung der Versicherten geltenden Vereinbarungen

erfüllt und diese nachgewiesen wurden. Zu den anzuerkennenden Vereinbarungen gehören üblicherweise neben den geltenden Rechtsvorschriften des SGB V zur Leistungserbringung und zu Zuzahlungen

- die Heilmittel-Richtlinie/HeilM-RL,
- der Heilmittelkatalog gemäß Anlage 2 zur Heilmittelrichtlinie,
- die Zulassungsempfehlungen nach § 124 Abs. 4 SGB V,
- die Rahmenempfehlungen gemäß § 125 Abs. 1 SGB V über die einheitliche Versorgung mit Heilmitteln,
- das Medizinproduktegesetz und damit verbundene relevante Verordnungen, wie z.B. Unfallverhütungsvorschriften, sowie
- die Vorschriften zur elektronischen Abrechnung der erbrachten Leistungen gemäß § 302 SGB V in der jeweils gültigen Fassung, derzeit Version 9.

Die Heilmittelrichtlinie und ihre Anlage 2 regeln die nach dem aktuellen Stand der Medizin ausreichende und zweckmäßige Verordnung von Heilmitteln unter besonderer Berücksichtigung der Belange und Erfordernisse psychisch Kranker, Behinderter oder von Behinderung Bedrohter sowie chronisch Kranker und gilt vorrangig für die verordnenden Vertragsärzte. Die Heilmittelerbringer müssen diese kennen, letztlich um auch die Ordnungsmäßigkeit der Verordnung vor Behandlungsbeginn validieren zu können.

Die vom GKV-SV ausgesprochenen Zulassungsempfehlungen finden analoge Anwendung für Heilmittelerbringer im Krankenhaus. Sie regeln die Zulassung im Allgemeinen und die heilmittelbereichsspezifischen Zulassungsvoraussetzungen. An die Zulassung werden personelle, räumliche und sächliche Anforderungen gestellt. Diese sind in den Zulassungsempfehlungen je zulassungsfähiger Berufsgruppe genannt. Im Krankenhaus werden zumeist mehrere Berufsgruppen tätig. Die Größe und Aufteilung sowie die berufsgruppenspezifische Zusatzausstattung müssen der Anzahl der gleichzeitig tätigen Therapeuten entsprechen[134] und sind im Einzelnen mit dem Antrag auf Zulassung je Leistungsbereich nachzuweisen. Bei bereits bestehender Zulassung für einen Teilbereich ist diese für einen weiteren Teilbereich der Heilmittelabgabe zuzulassen, wenn die entsprechenden fachlichen Qualifikationen nachgewiesen werden. Mit dem Antrag auf Zulassung wird die Benennung eines verantwortlichen Leiters, welcher die Voraussetzungen zur Zulassung persönlich erfüllt, je Leistungsbereich (d.h. je ein Leiter für die physikalische Therapie, Ergotherapie, Logopädie und Podologie) gefordert. Zumeist fordern die Krankenkassen die ganztätige Anwesenheit des Leiters bzw. seines Stellvertreters mit Ausnahme von Urlaub, Krankheit und Weiterbildung. In einigen Landesverträgen wird die Abwesenheitszeit begrenzt. Der Stellvertreter muss die gleichen Anforderungen erfüllen wie der Leiter.

Die Rahmenempfehlungen stellen auf die Inhalte der Leistungserbringung ab. Die Vereinbarungen zur Durchführung der elektronischen Abrechnung nach § 302 SGB V bilden die Grundlage für die Ordnungsmäßigkeit der Abrechnungen und somit für die Vergütung der erbrachten Leistungen.

Auf der Homepage einiger großer Krankenkassen steht ein Zulassungsantrag als Vorlage zur Verfügung. Folgende Unterlagen sind immer einzureichen:

- „Originalbeglaubigte Berufsurkunde,
- Weiterbildungszertifikate,
- Kopie des Arbeitsvertrages des vollbeschäftigten, fachlichen Leiters,
- prüffähige Praxisskizze,
- Nachweis über die Eigentumsverhältnisse der Praxis (Mietvertrag, sonst. Eigentumsnachweis),

134 Vgl. Zulassungsempfehlungen nach § 124 Abs. 4 SGB V, Teil 1 Punkt 4

- Nachweis der Berufshaftpflichtversicherung (mit Angabe der Deckungssumme für Personenschäden),
- Abnahmeprotokoll vom Berufsverband/Prüfbericht,
- Anmeldung beim Gesundheitsamt,
- Institutionskennzeichen für jede Praxis separat,
- Kopie des Gesellschaftsvertrages/Partnerschaftsvertrages + Auszug Handels-/Partnerschaftsregister
- Abtretungserklärung/Erklärung zur Verordnungsabrechnung,
- Anerkenntniserklärung,
- Personalunterlagen von Mitarbeitern (Berufsurkunde, Zertifikate und Angaben über Beschäftigungsbeginn und wöchentliche Arbeitszeit).“[135]

5.1.2 Leistungsabrechnung, Zuzahlung und Datenübermittlung nach § 302 SGB V

Die Behandlung umfasst die Aufstellung des individuellen Behandlungsplanes, die Erbringung der verordneten Leistungen und die entsprechenden Hilfestellungen bei deren Durchführung, die Behandlung innerhalb der verordneten Regelzeiten und die Einhaltung der entsprechend notwendigen Nachruhezeiten, die Behandlungsdokumentation und die ggf. notwendige Abstimmung mit dem verordnenden Arzt sowie die Vor- und Nachbereitung der Behandlungen. Diese Inhalte sind mit dem Entgelt für die Leistung abgegolten und können nicht zusätzlich berechnet werden, auch nicht bei Arbeitsunfallverletzten oder Selbstzahlern. Der individuelle Therapieplan ist zu dokumentieren. Er soll mindestens Angaben zur Behandlungsdiagnose und Leitsymptomatik enthalten und ist vor Behandlungsbeginn zu erstellen. Der Richtwert für die Nachruhezeit beträgt 20 bis 25 Minuten. In den Landesvereinbarungen werden teilweise die Leistungen im Einzelnen beschrieben, deren Inhalte definiert und leistungsbezogene Nachruhezeiten festgelegt. Die Leistungsdefinitionen im Landesvertrag sind erforderlich, da die analoge Vereinbarung für die freiberuflichen Heilmittelerbringer keine Anwendung findet und die Vergütung für die Abgabe durch das Kran-

135 Checkliste zum Zulassungsantrag nach § 124 Abs. 2 (Heilmittelabgabe), http://www.aok-gesundheitspartner.de/imperia/md/gpp/plus/heilberufe/zulassung/2012_05_29_checkliste.pdf

kenhaus üblicherweise abweichend, ggf. sogar kostenträgerabhängig vereinbart wird.

Das Krankenhaus muss die Einziehung der Zuzahlungen vom Versicherten in der jeweils gültigen Höhe sicherstellen. Dies kann als Barzahlung im Zusammenhang mit der Heilmittelabgabe oder auf Rechnung erfolgen. Bei Rechnungslegung muss das Krankenhaus die Kosten für den Versand der Rechnung und ggf. notwendiger Mahnungen aus den Erlösen für die Behandlungen finanzieren. Eine zusätzliche Berechnung dafür ist ausgeschlossen, soweit landesvertraglich nichts Abweichendes vereinbart wurde.

Die Rechnungslegung muss den Anforderungen der Datensatzbeschreibung nach § 302 SGB V entsprechen und auf elektronischem Weg erfolgen. Dazu darf sich der Leistungserbringer (hier: das Krankenhaus) gemäß § 302 Abs. 2 Satz 2 SGB V eines Dienstleisters bedienen. Die entsprechenden Rechenzentren unterliegen bei der Erstellung der Abrechnungen den Regelungen des SGB V. Das Institutskennzeichen (IK) des Rechnungsstellers ist üblicherweise auch das des Zahlungsempfängers; Abweichungen sind zulässig. Das Krankenhaus benötigt nicht je Leistungserbringer ein eigenes IK. Voraussetzung ist ein IK für die kryptische Verschlüsselung, das IK-Zertifikat. Die Leistungen der Heilmittelabgabe durch das Krankenhaus müssen mit dem Sammelgruppenschlüssel „27“ für die Leistungserbringer und „61“ für den Rehabilitationssport, verbunden mit dem fünfstelligen Tarifkennzeichen gemäß Anlage 3, Schlüsselverzeichnis zur Datenübermittlung nach § 302 SGB V gekennzeichnet werden. Die Positionsnummern sind bundeseinheitlich fünfstellig. Danach sind alle im Krankenhaus erbrachten Leistungen mit dem Leistungserbringerkennzeichen „6“ als führende Ziffer der Leistungsposition zu übermitteln. Die folgenden zwei Ziffern beschreiben die Leistungsart und die letzten beiden Ziffern die spezielle Leistung. Für die Abrechnung von Rehabilitationssport gelten gesonderte Übermittlungsvorschriften. Es ist zusätzlich im Nachrichtentyp SLLA der Sammelgruppenschlüssel „H“ zu verwenden.

Zu übermitteln sind die Versichertendaten, das IK des Leistungserbringers, des Rechnungsstellers und des Rechnungsempfängers, die Sammel- und Einzelrechnungsnummer mit Rechnungsdatum und Abrechnungszeitraum, die erbrachten Leistungen nach dem gültigen Positionsschlüsseln unter Angabe des Leistungsdatums und der verabreichten Menge je Fall, der Zuzahlungsbetrag je Abrechnungsposition bzw. das Kennzeichen, dass eine Zuzahlungsbefreiung vorliegt, die BSNR, LANR und das Ausstellungsdatum des verordnenden Arztes, der Indikationsschlüssel oder der ICD-Kode der Verordnung, der Diagnosentext und das Kennzeichen der Verordnungsart. Die gesetzlichen Zuzahlungen sind vom Einzelrechnungsbetrag abzuziehen und je Abrechnungsposition zu ermitteln. Bei Verordnungen aus dem Krankenhaus ist die BSNR und LANR mit „999999999“ anzugeben, soweit das Krankenhaus nicht unter einer anderen BSNR eingetragen ist. Die Verordnungsart ergibt sich wie folgt:

- Erstverordnung: 01
- Folgeverordnung: 02
- Verordnung außerhalb des Regelfalls: 10
- Ohne Angabe einer Verordnungsart: 99

und ist zu übermitteln. Sollte es sich um Leistungen mit einer gesonderten Genehmigung durch die Krankenkasse handeln oder außerhalb des Regelfalls verordnet worden sein, ist das Datum der Genehmigung anzugeben und das Kennzeichen der Genehmigung mit „B1“ für einzelverordnungsbezogene Genehmigung und „B2“ für langfristige Genehmigung zu setzen. Der Brutto-Gesamtbetrag ist über die Summe aller Abrechnungspositionen je Abrechnungsfall zu ermittelt. Der gesetzliche Zuzahlungsbetrag ergibt sich insgesamt als Summe aus den prozentualen Zuzahlungen je Abrechnungsposition und dem pauschalen Zuzahlungsbetrag je Verordnung.

Die Übermittlung von Sammelrechnungen ist zulässig. Dafür ist der Nachrichtentyp SLGA zu verwenden. Auf einer Sammelrechnung dürfen nur Leistungen eines Leistungserbringers aufgeführt werden. Die Urbelege einschließlich gesonderter Kostenzusagen der Krankenkassen (hier: die Verordnungen) sind der Abrechnung beizufügen, d.h. Datenübermittlung und postalischer Versand der Rezepte mit entsprechendem Begleitzettel gemäß Anlage 4 zur Vereinbarung nach § 302 SGB V. Auf dem Urbeleg nach Muster M13 (physikalische Therapie und Podologie) ist oben rechts die Fall- oder Belegnummer einzutragen, damit die Zuordnung zur entsprechenden Rechnungsstellung erfolgen kann. Dies gilt auch für Verordnungen auf Muster M16. Bei Verordnungen zur Logopädie Muster M14 ist dafür auf der rechten Seite die Zeile 5 vorgesehen und zur Ergotherapie auf Muster M18 die Zeile 8. Die Verordnungen sind gemäß ihrer Reihenfolge in der elektronisch übermittelten Sammelrechnung zu sortieren, und damit identisch mit der Sortierung der Datensätze.

Die Krankenkassen sind berechtigt, fehlerhafte Datensätze oder Verordnungen zur Korrektur zurückzuweisen. Die Datensätze sind zu berichtigen und erneut zu übersenden.

Über den Datenaustausch ist eine entsprechende Dokumentation zu führen und diese für mindestens zwei Jahre aufzubewahren. „Dabei sind alle Schritte von der Initiierung bis ggf. zur Quittierung der Übernahme sowie der Weiterverarbeitung zu dokumentieren“[136] Der Absender der Abrechnungen muss sicherstellen, dass eine Rekonstruktion der übermittelten Dateien bei Verlust auf dem Versandweg gesichert ist; er ist somit in der Beweispflicht. Sollte das Krankenhaus einen Dienstleister mit der Erstellung der Abrechnungen beauftragen, ist somit diese Frage in der Dienstleistungsvereinbarung zu berücksichtigen.

5.2 Leistungen zu Lasten der UV-Träger

Die Krankenhäuser sind, soweit sie eine Fachabteilung vorhalten, zur Abgabe von Heilmittelbehandlungen zu Lasten der Unfallversicherungsträger zugelassen, wenn sie über eine entsprechende Zulassung durch die gesetzlichen Krankenkassen verfügen, die entsprechenden persönlichen Qualifikationen der Leistungserbringer nachgewiesen haben und die Anforderungen an die Einrichtung und Ausstattung erfüllen. Heilmittel können grundsätzlich gemäß § 20 Vertrag Ärzte/UV-Träger nur durch den D-Arzt, den H-Arzt und den zugelassenen Handchirurgen verordnet werden. Die ausgestellten Verordnungen von gemäß § 12 Vertrag Ärzte/UV-Träger durch den D-Arzt/H-Arzt/Handchirurgen zur Behandlung hinzugezogenen Fachärzten bedürfen vor Behandlungsbeginn der Zustimmung durch den zuständigen Unfallversicherungsträger. Die Verordnungen dürfen ausschließlich auf den Formularen der Unfallversicherungsträger erfolgen. Es sind zu verwenden:

- F2400 – Verordnung von Krankengymnastik und/oder physikalischer Therapie
- F2410 – erweiterte ambulante Physiotherapie (EAP)

Die Verordnungsdauer umfasst zwei Wochen. Danach ist eine Kontrolluntersuchung beim behandelnden D-Arzt erforderlich. Eine Folgeverordnung kann ausgestellt werden. Nach vier Wochen bedarf die Weiterbehandlung einer Begründung.[137] Der Therapeut muss die Behandlung unverzüglich aufnehmen und sich strikt an die Vorgaben der Verordnung in der Therapie halten, insbesondere an

---

136 Technische Anlage für die maschinelle Abrechnung, Pkt. 3, Abs. 2 Satz 2

137 Vgl. Handlungsanleitung zur Verordnung, Durchführung und Qualitätssicherung der Physiotherapie/Krankengymnastik – Physikalischen Therapie, erweiterten ambulanten Physiotherapie (EAP), berufsgenossenschaftlichen stationären Weiterbehandlung (BGSW), sonstigen stationären Maßnahmen, Stand 01.01.2008

den Beginn der Behandlung, die Zeitabstände, die Dosierung und die Dauer. Kann die Behandlung nicht in der verordneten Weise sichergestellt werden (z.B. der Behandlungsbeginn), muss der Verletzte an einen anderen Therapeuten verwiesen werden. Dies entspricht den Vorgaben der UV-Träger eines möglichst frühzeitigen Behandlungsbeginns.

5.2.1 Zulassungen

Die Zulassung zur Erbringung von Heilmitteltherapien richtet sich nach den gemeinsamen Empfehlungen der Spitzenverbände der gesetzlichen Krankenkassen gemäß § 124 Abs. 4 SGB V (vgl. Kapitel 5.1.1.). Diese Vorschriften werden erweitert um die Anforderung, dass der fachliche Leiter über eine mindestens zweijährige Berufserfahrung in einer geeigneten Einrichtung, davon wiederum mindestens sechs Monate in einem chirurgischen oder neurologischen klinischen Fachbereich, nachweisen muss. Alternativ wird auch die berufspraktische Zeit in einer von den UV-Trägern zugelassenen Praxis anerkannt. Für die ergotherapeutischen Behandlungen obliegt es dem verantwortlichen Leiter, die Zulassungsvoraussetzungen entsprechend den Empfehlungen des GKV-SV nach § 124 Abs. 4 SGB V zu prüfen. Mit Annahme der Verordnung wird diese bestätigt. Gleiches gilt für die Behandlungen durch Logopäden und Podologen. Entsprechende analoge Vereinbarungen mit den jeweiligen Bundesverbänden zur Regelungen der Zulassung wurden bisher nicht getroffen.

5.2.2 Leistungsabrechnung und Anforderungen an die Rechnungslegung

Die Abrechnung erfolgt auf der Grundlage des BG-Nebenkostentarifs UV-GOÄ, Kapitel S I, Krankenhaussachleistungen. Nur die dort aufgelisteten Leistungen können im Zusammenhang mit der Behandlung von Arbeitsunfallverletzten und Berufserkrankten erbracht werden. Das Verzeichnis ist abschließend, mit Ausnahme der außerhalb dieser Vorschrift mit dem zuständigen Landesverband der Unfallversicherungsträger vereinbarten Leistungen der erweiterten ambulanten Physiotherapie. Die Leistungsbeschreibung und deren Bewertung stellen jeweils auf ein Zeitintervall ab. Dieses entspricht einer Behandlungszeit von 10 Minuten. Die Anzahl der Zeitintervalle wird durch den D-Arzt mittels Verordnungsblatt festgelegt. Die erforderliche Nachruhe ist überwiegend Bestandteil der Leistung und wird nicht gesondert vergütet bzw. ist nicht gesondert berechnungsfähig. Kann diese nicht gewährleistet werden, ist die erbrachte Leistung um den Gebührensatz der GOP 9601 „zusätzlich ärztlich verordnete Ruhe" zu kürzen. Der Verletzte oder Berufserkrankte bestätigt mit seiner Unterschrift am Tag der Inanspruchnahme den Erhalt der verordneten Leistungen. Der Therapeut unterschreibt die Verordnung nach Behandlungsabschluss.

Die zusätzliche und damit berechenbare Nachruhe kann nur im Zusammenhang mit folgenden Leistungen verordnet und erbracht werden:

- Krankengymnastik im Bewegungsbad als Einzel- oder Gruppentherapie,
- Warmpackungen mit natürlichen Peloiden, auch als Doppelpackung,
- Hydroelektrisches Vollbad,
- Unterwasserdruckstrahlmassagen.

Die Verordnung kann auch die Durchführung der Behandlung im Rahmen von Hausbesuchen enthalten. Der Hausbesuch ist zusätzlich mit der GOP 9602 zuzüglich der Wegepauschale je gefahrenem Kilometer nach der GOP 9603 berechnungsfähig.

Die Rechnungslegung soll zeitnah nach der Behandlung erfolgen und ist direkt an den zuständigen UV-Träger zu senden. Die Originalverordnung ist beizufügen. Besondere Anforderungen an Form und Übermittlung der Rechnung bestehen nicht. Die Rechnung sollte zur eindeutigen Zuordnung grundsätzlich enthalten:

- „die Personaldaten des Unfallverletzten,
- den Unfalltag,
- den Unfallbetrieb (Name und Anschrift des Arbeitgebers, der Kindertageseinrichtung ...),
- das Datum der Leistungserbringung,
- die jeweiligen Nummern im Leistungs- und Gebührenverzeichnis,
- den jeweiligen Betrag, der im Leistungs- und Gebührenverzeichnis aufgeführt ist.“[138]

Der zuständige UV-Träger hat die Forderungen unverzüglich, spätestens innerhalb von 3 Wochen auszugleichen.[139] Die Versandkosten für eventuell erforderli-

138 Vertrag Ärzte/Unfallversicherungsträger, § 64

139 Vgl. Vereinbarungen mit den Bundesverbänden

che Mahnungen sind berechenbar, nicht aber die Versandkosten für die Rechnung.

Der Vergütungsanspruch für die erbrachten Leistungen besteht auch dann, wenn im Nachhinein festgestellt wird, dass die Zuständigkeit des Unfallversicherungsträgers nicht gegeben ist.

5.2.3 Verbundene Berichtspflichten

Der Therapeut ist verpflichtet, den verordnenden Arzt unverzüglich zu informieren, wenn die verordneten Maßnahmen nicht oder nur eingeschränkt erbracht werden können und dafür die Ursachen beim Verletzten bzw. Berufserkrankten liegen.

5.3 Erweiterte ambulante Physiotherapie der Unfallversicherungsträger

Die erweiterte ambulante Physiotherapie (EAP) ist ein von den UV-Trägern entwickeltes, durch ein muskuläres Aufbautraining erweitertes, wohnortnahes, intensiviertes, physiotherapeutisches Behandlungsprogramm. Die EAP ist eine Kombination aus Physiotherapie/Krankengymnastik, medizinischer Trainingstherapie, Elektrotherapie, Hydro- und Thermotherapie, Mechanotherapie und Ergotherapie. Zur EAP werden nur besonders geeignete Rehabilitationszentren durch die Landesverbände zugelassen.

5.3.1 Sonderzulassung für die Durchführung der erweiterten ambulanten Physiotherapie

Die ärztliche Begleitung der Therapie ist entweder in Kooperation mit einem Facharzt für Orthopädie und Unfallchirurgie, für Chirurgie mit Schwerpunktbezeichnung Unfallchirurgie oder für Orthopädie, oder unter dessen unmittelbarer ärztlicher Leitung sicherzustellen. Er muss über Erfahrungen in der rehabilitativen Behandlung Arbeitsunfallverletzter verfügen und diese nachweisen können. Diese Funktion kann auch durch einen Facharzt für physikalische und rehabilitative Medizin wahrgenommen werden. An die ärztliche Mitwirkung werden des Weiteren folgende Anforderungen gestellt, welche bei Antrag auf Zulassung nachzuweisen sind:

- kurzfristige Beratungsmöglichkeit für die Therapeuten,
- Mitwirkung bei der Aufstellung des Therapieplanes,

- Sicherung zeitnah notwendiger ärztlicher Behandlungen,
- Unterstützung bei der Beschaffung medizinisch notwendiger Unterlagen und
- ärztliche Beratung der Therapeuten bei der Durchführung der EAP.

Wenn die Therapieeinrichtung nicht über eine eigene entsprechende ärztliche Leitung verfügt, muss diese über eine Kooperation sichergestellt werden. Der Kooperationsvertrag ist bei Antragstellung zur Zulassung vorzulegen. Er muss Aussagen zur Art der Sicherstellung der vorgenannten Anforderungen enthalten. Der Arzt ist zur Aufbewahrung aller Behandlungsunterlagen für 15 Jahre verpflichtet. Das Behandlungsteam muss aus mindestens fünf Personen, davon zwei Physiotherapeuten, ein Masseur oder Bademeister und ein Sportlehrer, bestehen. Ein Ergotherapeut muss das Team ergänzen. Die Zusammenarbeit mit dem Ergotherapeuten kann auch über eine Kooperation sichergestellt werden, wenn dieser nicht in der eigenen Einrichtung verfügbar ist. Sollte die Kooperationsform gewählt werden, ist auch dieser Vertrag Bestandteil des Zulassungsantrages. An die einzelnen Therapeuten werden zusätzliche Anforderungen, die namentlich bei Antragstellung nachzuweisen sind, bezüglich ihrer Qualifikation gestellt.[140]

Sie müssen über eine erweiterte apparative und räumliche Ausstattung verfügen und barrierefrei zugänglich sein. Folgende ergänzende apparative Ausstattung muss nachgewiesen werden:

- isokinetisches System einschließlich Computerdiagnose und Aufzeichnungsgerät oder andere Analysegeräte zur Messung von Kraft und Leistung an oberen Extremitäten, unteren Extremitäten und Rumpf,
- ausreichende Anzahl von medizinischen Trainingsgeräten für untere Extremitäten, obere Extremitäten und Rumpf (mindestens jeweils zwei),
- Zugapparat,
- Deckenschlingengerät (Schlingentisch) oder Bewegungsbad,
- höhenverstellbare Therapieliegen,
- dynamisches Fahrradergometer und Oberkörperergometer,

140 Vgl. DGUV und SVLFG, Erweiterte ambulante Physiotherapie (EAP) Anforderungen

- Weichbodenanlage mit einer Mindestaufpolsterung von 30cm und einer Mindestgröße von 1,5 x 2 Metern,
- apparative Ausstattung zur Koordinationsschulung (z.B. Trampolin, Posturomed),
- Sprossenwand,
- Gehbarren,
- Spiegel für die Therapie,
- Laufband,
- Einrichtung und Geräte für Kryotherapie,
- Aufbereitungsanlage für Wärmebehandlungen,
- Elektrotherapiegeräte für nieder-, mittel- und hochfrequente Behandlung (insbesondere TENS, Elektromyostimulation, Ultraschalltherapiegerät) und
- Motorbewegungsschiene für Schulter und Knie.

Für die Zulassung zur EAP sind Praxisräume von mindestens 300qm erforderlich. Nachzuweisen ist die Vorhaltung von einem Therapieraum für Physiotherapie mit einer Fläche von mindestens 40qm und einem für MTT mit einer Fläche von mindestens 80qm. Werden beide Therapiearten räumlich zusammengefasst, so ist eine Mindestgröße von 110qm erforderlich. Die Behandlungskabinen müssen mindestens 6qm groß sein und je mit Behandlungsliegen ausgestattet sein. Des Weiteren ist die Vorhaltung eines Raums, der auch für die Erste Hilfe geeignet ist, für den Arzt erforderlich. Ein separater Ruheraum/Aufenthaltsraum, ein Raum für Besprechungen mit den Ergotherapeuten, dem Reha-Manager der UV-Träger und für die Teambesprechungen sowie ein Warteraum, Toiletten, Duschen und Umkleideräume, getrennt für weibliche und männliche Patienten, sind vorzuhalten. Werden die personellen, sächlichen und räumlichen Anforderungen sowie die Anerkenntnis der ergänzenden Vorschriften zur Qualitätssicherung entsprechend Handlungsanleitung zur Verordnung, Durchführung und Kontrolle der KG/EAP/BGSW erfüllt, erhält die Einrichtung die Zulassung zur EAP. Der zuständige Landesverband überprüft die dem Antrag beigefügten Angaben vor Ort. Änderungen in der personellen Besetzung der Einrichtung sind dem zulassenden Landesverband unter Beifügung der Qualifikationsnachweise zeitnah anzuzeigen.

5.3.2 Vergütung und Leistungsabrechnung

Die Behandlung darf erst nach Vorliegen einer Kostenübernahmeerklärung durch den zuständigen UV-Träger begonnen werden. Sie gilt für zwei Wochen Therapie. Danach ist eine Folgeverordnung unerlässlich. Die Folgeverordnung gilt wiederum für zwei Wochen und bedarf keiner erneuten Kostenübernahmeerklärung. Sollte über den Zeitraum von vier Wochen hinaus die EAP aus medizinischen Gründen fortgeführt werden sollen, muss dies vom behandelnden D-Arzt/H-Arzt/ Handchirurgen gegenüber dem UV-Träger begründet werden. Hierzu hat der UV-Träger ein Widerspruchsrecht mit ablehnendem Charakter. Erfolgt kein Widerspruch, gilt die Fortführung als genehmigt. Die Vergütung erfolgt bundeseinheitlich nach den Gebührensätzen des Gebührenverzeichnisses für Erweiterte Ambulante Physiotherapie (EAP) in der jeweils gültigen Fassung. Voraussetzung für einen Vergütungsanspruch ist das Vorliegen einer Verordnung auf Formblatt 2410 sowie die Bestätigung über den Erhalt der verordneten Leistungen je Behandlungstag durch den Patienten auf dem Formblatt 2414. Die Vergütung beträgt derzeit:

Tagespauschale (Höchstsatz)	63,50 €
Isolierte Erbringung von Elementen der EAP-Einzelkomponenten:	
▪ krankengymnastische Therapie	26,50 €
▪ physikalische Therapie	18,50 €
▪ medizinische Trainingstherapie	18,50 €
Erstellung und Dokumentation des Therapieplanes, ggf. inkl. Übersendung an den UV-Träger	7,31 €
Eingangs- und Abschlusstests an isokinetischen Geräten je Test	12,78 €
Auswertung des Eingangs- und Abschlusstests an isokinetischen Geräten mit Übersendung an den D-Arzt und den UV-Träger	8,69 €

Tab. 39 Entgelte EAP

Bei der isolierten Erbringung von Elementen der EAP sind nicht der Tageshöchstsatz, sondern nur die Einzelkomponenten abrechnungsfähig. Wenn zwei Elemente erbracht werden, sind die Entgelte für die Einzelkomponenten zu addieren. Die Auswertungen der isokinetischen Eingangstests sind umgehend, d.h. innerhalb von drei Werktagen, an den verordnenden Arzt und den UV-Träger zu übermitteln. Bei einer Folgeverordnung können diese nicht erneut berechnet werden.

Die Rechnungslegung erfolgt nach Abschluss der Behandlung zeitnah mit dem zuständigen UV-Träger. Der Rechnung ist grundsätzlich die Originalverordnung und die Auswertung der Abschlusstests beizulegen. Zwischenabrechnungen nach zwei Wochen der Behandlung sind zulässig. Die Berichte sind gesondert abrechnungsfähig, soweit diese vom UV-Träger angefordert werden. Für die Übersendung können die Versandkosten zusätzlich berechnet werden. Die Rechnungen sind innerhalb von vier Wochen durch den zuständigen UV-Träger auszugleichen.

5.4 Selbstzahlerleistungen

Das Krankenhaus kann durch entsprechend qualifiziertes Personal Heilmittel an Selbstzahler abgeben. So haben die Berufsverbände der Physiotherapeuten, der Ergotherapeuten und der Logopäden in ihren Berufsordnungen bzw. Berufsleitlinien auch Regelungen zur Honorierung der Leistungen festgeschrieben. Danach soll das Honorar in einem angemessenen Verhältnis zu Art, Schwierigkeit und Umfang der Behandlung sowie zur Qualifikation des Therapeuten stehen. Dabei muss nicht in jedem Fall eine ärztliche Verordnung vorliegen. Sollte diese vorliegen, gilt kein Formerfordernis. Das Krankenhaus soll vor Behandlungsbeginn den Patienten über die zu erwartende Honorierung informieren. Die Inanspruchnahme physikalisch-therapeutischer Maßnahmen als individuelle Gesundheitsleistung bedarf der schriftlichen Dokumentation, dass keine verhindernden Erkrankungen vorliegen, und deren Bestätigung durch den Patienten. Bei diesen Leistungen kann ggf. der Therapeut entscheiden, ob Ausnahmen von der Dokumentationspflicht aus haftungsrechtlicher Vorsicht sinnvoll sind, u.a. beim Babyschwimmen und bei orthopädischem Turnen. Maßnahmen der Ergotherapie, Logopädie und Podologie bedürfen regelmäßig weniger oder gar nicht der ergänzenden Dokumentation.

5.4.1 Vertragspartner Chefarzt

Die Leistungen der physikalischen Therapie können auch (chef-)ärztliche Leistungen sein, wenn diese unter der Anleitung und Aufsicht des Arztes erbracht werden.[141] Er muss gegenüber den Therapeuten weisungsbefugt sein und die Zusatzbezeichnung physikalische Therapie oder die Gebietsbezeichnung Facharzt für physikalische und rehabilitative Medizin führen. Der Behandlungsvertrag kommt in diesem Fall zwischen dem (Chef-)Arzt und dem Patienten zustande. Damit obliegen dem Arzt auch alle Aufklärungspflichten zu den Risi-

141 Vgl. § 4 Abs. 2 GOÄ

ken der Heilmittelbehandlungen. Die physikalische Therapie nach der GOÄ (Kapitel E) gehört zu den delegationsfähigen Leistungen und muss nicht höchstpersönlich erbracht werden, die damit verbundenen Arzt-Patienten-Kontakte allerdings schon. Inhalt der Behandlung können nur Maßnahmen der Krankengymnastik und Übungsbehandlungen, Massagen, Hydrotherapie und Packungen, Wärmebehandlungen und Lichttherapie sein. Leistungen der Ergotherapie, der Logopädie und der Podologie werden damit ausgeschlossen, soweit sie nicht Bestandteil der vorgenannten Leistungen sind. Für die Abrechnung gelten die Vorschriften der GOÄ, d.h. der maximale Steigerungsfaktor ist auf 1,8 als Schwellenwert festgelegt und kann maximal Faktor 2,5 mit einer entsprechenden Begründung betragen. Abdingungen können gemäß § 2 Abs. 3 GOÄ nicht vereinbart werden. Alle mit der Behandlung verbundenen Sachkosten sind mit der Vergütung für die Leistung abgegolten und können nicht zusätzlich berechnet werden. Die Rechnungslegung erfolgt nach den Vorschriften der GOÄ und deren Anforderungen an die Inhalte der Rechnung (vgl. § 12 GOÄ). Die Kosten für die Zustellung der Rechnung dürfen nicht berechnet werden, ebenso die für die Zustellung von Mahnungen. Deshalb empfiehlt es sich, auch bei der ärztlich geleiteten Behandlung die Leistungen nur gegen Vorkasse abzugeben.

5.4.2 Vertragspartner Krankenhaus

Das Krankenhaus vereinbart mit dem Patienten die Durchführung der gewünschten Behandlungen. Der Therapeut soll den Patienten über die Risiken aufklären, die mit der Therapie verbunden sind[142], und keine Zusagen über zu erzielende Behandlungserfolge treffen.[143] Es empfiehlt sich deshalb, an Selbstzahler Leistungen nur gegen Vorkasse abzugeben. Damit wird gleichzeitig sichergestellt, dass der Patient vor Behandlungsbeginn über die Kosten informiert ist. Dieses Vorgehen ist marktüblich. Bei Abrechnung mittels Rechnungslegung können die Kosten für den Versand der Rechnung und ggf. der Mahnungen nicht berechnet werden. Abrechnungsgrundlagen sind für diesen Leistungsbereich durch Dritte nicht vorgegeben und somit frei vereinbar. Die Abrechnungstaxe sollte dem Patienten vor Behandlungsbeginn bekannt sein. Es empfiehlt sich, bei einer nichtärztlich geleiteten Leistungserbringung den DKG-NT Band 1 als Vergütungsgrundlage anzuwenden. Alternativ können auch die Preise der gesetzlichen Krankenkassen berechnet werden. Das Krankenhaus kann aber auch einen eigenen Haustarif auf der Basis der tatsächlichen Kosten festlegen. Die GOÄ ist nur Abrechnungsgrundlage, wenn die Leistungen unter ärztlicher Leitung

142 Vgl. Berufsordnung für Physiotherapeuten

143 Vgl. Berufsordnung der LogopädInnen

erbracht werden. Bei Abrechnung nach der GOÄ sind die Vorschriften zum Basistarif zu berücksichtigen (vgl. Kapitel 4.12.3) Die Erstattungsansprüche gegenüber einem Dritten, wie z.B. privaten Krankenversicherungen, sind nicht durch Rechtsvorschrift zu berücksichtigen. Bezüglich der Rechnungslegung, auch bei Barzahlung, gelten die Vorschriften des HGB, aber keine sonstigen Formerfordernisse. Bei Leistungsabgabe auf Wunsch ohne ärztliche Verordnung können steuerliche Aspekte zu berücksichtigen sein.

6 In den Ambulanzen und Stationen – sektorenübergreifend

Sektorenübergreifende Versorgungen können auch innerhalb des Krankenhauses ambulante und stationäre Leistungen einschließen. Hier ist ein besonderes Prozessmanagement für eine erfolgreiche Durchführung unverzichtbar. Die Mehrzahl dieser Behandlungskonzepte ist allerdings kostenträgerabhängig (überwiegend Selektivverträge). Zu den sektorenübergreifenden Behandlungsverträgen gehören auch die Strukturverträge zu den DMP und das berufsgenossenschaftliche Heilverfahren. Bei der Versorgung Arbeitsunfallverletzter ist die enge Verzahnung von stationärer und ambulanter Versorgung innerhalb des Krankenhauses seit Jahren fest etabliert und wird deshalb im Folgenden nicht noch einmal dargestellt (vgl. Kapitel 4.11). Allen bundesweit gültigen sektorenübergreifenden Versorgungsvereinbarungen ist das Ziel der optimierten Versorgung der Patienten unter Einbeziehung ambulanter, teil- und vollstationärer und ergänzender therapeutischer, pflegerischer oder rehabilitativer Behandlungen auf regionaler Ebene gemeinsam. Die integrierte Versorgung stellt eine Erweiterung der Vereinbarungsmöglichkeiten dar und kann direkt auf die Belange der zu versorgenden Patienten, des Krankenhauses, der Versorgungsregion und der beteiligten Partner abgestimmt werden. Sie ist von der Bundesregierung ausdrücklich gewollt und soll die Wirtschaftlichkeit und Qualität durch die Optimierung des Versorgungsgeschehens verbessern.

Erwähnt sei vollständigkeitshalber, dass es neben den Selektivvereinbarungen nach § 140a bis d SGB V auf der Grundlage von § 73b SGB V (hausarztzentrierte Versorgung) und § 73c SGB V (besondere ambulante ärztliche Versorgung) weitere Möglichkeiten für Vertragsärzte gibt, Versorgungsvereinbarungen mit den Krankenkassen zu schließen. In die Direktverträge nach den §§ 73b und c SGB V können die Vertragsärzte der MVZ an Krankenhäusern einbezogen werden. Diese werden im Folgenden nicht näher betrachtet, da das Krankenhaus mit seinen teil- und vollstationären Bereichen von solchen Vereinbarungen per Gesetz ausgeschlossen ist.

Mit Einführung der §§ 87b Abs. 2 Satz 2 und 87 Abs. 4 in das SGB V können darüber hinaus auch Praxisnetze und zur kooperativen Behandlung von Patienten gebildete Versorgungsformen aus der vertragsärztlichen Versorgung gefördert werden. Grundlage für die Förderung ist die Anerkennung als Praxisnetz durch die zuständige KV. Bezüglich der Kriterien der Anerkennung ist der G-BA mit deren Definition beauftragt. Ob allerdings die KVen an der Umsetzung sonderlich interessiert sein werden, bleibt derzeit offen, da die Förderung aus der Gesamtvergütung zu finanzieren ist und somit zu Lasten der Mehrheit der Vertragsärzte geht.

Als zwischenzeitlich anerkannter deutschlandweit agierender Verein wurde am 26.09.2003 in Berlin die Deutsche Gesellschaft für Integrierte Versorgung im Gesundheitswesen e.V. (DGIV) gegründet. Das Ziel der Gesellschaft ist es, die integrierte Versorgung in der medizinischen, pflegerischen und sozialen Betreuung als Regelfall durchzusetzen. Im Jahr 2013 stellte die DGIV auch ein Gutachten von Prof. Eberhard Wille zur Verknüpfung von DMP und IGV vor. „Die größten Probleme einer zielorientierten Verzahnung dieser beiden besonderen Versorgungsformen bereitet der Umstand, dass die Krankenkassen ihre bisherigen Verträge zu den DMPs nahezu ausschließlich mit den KVen abschließen, die Verträge zu den integrierten Versorgungsformen jedoch mit einzelnen Leistungserbringern, da der § 140b Abs. 1 SGB V die KVen hier als Vertragspartner ausschließt. Den DMPs fehlt daher, [...], im Gegensatz zu den integrierten Versorgungsformen eine wettbewerbliche Orientierung."[144] IGV und DMP gemeinsam ist die Freiwilligkeit der Versicherten über eine Teilnahme an diesem Versorgungsmodell. Jeder Patient entscheidet selbst, ob er eine Versorgung im Rahmen von IGV oder DMP in Anspruch nimmt.[145] Die vertragsschließenden Krankenkassen sind verpflichtet, die Versicherten über Inhalt, Qualitätsvereinbarungen und Leistungserbringern der Angebote zu informieren.

144 Wille, Wege zur Einbeziehung der strukturierten Behandlungsprogramme (DMPs) in die integrierte Versorgung, Gutachten im Auftrag der Deutschen Gesellschaft für Integrierte Versorgung im Gesundheitswesen e.V. (DGIV), Mannheim, im April 2013, S. 19

145 Vgl. § 140a Abs. 2 SGB V

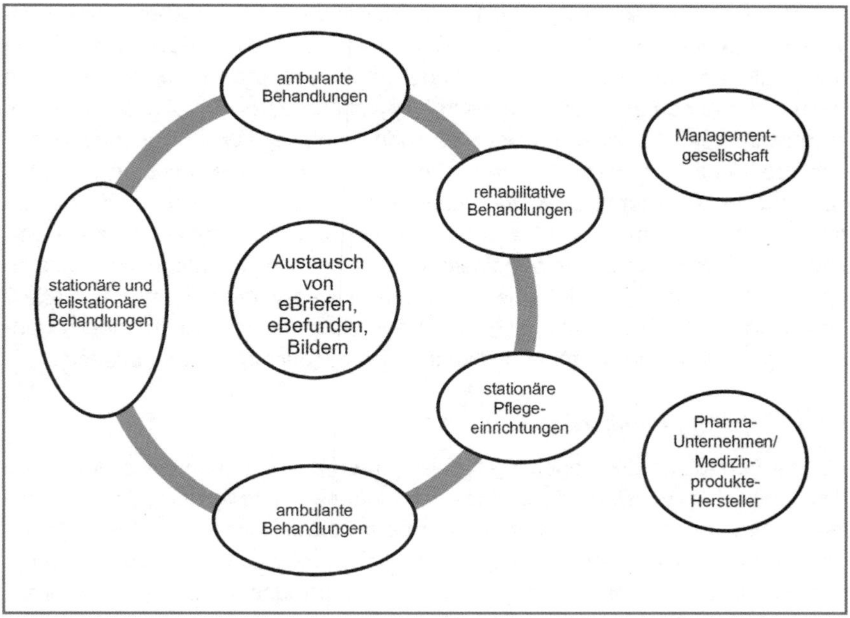

Abb. 10 Teilnehmende an der integrierten Versorgung

Seit dem AMNOG 2011 können Verträge zur integrierten Versorgung durch die gesetzlichen Krankenkassen auch mit Pharmaunternehmen oder Managementgesellschaften geschlossen werden. Die Verträge können eine Budgetverantwortung beinhalten. Die Budgetverantwortung kann auf das Gesamtbudget oder auf ein kombiniertes Budget abgestellt werden. Ein solches Beispiel mit Gesamtbudgetverantwortung ist der Vertrag zur Versorgung von Schizophreniekranken in Niedersachsen.

6.1 Verträge zur Integrierten Versorgung (IGV) nach §§ 140a bis d SGB V

Die IGV hat sich seit ihrer geänderten Aufnahme in das SGB V 2004 zu einer tatsächlichen Alternative zur herkömmlichen Regelversorgung entwickelt. Lag der Schwerpunkt anfangs für die Krankenhäuser auf der selektivvertraglichen Vereinbarung von speziellen Leistungen wie Knie- und Hüft-TEP mit entsprechenden Regelungen zur Qualitätssicherung, so sind in den letzten zehn Jahren belastbare Versorgungsnetze entstanden, die einen messbaren Mehrwert für die

Betroffenen haben. Die sowohl indikations- als auch populationsbezogenen Projekte stellen eine echte Alternative für eine zwischenzeitlich relevante Ablösung der Regelversorgung auf der Grundlage frei kontrahierter Verträge dar. Nach Wegfall der Anschubfinanzierung hielten sowohl Vertreter der GKV als auch der ambulanten und stationären Leistungserbringer diesen Weg für beendet. Doch auch der Koalitionsvertrag 2013 zwischen CDU/CSU und SPD enthält ein klares Bekenntnis zur weiteren Entwicklung der IGV: „Die Krankenkassen müssen Freiräume erhalten, um im Wettbewerb gute Verträge gestalten und regionalen Besonderheiten gerecht werden zu können. Für die verschiedenen Möglichkeiten zur Vereinbarung von integrierten und selektiven Versorgungsformen (§§ 63 bis 65, 73a, 73b, 73c, 140a ff. SGB V) werden die rechtlichen Rahmenbedingungen angeglichen und bestehende Hemmnisse bei der Umsetzung beseitigt.“[146]

6.1.1 Rechtsgrundlagen

Auf der Grundlage der Regelungen der §§ 140a bis d können die gesetzlichen Krankenkassen Verträge „über eine verschiedene Leistungssektoren übergreifende Versorgung der Versicherten oder eine interdisziplinär-fachübergreifende Versorgung“[147] schließen. Allerdings ergibt sich bereits aus dieser Formulierung, dass sie dazu nicht verpflichtet sind. Mögliche Vertragspartner der Krankenkassen sind gemäß § 140b Abs. 1 SGB V:

- Einzelne Vertragsärzte und Vertragszahnärzte und einzelne sonstige, nach dem IV. Kapitel des SGB V zur Versorgung der Versicherten berechtigte Leistungserbringer oder deren Gemeinschaften,
- Träger zugelassener Krankenhäuser, soweit sie zur Versorgung der Versicherten berechtigt sind, Träger von stationären Vorsorge- und Rehabilitationseinrichtungen, soweit mit ihnen ein Versorgungsvertrag nach § 111 Abs. 2 SGB V besteht, Träger von ambulanten Rehabilitationseinrichtungen oder deren Gemeinschaften;
- Träger von Einrichtungen nach § 95 Abs. 1 Satz 2 SGB V bzw. diesen gleichgestellte Ambulanzen nach § 311 SGB oder deren Gemeinschaften;

146 Koalitionsvertrag CDU/CSU und SPD, Berlin, 14.12.2013, S. 55

147 § 140a Abs. 1 Satz 1 SGB V

- Träger von Einrichtungen, die eine integrierte Versorgung nach § 140a SGB V durch zur Versorgung der Versicherten nach dem IV. Kapitel des SGB V berechtigte Leistungserbringer anbieten;
- Pflegekassen und zugelassene Pflegeeinrichtungen auf der Grundlage des § 92b SGB XI,
- Gemeinschaften der vorgenannten Leistungserbringer und deren Gemeinschaften,
- Praxiskliniken nach § 115 Absatz 2 Satz 1 Nr. 1 SGB V,
- pharmazeutische Unternehmern,
- Hersteller von Medizinprodukten im Sinne des Gesetzes über Medizinprodukte.

Auch wenn ein Krankenhaus mit entsprechenden Partnern ein gutes Konzept vorlegt, hat es keinen Anspruch auf den Abschluss einer IGV. Gleiches gilt für die Krankenkassen. Alle IGV haben einen deutlichen Qualitätsanspruch bei erhöhten Verwaltungskosten für die Vertragsentwicklung und Koordination der Abläufe im Netzwerk. IGV werden ganz wesentlich von den zu vereinbarenden Preisen bestimmt. Dabei müssen die Interessen der gesetzlichen Krankenkassen hinsichtlich der Kostenersparnis Berücksichtigung finden. Mit den zu vereinbarenden Entgelten müssen alle Leistungen, die Gegenstand des Vertrages sind, aller Vertragspartner abgegolten sein und somit auch der zusätzliche Dokumentations- und Koordinationsaufwand. Die vertragsärztliche Gesamtvergütung ist um den Anteil der IGV jährlich entsprechend der Zahl und der Morbiditätsstruktur der teilnehmenden Versicherten zu bereinigen. Gleiches gilt für die vereinbarten Arzneimittelbudgets der KVen.[148] Allen IGV ist die qualitätsgesicherte, wirksame, ausreichende, zweckmäßige und wirtschaftliche Versorgung der Versicherten gemeinsam. Der Vertragspartner Krankenhaus sollte Vereinbarungen mit einem Preisdumping ausschließen. Erfahrungen mit IGV zeigen, dass neue Versorgungsmodelle nur erfolgreich umzusetzen sind, wenn alle Beteiligten die Zusammenarbeit aktiv wollen. Von derartigen Vereinbarungen ausgeschlossen sind Leistungen, die durch den G-BA zur Aufnahme in den Katalog der Leistungen der gesetzlichen Krankenversicherungen abgelehnt bzw. ausgeschlossen wurden. Neue Untersuchungs- und Behandlungsmethoden können Gegenstand der

148 Vgl. § 140d SGB V

Vereinbarung sein, soweit der G-BA noch nicht entschieden hat. Der IGV enthält Regelungen über die

- organisatorischen, betriebswirtschaftlichen, medizinischen und medizinisch-technischen Voraussetzungen zur Erbringung des vereinbarten Leistungsspektrums,
- Sicherstellung der Versorgung entsprechend dem allgemein anerkannten Stand der medizinischen Erkenntnisse und des medizinischen Fortschritts,
- Zusammenarbeit, ausgerichtet am Versorgungsbedarf der Versicherten, zwischen allen an der Versorgung Beteiligten,
- Koordination der Zusammenarbeit zwischen den verschiedenen Versorgungsbereichen und
- Dokumentation, die allen Beteiligten im jeweils erforderlichen Umfang zugänglich sein muss.

Bezüglich der Vergütung der vereinbarten Leistungen sind die Vertragspartner von allen für den jeweiligen Leistungsbereich geltenden Vorschriften, wie KHG, FPV, EBM etc., freigestellt. Der Grundsatz der Beitragsstabilität ist allerdings für nach dem 01.01.2009 abgeschlossene Verträge zwingend einzuhalten. Leistungen, die den aktuellen Zulassungsstatus der Leistungserbringer oder eines Einzelnen übersteigen, können bei Vorliegen der geforderten Qualifikationen im Rahmen der IGV vereinbart und erbracht werden. IGV, an denen das Krankenhaus mit dem Leistungsportfolio der alten Institutsambulanz nach § 116b SGB V beteiligt ist, gelten bis 31.12.2014 uneingeschränkt. Ab dem 01.01.2015 sind diese IGV an die Neuregelungen der ASV nach § 116b SGB V anzupassen. Neuverträge sind den Aufsichtsbehörden der Krankenkassen vor Inkrafttreten vorzulegen. Die Meldepflicht an die Registrierungsstelle bei der BQS (Bundesgeschäftsstelle Qualitätssicherung gGmbH) ist mit der Beendigung der Anschubfinanzierung entfallen.

Am 22.05.2014 hat der G-BA entschieden, dass ein Modul Adipositas nicht in die DMP aufzunehmen ist. Begründet wurde diese Entscheidung damit, dass durch das IQWiG kaum Empfehlungen auf der Basis von randomisierten kontrollierten Studien für die DMP-relevanten Versorgungsaspekte Diagnostik, Monitoring und Gewichtsstabilisierung erkannt werden konnten.[149] Damit kön-

149 Vgl. Tragende Gründe zum Beschluss des Gemeinsamen Bundesausschusses zur DMP – Anforderungen – Richtlinie: Nichtaufnahme eines Moduls Adipositas

nen ambulante Behandlungskonzepte zur Therapie der Adipositas auch bis auf Weiteres nur im Rahmen von IGV berufsgruppenübergreifend umgesetzt werden.

6.1.2 Vertragsgestaltung und Beitritt zu Verträgen

Die KVen sind als Vertragspartner für Verträge nach den §§ 140a bis d SGB V ausgeschlossen. Damit werden der Sicherstellungsauftrag der KVen eingeschränkt und ambulante Behandlungsmöglichkeiten an Krankenhäusern unabhängig von Ermächtigungen oder Zulassungen eröffnet. Mit dem GKV-WSG wurden die Inhalte der IGV um die Versorgungsmodelle erweitert, die die Behandlung einer versorgungsrelevanten Volkskrankheit in einer größeren Region beinhalten und außerhalb des Sicherstellungsauftrages der KVen liegen. Den Krankenhäusern wurden damit neue Gestaltungsräume geöffnet, die es zu nutzen und zu entwickeln gilt. Bei der Vereinbarung von Selektivverträgen müssen vor deren Krafttreten die Abläufe im Krankenhaus beschrieben und organisiert, die Verantwortlichkeiten definiert und die Dokumentationsstandards, einschließlich des Informationsflusses zwischen den einzelnen Leistungserbringern, im Einzelnen festgelegt sein.

Da die Leistungen der IGV nicht Gegenstand der Regelversorgung sind, ist der Abrechnungsweg für alle Teilnehmer zu vereinbaren. Der GKV-SV hat mit der „Richtlinie zur Umsetzung des Datenaustausches“ dafür verbindliche Normen festgelegt. Es gelten die für den jeweiligen Versorgungsbereich definierten elektronischen Übermittlungswege. Für die Krankenhäuser erfolgt die Übermittlung der Rechnungen in elektronischer Form mittels der Datensätze nach den §§ 301 bzw. 302 SGB V. Ein vereinbartes Vertragskennzeichen ist grundsätzlich zu übermitteln. In der IGV sind deshalb die Schlüssel für die abrechnungsrelevanten Leistungen aller Vertragspartner zu definieren. Die Details zur Abrechnung sind den jeweiligen technischen Anlagen zur Datenübermittlung zu entnehmen.

Regelungsbedarf besteht hinsichtlich der Leistungen durch Dritte, nicht an der IGV beteiligte Leistungserbringer, die auf Anforderung der an der IGV-Beteiligten erbracht werden. Hier sieht der Gesetzgeber im § 140c SGB V eine Regelung vor, welche die Klarstellung im Sinne der Abgrenzung von Versorgungsformen außerhalb der IGV erfordert.

Der Beitritt Dritter zu bestehenden IGV ist gemäß § 140b Abs. 5 SGB V ausschließlich nur mit Zustimmung aller Vertragspartner möglich.

6.2 Strukturierte Behandlungsprogramme bei chronischen Krankheiten (DMP)

DMP (Disease Management Programme) dienen der strukturierten Behandlung chronisch kranker Patienten. Sie wurden für Asthma/COPD, Brustkrebs, Diabetes Typ I, Diabetes Typ II und koronare Herzkrankheiten, ergänzt durch das Modul Herzinsuffizienz, auf der Grundlage der Vorschriften der §§ 137f und g SGB V festgelegt. Sie wurden 2002 in das SGB V aufgenommen. „Erreicht werden soll dies insbesondere durch:

- Koordination der Versorgung durch ein Praxisteam,
- Förderung der Kooperation aller Beteiligter,
- Differenzierte Therapieplanung unter Einbeziehung der Patientinnen und Patienten,
- Leitliniengerechte nicht-medikamentöse und medikamentöse Behandlung und
- Stärkung der Selbstmanagement-Fähigkeiten durch strukturierte Schulungen.“[150]

Die DMP sollen die Behandlung effektivieren, die Behandlungskosten senken und die Umverteilung der finanziellen Mittel über den morbiditätsbedingten Risikostrukturausgleich zielgenauer ermöglichen. Der G-BA wurde 2012 mit der Ausgestaltung der DMP und der Definition von Standards beauftragt. „Der G-BA hat nach § 137f Absatz 1 und 2 SGB V im Zusammenhang mit DMP folgende Aufgaben:

- Festlegung der Diagnosen, für die strukturierte Behandlungsprogramme entwickelt werden sollen
- Festlegung von Inhalten von strukturierten Behandlungsprogrammen
- Regelmäßige Überprüfung und Aktualisierung der Inhalte“[151]

Der G-BA hat zwischenzeitlich zu den Erkrankungen die entsprechenden Richtlinien erlassen und teilweise aktualisiert. Aufgrund der bisher erreichten Ergeb-

---

150 Http://www.kbv.de/html/dmp.php

151 Ebenda

nisse durch die Behandlungen nach DMP sollen diese auch zukünftig weiter entwickelt und strukturiert werden. „Die strukturierten Behandlungsprogramme müssen, soweit sie die Hausärzte betreffen, Bestandteil der Verträge zur hausarztzentrierten Versorgung sein. Darüber hinaus soll die fachärztliche Versorgung gestärkt werden.“[152] Die DMP gelten für alle gesetzlichen Krankenkassen. Die Evaluierung der Ergebnisse obliegt derzeit noch dem Bundesversicherungsamt. Die Ergebnisse werden auf der Homepage des BVA veröffentlicht. Am 19.06.2014 beschloss der G-BA indikationsübergreifende Anforderungen, nach denen die Versorgung in Behandlungsprogrammen für spezifische chronische Erkrankungen (Disease-Management-Programme – DMP) zukünftig evaluiert werden soll.

6.2.1 Rechtsgrundlagen

Neben den gesetzlichen Regelungen sind die Richtlinien des G-BA für die Behandlungsdurchführung verbindlich. Sie definieren den Behandlungsumfang, die durchzuführenden Maßnahmen und Verantwortlichkeiten je DMP im Einzelnen.

Für die Durchführung der DMP erhalten die gesetzlichen Krankenkassen zusätzliche Mittel aus dem Gesundheitsfond für die in die Programme eingeschriebenen Versicherten. Die Mittel sollen zur Finanzierung der zusätzlichen Dokumentations- und Organisationsaufwände der Ärzte und den ergänzenden Verwaltungsaufwand der Krankenkassen eingesetzt werden. Zu jedem DMP gibt es somit eine Richtlinie und Begleitmaterialien. Letzteres umfasst die Anforderungen, die Dokumentationsanforderungen, die Ausfüllanleitungen zum indikationsspezifischen Datensatz und die Ausfüllanleitungen zum diagnosespezifischen Datensatz. Für alle DMP wurden spezifische Behandlungsziele definiert.

6.2.2 Leistungserbringung im Rahmen der DMP

Der betroffene Patient bestimmt selbst, ob er am DMP teilnimmt. Die Teilnahme ist ihm durch seine behandelnden Ärzte vorzuschlagen, wenn eine entsprechend gesicherte Diagnose vorliegt. Die Unterzeichnung der Teilnahmeerklärung verpflichtet den Patienten zur aktiven Mitwirkung und ist seine Zustimmung zur ergänzenden Speicherung und Verarbeitung der relevanten Daten. Er kann die Teilnahme ohne Begründung jederzeit beenden. Die Teilnahme der Vertragsärzte ist ebenfalls freiwillig. Sie erklären die Teilnahme am DMP gegenüber der zuständigen KV. Voraussetzung ist die Erfüllung der in den Richtlinien zum DMP geforderten Qualifikationsanforderungen. Auf regionaler Ebene wurden durch die

152 Koalitionsvertrag CDU/CSU und SPD, Berlin, 14.12.2013, S. 55

KVen Vereinbarungen zur Vergütung der erbrachten Leistungen mit den gesetzlichen Krankenkassen geschlossen. Sie sind die Grundlage für die Abrechnung der erbrachten zusätzlichen Aufwendungen. Im Rahmen der Vergütungsvereinbarungen wird nur der ergänzende DMP-spezifische Aufwand zusätzlich vereinbart. Die ärztlichen Behandlungsleistungen bleiben Bestandteil der Abrechnung nach dem EBM. Gegenstand der DMP-Vergütungsvereinbarungen sind somit folgende Leistungen:

- die Dokumentationspauschalen für koordinierende DMP-Ärzte, ggf. auch für den diabetologisch verantwortlichen Hausarzt,
- qualifizierte Beratungsgespräche in der Gruppe und bei den DMP zur Diabetes in der Schwangerschaft,
- die Betreuungspauschalen für die Schwerpunktpraxen sowie deren weitere spezifische Leistungen, wie Schulungen einzeln und in Gruppen,
- spezifische Schulungsprogramme für Schwerpunktpraxen und/oder koordinierende Ärzte, getrennt für Erwachsen und Kinder-/Jugendliche,
- Betreuungspauschalen für die Schwerpunktpraxen,
- Kostenerstattung für Schulungsmaterialien.

Die DMP-bezogene ergänzende Dokumentation der koordinierenden bzw. Schwerpunktpraxen ist auf elektronischem Weg an die jeweilige DMP-Datenstelle zu übermitteln. Die Übermittlung sollte im laufenden Quartal erfolgen, soweit auf Landesebene nichts Anderes geregelt ist. Vergütet werden nur die Leistungen, für die der DMP-Datenstelle die entsprechenden Nachweise vorliegen. Von den an die DMP-Datenstelle übermittelten Dokumentationsbögen ist ein Ausdruck für die Praxis und je nach Landesregelung für den Patienten zu erstellen. Einige KVen haben deshalb auch in den Vergütungsvereinbarungen festgelegt, dass die vergütungsrelevanten Leistungen von der DMP-Datenannahmestelle an die KV übermittelt und daraus die Abrechnungsposition festgestellt sowie durch die KV der Arztabrechnung zugefügt werden. Die Fristen zur Einreichung und für ggf. erforderliche Korrekturen sind Bestandteil der Landesregelungen. Verfristete Dokumentationen werden nicht vergütet. Ein Dokumentationszeitraum ist üblicherweise das Behandlungsquartal. Damit sind auch die DMP-Dokumentationen zumeist spätestens mit der Quartalsabrechnung, zehn Tagen in das neue Quartal, einzureichen. Grundlage für die DMP-spezifischen Vergütungen ist aber immer das Vorliegen der Einwilligung bzw. der Teilnahmeerklärung des Patienten. Diese muss spätestens mit der Erstdokumentation der

DMP-Datenstelle vorliegen. Die übermittelten Dokumentationen werden durch die DMP-Datenannahmestelle auf Ordnungsmäßigkeit und Vollständigkeit der geforderten Angaben geprüft. Fehlerhafte Dokumentationen erhält der DMP-Arzt zur Korrektur zurück. Für die erneute Übersendung sind die Abgabefristen zu beachten, zumeist 56 Tage in das nachfolgende Quartal. Der DMP-Arzt erhält über die KV eine Aufstellung der anerkannten bzw. abgelehnten DMP-Leistungen mit seinem Honorarbescheid.

Die DMP-Richtlinien des G-BA enthalten auch einen stationären Behandlungspfad. Es obliegt den jeweiligen Krankenhausgesellschaften, mit den Landesverbänden der Krankenkassen Vereinbarungen zur Teilnahme der Krankenhäuser am DMP zu schließen. So hat z.B. die niedersächsische Krankenhausgesellschaft zwei Verträge zur Teilnahme der Krankenhäuser an den DMP geschlossen (Asthma und chronisch obstruktive Lungenerkrankungen (COPD) sowie Diabetes), die Krankenhausgesellschaft Rheinland-Pfalz zum DMP Brustkrebs und die Krankenhausgesellschaft Brandenburg zu fast allen DMP. Ziel dieser Vereinbarungen ist es, die qualifizierte ambulante Behandlung in dafür besonders geeigneten und nach § 108 SGB V zugelassenen Krankenhäusern fortzuführen. Die indikationsgesteuerte und systematische Koordination der Behandlung der Versicherten soll insbesondere hinsichtlich der interdisziplinären Kooperationen über den stationären Behandlungsbedarf für in das DMP eingeschriebene Patienten geführt werden. Die Behandlung im Notfall ist davon ausgeschlossen. Die Krankenhäuser müssen für die Teilnahme am DMP die Erfüllung spezifischer Strukturvoraussetzungen nachweisen. Zumeist sind verantwortliche Ärzte namentlich zu benennen, die als Ansprechpartner und Koordinatoren für die am DMP teilnehmenden Vertragsärzte zur Verfügung stehen. Die Krankenhäuser, die an den DMP teilnehmen wollen, müssen die Inhalte der entsprechenden Richtlinien zur Behandlung der eingeschriebenen Patienten anerkennen. Gleichzeitig ist das Entlassmanagement zur Fortführung der Behandlungen mit dem zuweisenden DMP-verantwortlichen oder -koordinierenden Arzt abzustimmen und zu führen. Dies gilt auch für die Veranlassung von notwendigen rehabilitativen Maßnahmen. Im Zusammenhang mit den stationären Behandlungen können die Krankenhäuser auch Patientenschulungen durchführen, die – soweit landesvertragliche Regelungen bestehen – auch außerhalb der Entgelte für die Krankenhausbehandlung abrechnungsfähig und somit zu vergüten sind. Die Abrechnung der erbrachten Schulungsleistungen erfolgt direkt mit der zuständigen Krankenkasse mittels elektronischer Datenübermittlung gemäß § 301 SGB V. Die entsprechenden Entgeltschlüssel für die Datenübermittlung sind auf Landesebene zu vereinbaren.

Ob und in welches DMP ein Versicherter eingeschrieben ist, geht aus den Versichertendaten auf der Krankenversichertenkarte hervor.

A	eingeschriebene Versicherte DMP	für Brustkrebs	RK West
C	eingeschriebene Versicherte DMP	für Brustkrebs	RK Ost
D	eingeschriebene Versicherte DMP	für Asthma bronchiale	RK West
E	eingeschriebene Versicherte DMP	für Diabetes mellitus Typ 1	RK West
F	eingeschriebene Versicherte DMP	für Asthma bronchiale	RK Ost
K	eingeschriebene Versicherte DMP	für koronare Herzkrankheit	RK West
L	eingeschriebene Versicherte DMP	für koronare Herzkrankheit	RK Ost
M	eingeschriebene Versicherte DMP	für Diabetes mellitus Typ 2	RK West
N	eingeschriebene Versicherte DMP	für Diabetes mellitus Typ 1	RK Ost
P	eingeschriebene Versicherte DMP	für COPD	RK Ost
S	eingeschriebene Versicherte DMP	für COPD	RK West
X	eingeschriebene Versicherte DMP	für Diabetes mellitus Typ 2	RK Ost

Tab. 40 DMP-Teilnahme-Kennzeichen im Versichertenstatus 5. Stelle

Die Teilnahme der Krankenhäuser an den DMP ist für diese zwar mit einem Mehraufwand an Dokumentation und Schulungen verbunden, aber auch mit stabilen und gesicherten Patientenzuweisungen. Die DMP haben sich in der vertragsärztlichen Versorgung fest etabliert, auch aufgrund ihrer außerbudgetären Vergütungen. Sie sind ein definierter Behandlungspfad von ambulant über stationär und Rehabilitation zu ambulant. Da es sich ausschließlich um chronische Erkrankungen handelt, das Vertrauensverhältnis zwischen Arzt und Patient einen besonderen Stellenwert einnimmt und die Einschreibung der Versicherten freiwillig ist, stellt die Teilnahme für die Krankenhäuser eine Festigung ihrer Marktposition in diesem Versorgungsbereich dar. DMP sind die einzigen sektorenübergreifenden Behandlungsmöglichkeiten, die für alle gesetzlichen Krankenkassen gültig sind. Eine Selektion nach Kostenträgern ist, anders als bei der IGV, im Krankenhaus nicht vorzunehmen.

7 Ärztliche Schweigepflicht, Datenschutz und Datenverarbeitung

Die Bundesärztekammer und die KBV haben am 23.05.2014 Empfehlungen zur ärztlichen Schweigepflicht, zum Datenschutz und zur Datenverarbeitung in der Arztpraxis herausgegeben. Anlass für die Neufassung dieser Regelungen war nicht die fortschreitenden Vernetzung von Arztpraxen, Krankenhäusern und sonstigen Leistungserbringern, sondern das im vergangenen Jahr in Kraft getretene Patientenrechtegesetz. Dieses enthält in § 630f Abs. 1 BGB erstmals die gesetzlich geregelte Möglichkeit zur elektronischen Patientendokumentation. Wenn eine solche geführt wird, muss diese vor Manipulationen geschützt werden und Änderungen müssen nachvollziehbar dokumentiert sein. Unrichtige Sachverhalte sind zu korrigieren. Die Mehrzahl der Praxisinformationssysteme erfüllt diese Anforderung nur mangelhaft oder noch gar nicht. Übergangszeiträume sieht das Gesetz nicht vor. Die Nachweispflicht liegt im Haftungsstreitfall beim Arzt. Im Falle des Bezweifelns der korrekten Dokumentation und des Ausschlusses von nachträglichen Änderungen obliegt ihm die Beweispflicht. Im Addendum zur technischen Anlage werden Lösungswege für die Übergangszeit aufgezeigt, die aber keine vollständige Rechtssicherheit gewährleisten. Im Wesentlichen wird auf eine externe, zeitnahe Datensicherung mittels Back-Up oder CD/DVD verwiesen. Auch die erforderliche elektronische Signatur kann mit relativ geringem Aufwand realisiert werden. Offen ist bei diesem Vorgehen das Zeitfenster zwischen den jeweiligen Datensicherungen. Im Zweifelsfall sollten also bestimmte Patientenakten gesondert gesichert und signiert werden. Nicht geklärt wurde der Umgang mit externen Dokumenten. Das Einscannen und Einfügen in die eigene Akte ist grundsätzlich zulässig und technisch möglich. Offen hingegen ist die Frage nach der Vernichtung dieser Dokumente. Vor Gericht kann im Zweifelsfall das eingescannte Dokument eine geringere Beweislast haben als das Original. Es ist nach wie vor nicht zweifelsfrei entschieden, ob eingescannte Dokumente das Original vollumfänglich ersetzen können. Eine papierfreie ärztliche Tätigkeit ist somit noch nicht abschließend rechtssicher gewährleistet. Die Nutzung oder Verwendung von externen Datenträgern wie USB-Sticks im Kontext mit der Nutzung von Praxissoftware ist grundsätzlich untersagt. Auch von der internen Nutzung eines WLAN-Systems wird im Addendum abgeraten. Die Übermittlung von patientenbezogenen Daten soll grundsätzlich über gesicherte bzw. verschlüsselte Netzwerkverbindungen erfolgen. Auch die in letzter Zeit häufiger verwendeten Cloud-Lösungen sind nach

Auffassung der Bundesärztekammer nicht als sicher einzustufen, da der Anbieter keinen Zugriff auf unverschlüsselte Daten haben darf. Die externe, verschlüsselte Datensicherung hingegen ist zulässig.

Ein wesentlicher weiterer Punkt der neuen Empfehlungen widmet sich der Schweigepflicht und den Anforderungen an die Dokumentation, wenn Ärzte in mehreren Einrichtungen oder Praxisgemeinschaften (Berufsausübungsgemeinschaften) tätig sind. Als Maßstab wurde die gemeinsame Berufsausübung angesetzt. Die EDV-Systeme dürfen keinen Zugriff auf das jeweilige andere System ermöglichen, wenn es sich nicht um eine gemeinsame Berufsausübung handelt. Bei Teilberufsausübungsgemeinschaften gilt, dass die gemeinsamen Daten allen Partnern zugängig sein sollen, die Daten der einzelnen Praxen aber nicht. Bei Organisationsgemeinschaften darf grundsätzlich kein Zugriff auf die EDV-Systeme der Partner durch die Beteiligten möglich sein. Bei einer ergänzenden betriebsärztlichen Tätigkeit sind diese Patientendaten getrennt von denen der Praxis aufzubewahren und elektronisch zu verwalten. Übt ein Krankenhausarzt eine ambulante Behandlung aus, ist entscheidend, mit wem der Behandlungsvertrag zustande kommt. Schließt der Arzt auf der Grundlage einer Nebentätigkeitserlaubnis den Behandlungsvertrag mit dem Patienten, ist „darauf zu achten, dass die Dokumentation im Rahmen der ambulanten Nebentätigkeit getrennt von der Krankenhausdokumentation geführt wird. Insbesondere ist sicherzustellen, dass eine Einsichtnahme durch nicht an der Behandlung beteiligte Mitarbeiter des Krankenhauses ausgeschlossen ist.“[153] Sofern von dem Vorgenannten im Interesse des Behandlungserfolges abgewichen werden soll, ist die schriftliche Zustimmung des Patienten vorher einzuholen. Auf die getrennte Führung der Patientenakten bei unterschiedlichen Tätigkeitsbereichen ist zum Schutze vor der Einsichtnahme Unbefugter insbesondere bei der Planung und Einführung der Praxis-EDV-Anlage zu achten. Das unverzügliche Einsichtsrecht des Patienten in alle ihn betreffenden ärztlichen Dokumente, auch in die elektronische Fallakte, regelt § 630g Abs. 2 BGB. Sollte dem Patienten die Einsicht in die elektronische Fallakte gewährt werden, muss der Arzt sicherstellen, dass der Einsichtnehmende nur die ihn betreffenden Dokumentationen einsehen kann. Die Anfertigung von Auszügen und Kopien sowie den Versand kann der Arzt kostenpflichtig verlangen. Die Einsichtnahme kann verweigert oder nur eingeschränkt gewährt werden, wenn insbesondere therapeutische Risiken im Sinne einer Selbstgefährdung bestehen. Die Verweigerung ist begründet zu dokumentieren. Das Einsichtsrecht erstreckt sich nicht auf ärztliche Dokumentationen über Dritte. Dies können zum Beispiel Bemerkungen über die Angehörigen von

153 Deutsches Ärzteblatt, Jg. 111, Heft 21, 23.05.2014, S. A967

minderjährigen Patienten sein, welche das Eltern-Kind-Verhältnis betreffen. Die Aufzeichnungen über die persönlichen Wahrnehmungen des Arztes den Patienten betreffend sind hingegen von der Einsichtnahme nicht mehr ausgeschlossen. Einschränkungen erlaubt der Gesetzgeber nur in begründeten Fällen, u.a. in der Psychiatrie und Psychosomatik.

Die Übermittlung von patientenbezogenen Informationen auf der Grundlage geltender Rechtsvorschriften ist auch nach dem § 4 Abs. 1 BDSG zulässig. Auf die entsprechenden Übermittlungspflichten im Zusammenhang mit der Abrechnung ärztlicher Leistungen und der Wirtschaftlichkeitsprüfung wurde in den entsprechenden Kapiteln bereits eingegangen. Ergänzend sei noch auf folgende Rechtsvorschriften hingewiesen:

- Infektionsschutzgesetz (§§ 6 ff. IfSG),
- Krebsregistergesetze der Länder,
- Röntgenverordnung (§ 17a RöV, § 28 Abs. 8 RöV),
- Strahlenschutzverordnung (§ 42 StrlSchV),
- Betäubungsmittelgesetz i.V.m. § 5a BtMVV,
- Personenstandsgesetz (§ 19 PStG),
- Gesetz zur Kooperation und Information im Kinderschutz (§ 4 KKG).

Die Übermittlung von schutzwürdigen Patientendaten außerhalb dieser Vorschriften bedarf immer des konkreten Erfordernisses. Insbesondere die Weitergabe an private Versicherungsunternehmen erfordert die gesonderte sachverhaltsbezogene Zustimmung des Patienten. Im Zweifelsfalle erhält der Patient die Unterlagen und kann selbst entscheiden, welche er weiterreicht. Die Empfehlungen der BÄK und KBV verweisen hier auf die Veröffentlichung der „Einwilligungs- und Schweigepflichtentbindungserklärung in der Versicherungswirtschaft" vom 17.01.2012, die Empfehlungen zu Formulierungen einer zweckgebundenen Schweigepflichtentbindung als Mustertexte enthält. Die Übergabe von abrechnungsrelevanten Patientendaten an eine private Abrechnungsstelle erfordert immer die Zustimmung des Patienten je Behandlungsfall.

Die Zustimmung des Patienten zur Weitergabe der Patientenakte ist auch einzuholen, wenn der Praxisinhaber wechselt. Für die Krankenhausambulanzen bedeutet dies, dass die Zustimmung einzuholen ist, wenn der Ermächtigungsinhaber wechselt. Gleiches gilt für die MVZ bzw. für die Ambulanzen nach § 311 SGB V.

§ 4f Abs. 1 BDSG bestimmt, dass in Arztpraxen mit mehr als neun Personen (ausschließlich des Praxisinhabers), die schutzwürdige Daten automatisiert verarbeiten, jeweils ein Datenschutzbeauftragter bestellt sein muss. Die Anforderungen an den Datenschutzbeauftragten bestimmt § 4f Abs. 2 BDSG.

Die Löschung von Patientenakten oder von deren Teilen ist nur nach Ablauf der Aufbewahrungsfristen zulässig. Auch der Patient kann keine Löschung verlangen. In diesem Fall sind die Patientendaten aber vor weiteren Zugriffen oder Einsichtnahmen zu sperren. Ärztliche Dokumentationen, auch die elektronischen Fallakten, sind zehn Jahre aufzubewahren, soweit keine anderslautende Rechtsvorschrift eine längere Aufbewahrung fordert, u.a. die Röntgenverordnung, das Transfusionsgesetz oder das SGB VII. Im Falle eines Behandlungsfehlers gilt die Frist nach Kenntnis durch den Betroffenen. Endgültig verjährt sind Ansprüche gemäß § 199 Abs. 2 BGB erst 30 Jahre nach der fehlerhaften Behandlung. Dies sollte insbesondere in pädiatrischen und geburtshilflichen Ambulanzen bei der Entscheidung zu den Aufbewahrungsfristen berücksichtigt werden.

Die Empfehlungen der BÄK und der KBV sind nicht auf das Krankenhaus übertragbar. Sie gelten aber in MVZ, Ambulanzen nach § 311 SGB V und für vertragsärztliche Tätigkeiten von Krankenhausärzten in Nebentätigkeit. Gleichwohl sollten insbesondere die Empfehlungen für den Umgang mit Einsichtsrechten und Aufbewahrungspflichten bei ambulanten Behandlungen angewendet werden, soweit keine anderen Rechtsvorschriften, insbesondere Landesdatenschutzvorschriften, dem entgegenstehen.

8 Zusammenfassung

Die ambulanten Behandlungen im Krankenhaus können nur dort erfolgreich platziert werden, wo ein entsprechendes Schnittstellenmanagement zwischen Krankenhaus und Vertragsarzt, Krankenhaus und Pflegedienste sowie Krankenhaus und Therapeuten entwickelt ist. Die medizinische Versorgung erfährt gegenwärtig einen enormen Kosten- und Leistungsdruck, dem ohne Prozessoptimierung und -orientierung nicht erfolgreich begegnet werden kann. Immer mehr Krankenhausträger sehen sich deshalb veranlasst, neue Wege zu gehen. „Marktgerichtet werden die Akteure näher zusammenrücken, horizontal durch Fusionen und Kooperationen und entlang der Prozesskette durch weitere Überwindung der Sektorengrenzen."[154] Die Möglichkeiten, an der ambulanten Behandlung der Versicherten teilzunehmen, sind dabei ein relevanter Meilenstein, der jedoch von vielen Krankenhäusern noch nicht umfassend genutzt wird. Eine der wesentlichsten Ursachen dafür ist das „Gewusst wie", eine weitere stellt die Prozessorganisation dar. Auch der aktuelle Ärztemangel in den Krankenhäusern führt dazu, dass vorhandene Potenziale nur unzureichend genutzt werden können.

Unberücksichtigt bleibt bei dieser Vorgehensweise der Patient. Die zunehmende Patientensouveränität wirkt auf die Prozesse im Krankenhaus. Waren die vergangenen Jahrzehnte fast ausschließlich durch den Kostendruck geprägt, bestimmen bereits heute die Patienten zum einen durch die erhöhte morbititätsbegründete Nachfrage nach Gesundheitsleistungen und zum anderen durch Transparenz im Internet mit. War das Arzt-Patienten-Verhältnis noch vor Jahren ganz auf Vertrauen in den Experten bestimmt, wird heute der Behandlungsvorschlag im Internet validiert. Klinikportale, Arztsuchmaschinen und Patientenforen zu allen medizinischen Sachfragen stehen in kaum überschaubarer Menge zur Verfügung. Auch die Sozialgerichte bedienen sich inzwischen im Falle des Rechtsstreits dieser Suchmaschinen. Das muss jedem Leistungserbringer im Gesundheitswesen und insbesondere im Krankenhaus, dem nach wie größten Kostenblock der Gesundheitsausgaben der gesetzlichen Krankenversicherungen, bewusst sein.

Zur Patientensouveränität gehört insbesondere für jüngere Patienten der selbstverständliche Vorrang der ambulanten Behandlungen. Wurde in der Vergangenheit die Frage nach der ambulanten Durchführbarkeit gar nicht gestellt, ist sie

154 Goldschmidt/Hilbert, Krankenhausmanagement mit Zukunft, 2011, S. V

heute selbstverständlich geworden. Diesem Prozess muss sich auch das Krankenhaus stellen. Dazu sind Netzwerke und Kooperationen ebenso unverzichtbar wie das Wissen um den Gesamtprozess der Versorgungskette. Henry Ford sagte: **„Zusammenkommen ist ein Beginn, Zusammenbleiben ist ein Fortschritt, Zusammenarbeiten führt zum Erfolg. Das Geheimnis des Erfolges ist, den Standpunkt des anderen zu verstehen.“**[155]

Das Warten auf Entscheidungen durch die Politik heißt auch warten auf Gesetzänderungen. Das BSG hat in den letzten Jahren sehr oft zu Fragen der ambulanten Behandlung im Krankenhaus entschieden. In etlichen Fällen folgten den Urteilen Gesetzes- oder Vereinbarungsänderungen. Es handelte sich somit um Reaktionen auf bekannte Unzulänglichkeiten. Das bedeutet aber auch, dass das zugrundeliegende Problem lange bestand. „Gesetze sind die Konsense der Vergangenheit“.[156] Bei gleichbleibend unverändertem Kostendruck müssen Behandlungskonzepte und -strategien über die sektoralen Grenzen in der Medizin hinweg entwickelt und umgesetzt werden. Dafür ist das ambulante Behandlungsangebot mit seinen vielen Facetten und Vorschriften unverzichtbar. Anhang 1 enthält hierfür eine Kurzdarstellung der ambulanten ärztlichen Behandlungsmöglichkeiten. Alle hinzugezogenen Richtlinien und Vereinbarungen sind im Internet auf den Homepages der DKG, des GKV-SV bzw. des DGUV hinterlegt.

---

155 Http://www.wirtschaftszitate.de/autor/ford:henry.php

156 Goldschmidt/Hilbert, Krankenhausmanagement mit Zukunft, 2011, S. 113

Anhang

Anhang 1: Kurzdarstellung ambulanter Behandlungsmöglichkeiten

§ 21 SGB I Leistungen der gesetzlichen Krankenversicherung

(1) Nach dem Recht der gesetzlichen Krankenversicherung können in Anspruch genommen werden: Leistungen zur Förderung der Gesundheit, zur Verhütung und zur Früherkennung von Krankheiten, [...].

Ambulante Leistungen im Krankenhaus der gesetzlichen Krankenversicherung

Ambulante Notfallbehandlung im Krankenhaus	§ 75 SGB V
Vor- und nachstationäre Behandlung	§ 115a SGB V
Ambulantes Operieren	§ 115b SGB V
Vertragsärztliche Tätigkeit	§ 116 SGB V
Vertragsärztliche Tätigkeit bei Unterversorgung	§ 116a SGB V
Ambulante spezialfachärztliche Versorgung	§ 116b SGB V
Hochschulambulanzen	§ 117 SGB V
Psychiatrische Institutsambulanzen	§ 118 SGB V
Psychosomatische Institutsambulanzen	§ 118 Abs. 3 SGB V
Geriatrische Institutsambulanzen	§ 118a SGB V
Sozialpädiatrische Zentren	§ 119 SGB V
Ambulante ärztliche Versorgung in stationären Pflegeeinrichtungen	§ 119b SGB V
Kinderärztliche Spezialambulanzen	§ 120 SGB V
Leistungen der physikalischen Therapie, der Ergotherapie, der Logopädie und der Podologie	§ 124 SGB V
Versorgung durch Krankenhausapotheken	§ 129a SGB V
DMP	§ 137f SGB V
Integrierte Versorgung	§§140a–d SGB V

Ambulante Leistungen im berufsgenossenschaftlichen Heilverfahren

Erstversorgung	§ 9 Vertrag Ärzte/UV-Träger
Durchgangsarzt	§ 34 SGB VII
Zugelassener Handchirurg	§ 37 Vertrag Ärzte/UV-Träger
Ärztliche Behandlung	§§ 10 und 11 Vertrag Ärzte/ UV-Träger
Versorgung mit Arznei-, Verband-, Heil- und Hilfsmitteln	§§ 29, 30 und 31 SGB VII
Häusliche Krankenpflege	§ 32 SGB VII
Behandlung im Krankenhaus und in Rehabilitationseinrichtungen	§ 33 SGB VII
Datenerhebung und -verarbeitung	§§ 201 und 203 SGB VII

Ambulante privatärztliche Behandlungen

Private Krankenversicherung	§ 5 und § 6 SGB V
Gesetz über den Versicherungsvertrag (Versicherungsvertragsgesetz – VVG) Krankenversicherung	Teil 2 Kapitel 8 VVG
Vereinbarung zur Honorierung ambulanter ärztlicher und belegärztlicher Leistungen im PKV-Basistarif bzw. Standardtarif	
Beihilfevorschriften des Bundes, nebst Durchführungshinweisen	

Anhang 2: Liste der anerkannten Berufskrankheiten (BKV, Anlage 1)

Ziffer	Bezeichnung
1	Durch chemische Einwirkungen verursachte Krankheiten
11	Metalle und Metalloide
1101	Erkrankungen durch Blei oder seine Verbindungen
1102	Erkrankungen durch Quecksilber oder seine Verbindungen
1103	Erkrankungen durch Chrom oder seine Verbindungen
1104	Erkrankungen durch Cadmium oder seine Verbindungen
1105	Erkrankungen durch Mangan oder seine Verbindungen
1106	Erkrankungen durch Thallium oder seine Verbindungen
1107	Erkrankungen durch Vanadium oder seine Verbindungen
1108	Erkrankungen durch Arsen oder seine Verbindungen
1109	Erkrankungen durch Phosphor oder seine anorganischen Verbindungen
1110	Erkrankungen durch Beryllium oder seine Verbindungen
12	Erstickungsgase
1201	Erkrankungen durch Kohlenmonoxid
1202	Erkrankungen durch Schwefelwasserstoff
13	Lösemittel, Schädlingsbekämpfungsmittel (Pestizide) und sonstige chemische Stoffe
1301	Schleimhautveränderungen, Krebs oder andere Neubildungen der Harnwege durch aromatische Amine
1302	Erkrankungen durch Halogenkohlenwasserstoffe
1303	Erkrankungen durch Benzol, seine Homologe oder durch Styrol
1304	Erkrankungen durch Nitro- oder Aminoverbindungen des Benzols oder seiner Homologe oder ihrer Abkömmlinge
1305	Erkrankungen durch Schwefelkohlenstoff
1306	Erkrankungen durch Methylalkohol (Methanol)
1307	Erkrankungen durch organische Phosphorverbindungen
1308	Erkrankungen durch Fluor oder seine Verbindungen
1309	Erkrankungen durch Salpetersäureester
1310	Erkrankungen durch halogenierte Alkyl-, Aryl- oder Alkylaryloxide
1311	Erkrankungen durch halogenierte Alkyl-, Aryl- oder Alkylarylsulfide

Ziffer	Bezeichnung
1312	Erkrankungen der Zähne durch Säuren
1313	Hornhautschädigungen des Auges durch Benzochinon
1314	Erkrankungen durch para-tertiär-Butylphenol
1315	Erkrankungen durch Isocyanate, die zur Unterlassung aller Tätigkeiten gezwungen haben, die für die Entstehung, die Verschlimmerung oder das Wiederaufleben der Krankheit ursächlich waren oder sein können
1316	Erkrankungen der Leber durch Dimethylformamid
1317	Polyneuropathie oder Enzephalopathie durch organische Lösungsmittel oder deren Gemische
1318	Erkrankungen des Blutes, des blutbildenden und des lymphatischen Systems durch Benzol
2	Durch physikalische Einwirkungen verursachte Krankheiten
21	Mechanische Einwirkungen
2101	Erkrankungen der Sehnenscheiden oder des Sehnengleitgewebes sowie der Sehnen- oder Muskelansätze, die zur Unterlassung aller Tätigkeiten gezwungen haben, die für die Entstehung, die Verschlimmerung oder das Wiederaufleben der Krankheit ursächlich waren oder sein können
2102	Meniskusschäden nach mehrjährigen andauernden oder häufig wiederkehrenden, die Kniegelenke überdurchschnittlich belastenden Tätigkeiten
2103	Erkrankungen durch Erschütterung bei Arbeit mit Druckluftwerkzeugen oder gleichartig wirkenden Werkzeugen oder Maschinen
2104	Vibrationsbedingte Durchblutungsstörungen an den Händen, die zur Unterlassung aller Tätigkeiten gezwungen haben, die für die Entstehung, die Verschlimmerung oder das Wiederaufleben der Krankheit ursächlich waren oder sein können
2105	Chronische Erkrankungen der Schleimbeutel durch ständigen Druck
2106	Druckschädigung der Nerven
2107	Abrissbrüche der Wirbelfortsätze
2108	Bandscheibenbedingte Erkrankungen der Lendenwirbelsäule durch langjähriges Heben oder Tragen schwerer Lasten oder durch langjährige Tätigkeiten in extremer Rumpfbeugenhaltung, die zur Unterlassung aller Tätigkeiten gezwungen haben, die für die Entstehung, die Verschlimmerung oder das Wiederaufleben der Krankheit ursächlich waren oder sein können
2109	Bandscheibenbedingte Erkrankungen der Halswirbelsäule durch langjähriges Tragen schwerer Lasten auf der Schulter, die zur Unterlassung aller Tätigkeiten gezwungen haben, die für die Entstehung, die Verschlimmerung oder das Wiederaufleben der Krankheit ursächlich waren oder sein können

Ziffer	Bezeichnung
2110	Bandscheibenbedingte Erkrankungen der Lendenwirbelsäule durch langjährige, vorwiegend vertikale Einwirkung von Ganzkörperschwingungen im Sitzen, die zur Unterlassung aller Tätigkeiten gezwungen haben, die für die Entstehung, die Verschlimmerung oder das Wiederaufleben der Krankheit ursächlich waren oder sein können
2111	Erhöhte Zahnabrasionen durch mehrjährige quarzstaubbelastende Tätigkeit
2112	Gonarthrose durch eine Tätigkeit im Knien oder vergleichbare Kniebelastung mit einer kumulativen Einwirkungsdauer während des Arbeitslebens von mindestens 13 000 Stunden und einer Mindesteinwirkungsdauer von insgesamt einer Stunde pro Schicht
22	Druckluft
2201	Erkrankungen durch Arbeit in Druckluft
23	Lärm
2301	Lärmschwerhörigkeit
24	Strahlen
2401	Grauer Star durch Wärmestrahlung
2402	Erkrankungen durch ionisierende Strahlen
3	Durch Infektionserreger oder Parasiten verursachte Krankheiten sowie Tropenkrankheiten
3101	Infektionskrankheiten, wenn der Versicherte im Gesundheitsdienst, in der Wohlfahrtspflege oder in einem Laboratorium tätig oder durch eine andere Tätigkeit der Infektionsgefahr in ähnlichem Maße besonders ausgesetzt war
3102	Von Tieren auf Menschen übertragbare Krankheiten
3103	Wurmkrankheiten der Bergleute, verursacht durch Ankylostoma duodenale oder Strongyloides stercoralis
3104	Tropenkrankheiten, Fleckfieber
4	Erkrankungen der Atemwege und der Lungen, des Rippenfells und Bauchfells
41	Erkrankungen durch anorganische Stäube
4101	Quarzstaublungenerkrankung (Silikose)
4102	Quarzstaublungenerkrankung in Verbindung mit aktiver Lungentuberkulose (Siliko-Tuberkulose)
4103	Asbeststaublungenerkrankung (Asbestose) oder durch Asbeststaub verursachte Erkrankungen der Pleura

Ziffer	Bezeichnung
4104	Lungenkrebs oder Kehlkopfkrebs in Verbindung mit Asbeststaublungenerkrankung (Asbestose) in Verbindung mit durch Asbeststaub verursachter Erkrankung der Pleura oder bei Nachweis der Einwirkung einer kumulativen Asbestfaserstaub-Dosis am Arbeitsplatz von mindestens 25 Faserjahren (25 x 10(hoch)6 ((Fasern/cbm) X Jahre))
4105	Durch Asbest verursachtes Mesotheliom des Rippenfells, des Bauchfells oder des Perikards
4106	Erkrankungen der tieferen Atemwege und der Lungen durch Aluminium oder seine Verbindungen
4107	Erkrankungen an Lungenfibrose durch Metallstäube bei der Herstellung oder Verarbeitung von Hartmetallen
4108	Erkrankungen der tieferen Atemwege und der Lungen durch Thomasmehl (Thomasphosphat)
4109	Bösartige Neubildungen der Atemwege und der Lungen durch Nickel oder seine Verbindungen
4110	Bösartige Neubildungen der Atemwege und der Lungen durch Kokereirohgase
4111	Chronische obstruktive Bronchitis oder Emphysem von Bergleuten unter Tage im Steinkohlebergbau bei Nachweis der Einwirkung einer kumulativen Dosis von in der Regel 100 Feinstaubjahren ((mg/cbm) X Jahre)
4112	Lungenkrebs durch die Einwirkung von kristallinem Siliziumdioxid (SiO(tief)2) bei nachgewiesener Quarzstaublungenerkrankung (Silikose oder Siliko-Tuberkulose)
4113	Lungenkrebs durch polyzyklische aromatische Kohlenwasserstoffe bei Nachweis der Einwirkung einer kumulativen Dosis von mindestens 100 Benzo[a]pyren-Jahren [(µg/m3) x Jahre]
4114	Lungenkrebs durch das Zusammenwirken von Asbestfaserstaub und polyzyklischen aromatischen Kohlenwasserstoffen bei Nachweis der Einwirkung einer kumulativen Dosis, die einer Verursachungswahrscheinlichkeit von mindestens 50 Prozent nach der Anlage 2 entspricht
4115	Lungenfibrose durch extreme und langjährige Einwirkung von Schweißrauchen und Schweißgasen – (Siderofibrose)
42	Erkrankungen durch organische Stäube
4201	Exogen-allergische Alveolitis
4202	Erkrankungen der tieferen Atemwege und der Lungen durch Rohbaumwoll-, Rohflachs- oder Rohhanfstaub (Byssinose)
4203	Adenokarzinome der Nasenhaupt- und Nasennebenhöhlen durch Stäube von Eichen- oder Buchenholz

Ziffer	Bezeichnung
43	Obstruktive Atemwegserkrankungen
4301	Durch allergisierende Stoffe verursachte obstruktive Atemwegserkrankungen (einschließlich Rhinopathie), die zur Unterlassung aller Tätigkeiten gezwungen haben, die für die Entstehung, die Verschlimmerung oder das Wiederaufleben der Krankheit ursächlich waren oder sein können
4302	Durch chemisch-irritativ oder toxisch wirkende Stoffe verursachte obstruktive Atemwegserkrankungen, die zur Unterlassung aller Tätigkeiten gezwungen haben, die für die Entstehung, die Verschlimmerung oder das Wiederaufleben der Krankheit ursächlich waren oder sein können
5	Hautkrankheiten
5101	Schwere oder wiederholt rückfällige Hauterkrankungen, die zur Unterlassung aller Tätigkeiten gezwungen haben, die für die Entstehung, die Verschlimmerung oder das Wiederaufleben der Krankheit ursächlich waren oder sein können
5102	Hautkrebs oder zur Krebsbildung neigende Hautveränderungen durch Ruß, Rohparaffin, Teer, Anthrazen, Pech oder ähnliche Stoffe
6	Krankheiten sonstiger Ursache
6101	Augenzittern der Bergleute

Verzeichnisse

Quellenverzeichnis

Literatur

Altendorfer/Merk/Jensch, Das Medizinische Versorgungszentrum - Rechtliche, wirtschaftliche und steuerliche Grundlagen eines MVZ, Frankfurter Schriften, Band 8, MedizinRecht.de Verlag, Heidelberg, 2004

Leber/Heinrich/Scheller-Kreinsen/Wolff/Metzinger/Reus/Georgi, Geriatrische Institutsambulanzen: Selbstverwaltung verhandelt, f&w, Nr. 5 September Oktober 2013, 30. Jahrgang, S. 510–518

Brandt/Krause, Vortrag zur Plausibilitätsprüfung vom 15.04.2007 in Halle, http://www.medizinrecht-halle.com/wp-content/uploads/2011/12/

Bundesärztekammer/Kassenärztliche Bundesvereinigung, Empfehlungen zur ärztlichen Schweigepflicht, Datenschutz und Datenverarbeitung in der Arztpraxis, Deutsches Ärzteblatt, Jg. 111, Heft 21, 23.05.2014

CDU/CSU und SPD, Koalitionsvertrag CDU/CSU und SPD, Berlin, 14.12.2013

Deutsche Gesellschaft für Integrierte Versorgung im Gesundheitswesen e.V., www.dgiv.org [Welche Unterlage ist hier genau gemeint?]

Deutsche Krankenhausgesellschaft (DKG), DKG-NT Bd. 1 – Tarif der Deutschen Krankenhausgesellschaft und zugleich BGT – vereinbarter Tarif für die Abrechnung mit den gesetzlichen Unfallversicherungsträgern, 33. aktualisierte Auflage 2013

Deutsche Krankenhausgesellschaft (DKG), Informationspapier Medizinische Wahlleistungen, Februar 2005

Deutsche Krankenhausgesellschaft (DKG), Materialien und Informationen der DKG: Ambulantes Operieren und stationsersetzende Eingriffe im Krankenhaus nach § 115b SGB V, Materialien und Umsetzungshinweise, 18. Auflage, 2014, Deutsche Krankenhaus Verlagsgesellschaft mbH Düsseldorf

Deutsche Krankenhausgesellschaft (DKG), Persönliche Leistungserbringung im Krankenhaus, Hinweise vom 06.03.2013

Deutscher Ärztetag, Beschlussprotokoll des 109. Deutschen Ärztetages vom 23. bis 26.05.2006 in Magdeburg, Punkt 7.1 – Zum Umgang mit Individuellen Gesundheitsleistungen http://www.bundesaerztekammer.de/page.asp?his=0.2.23.3920.3977.3980.3981

Deutscher Bundesverband für Logopädie e.V., Berufsordnung der LogopädInnen, Kassel 2005

Deutscher Verband für Physiotherapie (ZVK) e.V., Berufsordnung

Düsseldorfer Kreis, Beschluss des Düsseldorfer Kreises vom 17.01.2012, Einwilligungs- und Schweigepflichtentbindungserklärung in der Versicherungswirtschaft http://www.bfdi.bund.de/SharedDocs/Publikationen/Entschliessungssammlung/DuesseldorferKreis/170120121EinwilligungVersicherungswirtschaft.html?nn=409242

GKV-Spitzenverband, Stellungnahme des GKV-Spitzenverbandes vom 18.04.2012 zu den Änderungsanträgen der CDU/CSU und der FDP (A.-Drs. 17/(14)0254) zum Gesetzentwurf eines Psych-Entgeltgesetzes (PsychEntgG)

Goldschmidt/Hilbert (Hrsg), Krankenhausmanagement mit Zukunft, Orientierungswissen und Anregungen von Experten, kma Medien in Georg Thieme Verlag KG, Stuttgart, 2011

Hess/Klakow-Franck, Gebührenordnung für Ärzte, Einführung, Deutscher Ärzte Verlag Köln, Stand: Mai 2012

Hohmann/Klawonn, Das Medizinische Versorgungszentrum (MVZ) – die Verträge, Frankfurter Musterverträge, C.F. Müller, Verlagsgruppe Hüthig Jehle Rehm GmbH, Medizinrecht.de Verlag, Heidelberg, 2008

Kassenärztliche Bundesvereinigung/Bundesärztekammer, Gemeinsame Stellungnahme der KBV und der BÄK zum Referentenentwurf eines Gesetzes zur Neuausrichtung der Pflegeversicherung (Pflege-Neuausrichtungsgesetz – PNG), 20.01.2012

Kassenärztliche Bundesvereinigung/Bundesärztekammer, Gemeinsame Stellungnahme von KBV und BÄK – Persönliche Leistungserbringung: Möglichkeiten und Grenzen der Delegation ärztlicher Leistungen, 29.08.2008

Klusen/Meusch (Hrsg), Beiträge zum Gesundheitsmanagement, Band 21, Zukunft der Krankenhausversorgung, Qualität, Wettbewerb und neue Steuerungsansätze im DRG-System, Nomos Verlagsgesellschaft Baden-Baden, 2008

Kolb, Krankenhaus und ambulante Versorgung – Band III, Mediengruppe Oberfranken – Buch- und Fachverlage GmbH & Co KG Kulmbach, 16. Ergänzungslieferung 2011

Kolb/Offermann, Ambulante Abrechnung, Mediengruppe Oberfranken – Buch- und Fachverlage GmbH & Co KG Kulmbach, 20. Ergänzungslieferung 2012

Korthus/Müssig, Abrechnung und Wirtschaftlichkeitsprüfung ambulanter Leistungen im Krankenhaus, Medizinische Versorgungszentren (MVZ), Ermächtigungen nach §§116, 116a SGB V sowie ambulante Behandlungen nach §§115b, 116b SGB V, Deutsche Krankenhausverlagsgesellschaft mbH, 2010

Pieritz, GOÄ-Ratgeber ambulante Operationen, Deutsches Ärzteblatt 102, Heft 41 (14.10.2005), Seite A-2810

Stiehl, Ambulante Operationen im Krankenhaus für Privatpatienten, Bundesministerium für Gesundheit, 06.05.2011 (Anhang 2)

Wille, Wege zur Einbeziehung der strukturierten Behandlungsprogramme (DMPs) in die Integrierte Versorgung, Gutachten im Auftrag der Deutschen Gesellschaft für Integrierte Versorgung im Gesundheitswesen e.V. (DGIV), Mannheim, 2013

Richtlinien, Vorschriften, Empfehlungen

Beschluss der obersten Aufsichtsbehörden für den Datenschutz im nicht-öffentlichen Bereich (Düsseldorfer Kreis am 17.01.2012)

Empfehlungen zur ärztlichen Schweigepflicht, Datenschutz und Datenverarbeitung in der Arztpraxis, Bundesärztekammer und KBV, vom 23.05.2014

Stiehl, Ambulante Operationen im Krankenhaus für Privatpatienten, Bundesministerium für Gesundheit, 06.05.2011

Persönliche Leistungserbringung im Krankenhaus, DKG vom 06.03.2013

Anforderungen der gesetzlichen Unfallversicherungsträger für die Beteiligung von Einrichtungen an der erweiterten ambulanten Physiotherapie

Materialien zur gesetzlichen Krankenversicherung

Beschluss des ergänzten erweiterten Bewertungsausschusses nach § 87 Abs. 5a SGB V zur Vergütung von Leistungen der ambulanten spezialfachärztlichen Versorgung gemäß § 116b Abs. 6 Satz 8 SGB V vom 20.06.2014

Bundeseinheitliches Heilmittelpositionsnummernverzeichnis, Stand: 20.09.2006

Bundesmantelverträge Teil A: Ärzte, Teil B: Ärzte/Ersatzkassen und die dazugehörenden Anlagen, Stand: 01.10.2013

Einheitlicher Bewertungsmaßstab Ärzte (EBM), Kassenärztliche Bundesvereinigung Berlin, Stand: IV. Quartal 2013

Empfehlungen des GKV-Spitzenverbandes gemäß § 124 Abs. 4 SGB V zur einheitlichen Anwendung der Zulassungsbedingungen nach § 124 Abs. 2 SGB V für Leistungserbringer von Heilmitteln, die als Dienstleistung an Versicherte abgegeben werden (Zulassungsempfehlungen) in der Fassung vom 01.03.2012

Empfehlungen des GKV-Spitzenverbandes gemäß § 124 Abs. 4 SGB V, Anlage 3 zu den Empfehlungen nach § 124 Abs. 4 SGB V, Abschnitt IV. Punkt 4, Stand 11.02.2014

Gemeinsamer Bundesausschuss, Anlage zur Arzneimittelrichtlinie, Verordnung zur Änderung der Verordnung über unwirtschaftliche Arzneimittel in der Gesetzlichen Krankenversicherung (erweiterte Negativliste), 18.10.2003

Gesetz über die Berufe des Psychologischen Psychotherapeuten und des Kinder- und Jugendlichenpsychotherapeuten (PsychTHG), zuletzt geändert durch Art. 34a des Gesetzes vom 06.12.2011

Gesetz zur wirtschaftlichen Sicherung der Krankenhäuser und zur Regelung der Krankenhauspflegesätze (Krankenhausfinanzierungsgesetz – KHG), zuletzt geändert durch Art. 5c des Gesetzes vom 15.07.2013

Krankenhausentgeltgesetz – KHEntgG, zuletzt geändert durch Art. 5a des Gesetzes vom 15.07.2013

Richtlinie der Kassenärztlichen Bundesvereinigung nach § 75 Abs. 7 SGB V zur Vergabe der Arzt-, Betriebsstätten- sowie der Praxisnetznummern, Stand: 01.05.2014

Richtlinie des Gemeinsamen Bundesausschusses über die Bedarfsplanung sowie die Maßstäbe zur Feststellung von Überversorgung und Unterversorgung in der vertragsärztlichen Versorgung (Bedarfsplanungs-Richtlinie), Stand: 19.12.2013

Richtlinie des Gemeinsamen Bundesausschusses über die Durchführung der Psychotherapie vom 19.02.2009, Stand: 18.04.2013

Richtlinie des Gemeinsamen Bundesausschusses über die Verordnung von Heilmitteln in der vertragsärztlichen Versorgung (Heilmittel-Richtlinie – HeilM-RL) in der Fassung vom 20.01.2011/19.05.2011, veröffentlicht im Bundesanzeiger 2011, Nr. 96 (S. 2247), in Kraft getreten am 01.07.2011

Richtlinie des Gemeinsamen Bundesausschusses zur Regelung von Anforderungen an die Ausgestaltung von Strukturierten Behandlungsprogrammen nach §137f Abs. 2 SGB V (DMP-Richtlinie – DMP-RL) in der Fassung vom 16.02.2012

Richtlinie des GKV-Spitzenverbandes (Spitzenverband Bund der Krankenkassen) K.D.Ö.R., Berlin, zur Umsetzung des Datenaustausches nach § 295 Abs. 1b für Verträge nach § 140a Abs. 1 SGB V, die Krankenkassen oder deren Verbände mit den Vertragspartnern nach § 295 Abs. 1b Satz 1 SGB V abgeschlossen haben, gültig ab 01.01.2011

Richtlinie DMP – Aufbewahrungsfristen-Richtlinie, Stand: 19.07.2012, des Gemeinsamen Bundesausschusses zur Regelung von Aufbewahrungsfristen der für die Durchführung von strukturierten Behandlungsprogrammen erforderlichen personenbezogenen Daten nach § 137f Abs. 2 Satz 2 Nr. 5 SGB V, in der Fassung vom 19.07.2012

Richtlinien der Kassenärztlichen Bundesvereinigung für den Einsatz von IT-Systemen in der Arztpraxis zum Zweck der Abrechnung gemäß § 295 Abs. 4 SGB V in der Fassung vom 23.05.2005, Stand: 14.02.2012

Richtlinien der Spitzenverbände der Krankenkassen nach § 302 Abs. 2 SGB V über Form und Inhalt des Abrechnungsverfahrens mit „Sonstigen Leistungserbringern“ sowie mit Hebammen und Entbindungspflegern (§ 301a SGB V) vom 09.05.1996, in der geänderten Fassung vom 20.11.2006

Richtlinien der Spitzenverbände der Krankenkassen nach § 302 Abs. 2 SGB V über Form und Inhalt des Abrechnungsverfahrens mit „Sonstigen Leistungserbringern“ sowie mit Hebammen und Entbindungspflegern, Anlage 1, Technische Anlage für die maschinelle Abrechnung (elektronische Datenübermittlung), Version 9, Stand 12.11.2013

Richtlinien der Spitzenverbände der Krankenkassen nach § 302 Abs. 2 SGB V über Form und Inhalt des Abrechnungsverfahrens mit „Sonstigen Leistungserbringern“ sowie mit Hebammen und Entbindungspflegern, Anlage 3, Schlüsselverzeichnis, Anlage für die maschinelle Abrechnung (elektronische Datenübermittlung), Version 9, Stand 12.11.2013

Richtlinien der Spitzenverbände der Krankenkassen nach § 302 Abs. 2 SGB V über Form und Inhalt des Abrechnungsverfahrens mit „Sonstigen Leistungserbringern“ sowie mit Hebammen und Entbindungspflegern, Anlage 4, Begleitzettel für Urbelege, Anlage für die maschinelle Abrechnung (elektronische Datenübermittlung), Version 9, Stand 12.11.2013

Richtlinien der Spitzenverbände der Krankenkassen nach § 302 Abs. 2 SGB V über Form und Inhalt des Abrechnungsverfahrens mit „Sonstigen Leistungserbringern“ sowie mit Hebammen und Entbindungspflegern, Anlage 5, Inhalt der Urbelege, Anlage für die maschinelle Abrechnung (elektronische Datenübermittlung), Version 9, Stand 12.11.2013

Richtlinien gemäß § 106 Abs. 2 Satz 1 Nr. 2 SGB V („Zufälligkeitsprüfung“), Stand: 28.08.2013

Richtlinien gemäß § 106a Abs. 6 Satz 1 SGB V („Plausibilitätsprüfung”), Stand: 28.08.2013

SGB I, zuletzt geändert durch Art. 10 Gesetz vom 19.10.2013

SGB V, zuletzt geändert durch Art. 1 Gesetz vom 27.03.2014

Tragende Gründe zum Beschluss des Gemeinsamen Bundesausschusses zur DMP – Anforderungen – Richtlinie: Nichtaufnahme eines Moduls Adipositas vom 22.05.2014

Vereinbarung des bundeseinheitlichen Kataloges für die Dokumentation der Leistungen der psychiatrischen Institutsambulanzen (PIA) nach § 295 Abs. 1b Satz 4 SGB V (PIA-Doku-Vereinbarung) vom 16.03.2012

Vereinbarung nach § 119b Abs. 2 SGB V zur Förderung der kooperativen und koordinierten ärztlichen und pflegerischen Versorgung in stationären Pflegeheimen in der Fassung vom 18.12.2013

Vereinbarung zu Psychiatrischen Institutsambulanzen nach § 118 Abs. 2 SGB V zwischen der DKG, der KBV und dem GKV-SV, Stand: 01.07.2010

Vereinbarung zur Ausgabe von Krankenversichertenkarten durch Kostenträger außerhalb der gesetzlichen Krankenversicherung, Stand: 23.11.1999, gültig zum 01.04.2000

Vertrag nach § 115b Abs. 1 SGB V – Ambulantes Operieren und sonstige stationsersetzende Eingriffe im Krankenhaus (AOP-Vertrag) vom 01.06.2012

Vertragsarztrechtsänderungsgesetz (VÄndG), Gesetz vom 22.12.2006

Zulassungsverordnung für Vertragsärzte (Ärzte-ZV) – Zulassungsverordnung für Vertragsärzte auf der Grundlage des Artikels 9 des Gesetzes zur Verbesserung der Versorgungsstrukturen in der gesetzlichen Krankenversicherung (GKV-Versorgungsstrukturgesetz – GKV-VStG) vom 28.12.2011

Vereinbarung über das Nähere zum Prüfverfahren nach § 275 Absatz 1c SGB V (Prüfverfahrensvereinbarung – PrüfvV) gemäß § 17c Absatz 2 KHG vom 18.07.2014

Materialien zur gesetzlichen Unfallversicherung

Abkommen Unfallversicherungsträger/Deutsche Krankenhausgesellschaft vom 17.12.1959, zuletzt geändert am 29.04.1965

Anforderungen der gesetzlichen Unfallversicherungsträger für die Beteiligung von Einrichtungen an der Erweiterten Ambulanten Physiotherapie (Anhang 2)

Anforderungen der gesetzlichen Unfallversicherungsträger nach § 34 SGB VII an Handchirurgen zur handchirurgischen Versorgung Unfallverletzter nach § 37 Abs. 3 des Vertrages Ärzte/Unfallversicherungsträger im Rahmen des Verletzungsartenverfahrens (Fälle der Ziff. 8 des Verletzungsartenverzeichnisses) vom 01.07.2006

Anforderungen der gesetzlichen Unfallversicherungsträger nach § 34 SGB VII zur Beteiligung am Durchgangsarztverfahren in der Fassung vom 01.01.2011

Arbeitshinweise der Unfallversicherungsträger zur Bearbeitung von Arztrechnungen (Arbeitshinweise Arztrechnungen) unter Berücksichtigung der Neufassung des Vertrages Ärzte/Unfallversicherungsträger vom 01.01.2011, in der Fassung vom Dezember 2013

Auslegungsgrundsätze zu den Anforderungen der gesetzlichen Unfallversicherungsträger zur Beteiligung am Durchgangsarztverfahren in der Fassung vom 01.01.2011

Berufskrankheiten-Verordnung (BKV) vom 31.10.1997, zuletzt geändert durch Artikel 1 der Verordnung vom 11.06.2009,

DGUV und SVLFG, erweiterte ambulante Physiotherapie (EAP)-Anforderungen, gültig ab 01.01.2006

Empfehlungen der Unfallversicherungsträger zur Begutachtung bei Berufskrankheiten, HVBG, BUK, BLB, April 2004

Gebührenordnung für Ärzte – Gesetzliche Unfallversicherung mit Krankenhaus-Nebenkostentarif (UV-GOÄ), Stand: 01.05.2014

Gebührenverzeichnis für erweiterte ambulante Physiotherapie (EAP) vom 01.01.2006

Gemeinsame Richtlinie der Verbände der Unfallversicherungsträger über die Hilfsmittelversorgung im Bereich der gesetzlichen Unfallversicherung (§ 31 Abs. 2 Satz 2 SGB VII) vom 01.01.1997, Stand: 01.07.2011

Gemeinsame Richtlinie der Verbände der Unfallversicherungsträger über die häusliche Krankenpflege (§ 32 Abs. 4 SGB VII) vom 01.08.2008

Grundsätze ambulantes Operieren in der gesetzlichen Unfallversicherung (GUV), Stand: 01.01.2013

Handlungsanleitung zur Verordnung, Durchführung und Qualitätssicherung der Physiotherapie/Krankengymnastik – Physikalischen Therapie, erweiterten ambulanten Physiotherapie (EAP), berufsgenossenschaftlichen stationären Weiterbehandlung (BGSW), sonstigen stationären Maßnahmen, vom 01.01.2008

SGB VII, zuletzt geändert durch Art. 6 Gesetz vom 19.10.2013

Vereinbarung zwischen 1. dem Hauptverband der gewerblichen Berufsgenossenschaften e.V., 2. dem Bundesverband der landwirtschaftlichen Berufsgenossenschaften e.V., 3. dem Bundesverband der Unfallkassen e.V., einerseits und dem Verband Physikalische Therapie – Vereinigung für die physiotherapeutischen Berufe (VPT) e.V., und dem VDB-Physiotherapieverband e.V., und dem Deutschen Verband für Physiotherapie – Zentralverband der Physiotherapeuten/Krankengymnasten (ZVK) e.V., und dem Bundesverband selbständiger Physiotherapeuten (IFK) e.V., andererseits über Gebühren für Leistungen selbständiger Physiotherapeuten/Krankengymnasten oder Masseure oder Masseure und medizinische Bademeister oder verantwortlicher, fachlicher Leiter von medizinischen Badebetrieben vom 01.01.2007

Vereinbarung zwischen 1. der Deutschen Gesetzlichen Unfallversicherung e.V. (DGUV), 2. dem Spitzenverband der landwirtschaftlichen Sozialversicherung (LSV-SpV), einerseits und dem Deutschen Verband der Ergotherapeuten e.V., Karlsbad; über Gebühren für Leistungen selbständiger Ergotherapeuten vom 01.10.2010

Vereinbarung zwischen dem HVBG, BLB, BUK und dem Berufsverband Deutscher Pathologen e.V., Gelsenkirchen, vom 30.11.2001

Verletzungsartenverzeichnis mit Erläuterungen unter Einschluss des Schwerstverletzungsartenverfahrens in der Fassung vom 01.01.2013

Vertrag gemäß § 34 Abs. 3 SGB VII der DGUV, der BLB, BUK einerseits und der KBV anderseits über die Durchführung der Heilbehandlung, die Vergütung der Ärzte sowie die Art und Weise der Abrechnung der ärztlichen Leistungen (Vertrag Ärzte/Unfallversicherungsträger) vom 16.01.2008

Vertrag über die Durchführung der Heilbehandlung, die Vergütung der Ärzte sowie die Art und Weise der Abrechnung der ärztlichen Leistungen (Vertrag Ärzte/Unfallversicherungsträger), gültig ab 01.01.2011

Materialien zum Verband der Privaten Krankenversicherungen (PKV)

Allgemeine Versicherungsbedingungen für den Basistarif MB/BT 2009, Verband der Privaten Krankenversicherungen, Stand: Juli 2013, http://www.pkv.de/service/rechtsquellen/musterbedingungen/

Allgemeine Versicherungsbedingungen für den Standardtarif, MB/ST 2009, Verband der Privaten Krankenversicherungen, Stand: September 2013, http://www.pkv.de/service/rechtsquellen/musterbedingungen/

Bundesärzteordnung in der Fassung der Bekanntmachung vom 16.04.1987 (BGBl. I S. 1218), zuletzt geändert durch Artikel 4c des Gesetzes vom 20.02.2013

Gesetz über die Beaufsichtigung der Versicherungsunternehmen (VAG), Versicherungsaufsichtsgesetz in der Fassung der Bekanntmachung vom 17. Dezember 1992 (BGBl. 1993 I S. 2), das zuletzt durch Artikel 1 des Gesetzes vom 1. August 2014 (BGBl. I S. 1330) geändert wurde

Musterbedingungen 2009 für die Krankheitskosten- und Krankenhaustagegeldversicherung (MB/KK 2009) §§ 1–20, Verband der privaten Krankenversicherungen, Stand: Januar 2013, http://www.pkv.de/service/rechtsquellen/musterbedingungen/

Vereinbarung zur Honorierung ambulanter ärztlicher und belegärztlicher Leistungen im PKV-Basistarif, Vertragsdatum: 28.01.2010, Inkrafttreten: 01.04.2010

Vereinbarung zwischen der Kassenärztlichen Bundesvereinigung KöR und dem Verband der privaten Krankenversicherungen e.V. im Einvernehmen mit den Beihilfekostenträgern bezüglich der Honorierung ambulanter ärztlicher und belegärztlicher Leistungen für im Basistarif Versicherte, vom 28.01.2010, gültig ab 01.04.2010

Tabellenverzeichnis

Abbildungsverzeichnis

Stichwortverzeichnis

A

B

I

J

K

L

M

N

O

P

Q

R

S

T

U

V

W

Z

Autorenverzeichnis

Friederike Löser

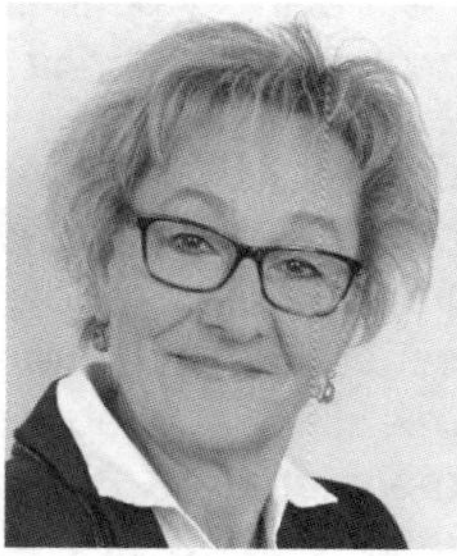

Frau Löser war von 1982 bis 2012 Krankenhausmanagerin im Klinikum St. Georg Leipzig. Sie war in dieser Zeit verantwortlich für die Einführung der ambulanten und stationären Abrechnung einschließlich MDK-Fallmanagement, verbunden mit der verantwortlichen Mitarbeit an Chefarzt- und Nutzungsverträgen sowie neuen Versorgungsformen. Aktuell ist sie als freiberufliche Beraterin für Krankenhausabrechnungsfragen tätig.

Seit 2008 oblag Frau Löser die kaufmännische Leitung eines ambulanten Behandlungszentrums. Sie war dabei zuständig für die Abrechnungen sämtlicher ambulanter Behandlungsformen, von der vertragsärztlichen Spezialambulanz einschließlich PIA über stationsersetzende Maßnahmen bis zur Privatliquidation, sowie für den Datenträgeraustausch mit GKV, KV, UV-Trägern und PKV. Zudem ist Frau Löser als Beraterin der Krankenhausgesellschaft Sachsen zu ambulanten Abrechnungsfragen und als Dozentin für Abrechnungsfragen im Krankenhaus tätig.

Kontaktdaten:

Friederike Löser

kontakt@leistungsabrechnung.eu

Friedrich München

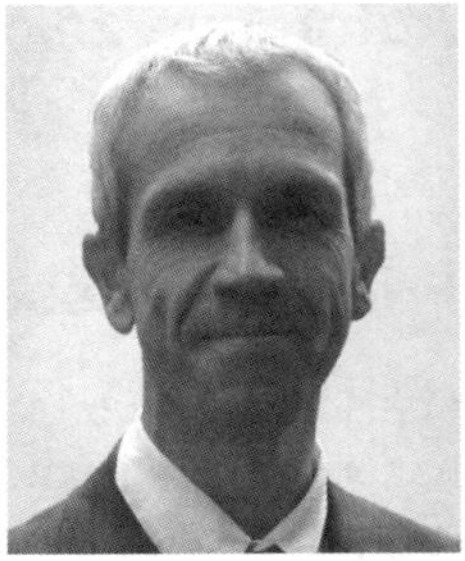

Herr Ass. jur. München ist stellvertretender Geschäftsführer und Leiter des Fachbereichs Rechtsangelegenheiten/Vertragswesen der Krankenhausgesellschaft Sachsen e. V.

Er ist als Dozent für Sozial- und Medizinrecht an der Dresden International University (DIU), der Verwaltungsakademie Leipzig, der Westsächsischen Fachhochschule Zwickau und der Akademie „Bildungsnetz Krankenhaus“ der Einkaufsgemeinschaft Kommunaler Krankenhäuser e.G. tätig. Zudem ist Herr München Vorstandsvorsitzender des Hospiz Vereins Leipzig e.V. – ambulanter Hospizdienst sowie Präsident und Gründungsmitglied des Instituts für Medizin Recht Anwendung Technik (IMRAT) e.V. mit Sitz in Trier. Herr München ist ständiger Autor für die Zeitschrift PflegeRecht.

Kontaktdaten:

Friedrich München

muenchen@kgs-online.de